Taschenbücher Allgemeinmedizin

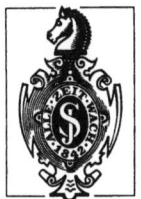

W. D. Germer H. Lode H. Stickl (Band-Hrsg.)

Infektions- und Tropenkrankheiten, AIDS, Schutzimpfungen

Unter Mitarbeit von
W. D. Germer H. Lode H. S. Füeßl F. D. Goebel
H. C. Huber G. T. Werner H. Stickl

Dritte, völlig überarbeitete und erweiterte Auflage

Mit 37 Abbildungen, 21 Tabellen und 37 Nachschlagtafeln

Springer-Verlag Berlin Heidelberg New York
London Paris Tokyo

Bandherausgeber:

Professor Dr. W. D. Germer
Bitterstr. 7b, D-1000 Berlin 33

Professor Dr. H. Lode
Medizinische Klinik und Poliklinik, Klinikum Steglitz
Hindenburgdamm 30, D-1000 Berlin 45

Professor Dr. H. Stickl
Abteilung für Umwelthygiene und Impfwesen
Institut für Toxikologie und Umwelthygiene der Technischen
Universität München
Lazarettstr. 62, D-8000 München 19

ISBN-13:978-3-540-18091-3   e-ISBN-13:978-3-642-83160-7
DOI: 10.1007/978-3-642-83160-7

CIP-Kurztitelaufnahme der Deutschen Bibliothek
Infektions- und Tropenkrankheiten, AIDS, Schutzimpfungen / W. D. Germer ... (Bd.-Hrsg.).
Unter. Mitarb. von W. D. Germer ... - 3., völlig überarb. u. erw. Aufl. - Berlin ; Heidelberg ;
New York ; London ; Paris ; Tokyo : Springer, 1987 (Taschenbücher Allgemeinmedizin)
Bis 2. Aufl. u. d. T.: Infektions- und Tropenkrankheiten, Schutzimpfungen
ISBN-13:978-3-540-18091-3

NE: Germer, Wolf D. [Hrsg.]

Dieses Werk ist urheberrechtlich geschützt. Die dadurch begründeten Rechte, insbesondere die
der Übersetzung, des Nachdrucks, des Vortrags, der Entnahme von Abbildungen und Tabellen,
der Funksendung, der Mikroverfilmung oder der Vervielfältigung auf anderen Wegen und der
Speicherung in Datenverarbeitungsanlagen, bleiben, auch bei nur auszugsweiser Verwertung,
vorbehalten. Eine Vervielfältigung dieses Werkes oder von Teilen dieses Werkes ist auch im
Einzelfall nur in den Grenzen der gesetzlichen Bestimmungen des Urheberrechtsgesetzes der
Bundesrepublik Deutschland vom 9. September 1965 in der Fassung vom 24. Juni 1985 zulässig.
Sie ist grundsätzlich vergütungspflichtig. Zuwiderhandlungen unterliegen den
Strafbestimmungen des Urheberrechtsgesetzes.

© Springer-Verlag Berlin Heidelberg 1978, 1982, 1987

Die Wiedergabe von Gebrauchsnamen, Handelsnamen, Warenbezeichnungen usw. in diesem
Werk berechtigt auch ohne besondere Kennzeichnung nicht zu der Annahme, daß solche
Namen im Sinne der Warenzeichen- und Markenschutz-Gesetzgebung als frei zu betrachten
wären und daher von jedermann benutzt werden dürften.

Produkthaftung: Für Angaben über Dosierungsanweisungen und Applikationsformen kann vom
Verlag keine Gewähr übernommen werden. Derartige Angaben müssen vom jeweiligen
Anwender im Einzelfall anhand anderer Literaturstellen auf ihre Richtigkeit überprüft werden.

Vorwort zur dritten Auflage

Die Herausgeber freuen sich, daß – in rascher Folge – eine dritte Auflage des Buches notwendig wurde. Den Zeichen der Zeit Rechnung tragend ist ein weiterer Herausgeber, H. Lode, hinzugekommen.
Die neue Auflage berücksichtigt die vielfachen Fortschritte und neuen Erkenntnisse, die auf dem Gebiet der Infektiologie zu verzeichnen sind. Neu aufgenommen sind u.a. Kapitel über Pasteurellosen, sexuell übertragbare Krankheiten, AIDS und die Borrelia-burgdorferi-Infektion. Das Tbc.-Kapitel wurde gekürzt und gestrafft.
Stil und Prägnanz der vorausgehenden Auflagen wurden bewußt beibehalten. Keinesfalls soll das Büchlein ein Studium von Lehrbüchern ersetzen.
Wir hoffen wiederum auf neue und alte Freunde.

W. D. Germer
H. Lode
H. Stickl

Vorwort zur ersten Auflage

Dieses Buch ist für die Praxis geschrieben. Die Einteilung der Infektionskrankheiten folgt nicht der Taxonomie der Erreger, sondern richtet sich nach der Organmanifestation der „Klassischen" Krankheit beim Wirt. Durch eine Schematisierung der Darstellung soll der Gebrauch des Buches erleichtert werden. Vollständigkeit wurde nicht angestrebt.
Auch im Zeitalter der hochwirksamen Antibiotica und Chemotherapeutica behält der Satz Gültigkeit, daß die Götter vor die Therapie die Diagnose gesetzt haben.
Häufigkeit der Vorkommen, wachsende Resistenzprobleme, der unbesiegte „Hospitalismus" und die Dürftigkeit der bisherigen therapeutischen Erfolge bei Viruskrankheiten, um nur einige Beispiele zu nennen, zwingen den praktisch tätigen Arzt zur weiteren steten Beschäftigung mit den Infektionskrankheiten.
Dort, wo die Therapie versagt oder noch fehlt, kann die Prophylaxe – hier die Schutzimpfungen – Hilfe bringen. Die großen Seuchen der Vergangenheit wurden bis auf wenige Restherde zurückgedrängt, oder, wie die Pocken, ausgerottet. In der Kindheit wie für den Reisenden spielen vorbeugende Schutzimpfungen nach wie vor eine große Rolle: sie sind ein integrierter Bestandteil der Kinderheilkunde und der Tropenmedizin.
Mehrere Tabellen im Anhang sollen bei oft vorkommenden Fragen dem praktizierenden Arzt eine rasche Orientierung ermöglichen.
Möge dieses kleine Buch ihm ein Leitfaden sein.

W. D. Germer
H. Stickl

Inhaltsverzeichnis

Teil 1: Infektions- und Tropenkrankheiten, AIDS

1   Exanthematische Infektionskrankheiten
     W. D. Germer 3
1.1   Masern 3
1.2   Röteln 5
1.3   Erythema infectiosum 8
1.4   Exanthema subitum 8
1.5   Varizellen 9
1.6   Herpes zoster 11
1.7   Scharlach 14
1.8   Pocken 16
1.9   Herpes simplex 19
1.10 Fleckfieber 22
     Exantheme bei Coxsackie- und ECHO-Virus-Infektionen s. 5.4, bei Mononucleosis infectiosa s. 2.2

2   Anginen
     W. D. Germer 24
2.1   Streptokokkenangina 24
2.2   Mononucleosis infectiosa 25
2.3   Diphtherie 26
2.4   Angina Plaut-Vincenti 29

3   Infektiöse Darmerkrankungen
     W. D. Germer 30
3.1   Salmonellosen 30
3.1.1 Systemische, zyklische Allgemeininfektion 30
3.1.2 Lokalinfektion 32

3.1.3	Gastroenteritis salmonellosa	32
3.1.4	Ausscheidertum	33
3.2	Shigellosen	34
3.3	Cholera	36
3.4	Infektion durch Campylobacter	38
3.5	Virusenteritis	39
3.6	Staphylokokkenenteritis	41
3.7	Clostridium-perfringens-Enteritis	42
3.8	Antibiotikainduzierte Enterokolitis	43
3.9	Bakterielle Nahrungsmittelvergiftung	43
3.10	Escherichia-coli-Enteritis	44
3.11	Yersiniose	46
3.12	Botulismus	48
3.13	Virushepatitiden	49
3.14	Cryptosporidiose	55
3.15	Sarcosporidiose	56

4	**Infektiöse Erkrankungen des Respirationstrakts**	
	H. Lode	57
4.1	Akute Infektion des oberen Respirationstrakts	57
4.2	Laryngitis, Laryngotracheobronchitis	60
4.3	Epiglottitis	61
4.4	Bronchiolitis	63
4.5	Influenza	64
4.6	Mykoplasmenpneumonie	67
4.7	Ornithose	69
4.8	Q-Fieber	70
4.9	Pertussis	72
4.10	Legionärskrankheit	73
4.11	Pneumocystis-carinii-Pneumonie	75

5	**Infektionen des Zentralnervensystems**	
	H. Lode	77
5.1	Eitrige Meningitis	77
5.2	Leptospirosen	81
5.3	Poliomyelitis	83
5.4	Coxsackie- und ECHO-Virus-Infektionen	85
5.5	Parotitis epidemica	87
5.6	Arbovirusinfektionen	88

5.7	Tollwut	90
5.8	Zytomegalovirusinfektion	91
6	**Zoonosen**	
	H. Lode	94
6.1	Brucellose	94
6.2	Tularämie	97
6.3	Pest	99
6.4	Listeriose	100
6.5	Katzenkratzkrankheit	102
6.6	Lymphozytäre Choriomeningitis	103
7	**Haut- und Schleimhautinfektionen, Wundinfektionen**	
	W. D. Germer	104
7.1	Gasödem, Gasbrand	104
7.2	Tetanus	105
7.3	Milzbrand	107
7.4	Erysipel	108
7.5	Erysipeloid	109
7.6	Infektionen durch Staphylokokken	110
7.7	Infektionen durch Pseudomonas aeruginosa und Serratia marcescens	112
7.8	Infektionen durch Enterobakterien	113
7.9	Actinomycesinfektionen	115
7.10	Infektionen durch Bacteroidaceae	116
7.11	Pasteurellosen	117
7.12	Sexuell übertragene Krankheiten	117
7.12.1	Infektionen durch Chlamydien	119
7.12.2	Urogenitalinfektionen durch Mykoplasmen	121
7.12.3	Infektionen durch Papillomaviren	122
7.13	Borrelia-burgdorferi-Infektion	124
8	**Das erworbene Immundefektsyndrom (AIDS)**	
	H. S. Füeßl, F. D. Goebel	126
9	**Bakterielle, rickettsien-, chlamydien- und virusbedingte Tropenkrankheiten**	
	W. D. Germer	136
9.1	Frambösie	136
9.2	Rückfallfieber	137

9.3	Lepra	138
9.4	Rickettsiosen	140
9.5	Lymphogranuloma inguinale	141
9.6	Trachom	143
9.7	Gelbfieber	144
9.8	Dengue	145
9.9	Pappataci-Fieber	146
9.10	Virusbedingte hämorrhagische Fieber	146
9.10.1	Lassa-Fieber	146
9.10.2	Marburg- und Ebola-Krankheit	148
	Literatur (zu Kap. 1–9)	148

10 Tuberkulose
H. Lode 150

10.1	Atypische Mykobakteriosen	163
	Literatur	164

11 Protozoenerkrankungen
H. C. Huber, G. T. Werner 165

11.1	Malaria	165
11.2	Kala-Azar	172
11.3	Orientbeule	174
11.4	Amerikanische Haut- und Schleimhautleishmaniase	175
11.5	Chagas-Krankheit	176
11.6	Schlafkrankheit	177
11.7	Toxoplasmose	178
11.8	Balantidienruhr	180
11.9	Lambliasis	181
11.10	Amöbiasis	182
11.11	Trichomonadeninfektion	185
	Literatur	187

12 Wurmerkrankungen des Menschen
G. T. Werner, H. Stickl 189

12.1	Spulwurm	189
12.2	Hundespulwurm	191
12.3	Madenwurm	192
12.4	Peitschenwurm	192
12.5	Hakenwurm	194
12.6	Zwergfadenwurm	195

12.7	Trichinen	196
12.8	Bandwürmer	197
12.9	Echinococcus	200
12.10	Filariasen	201
12.11	Dracunculus medinensis	204
12.12	Schistosomiasis – Bilharziose	206
12.13	Seltenere Trematodenerkrankungen beim Menschen	209
12.13.1	Fasciolopsis buskii	209
12.13.2	Fasciola hepatica	209
12.13.3	Dicrocoelium dendriticum	210
12.13.4	Clonorchis sinensis	211
12.13.5	Paragonismus westermanii	211
	Literatur	214

Teil 2: Schutzimpfungen

H. Stickl

13	**Schutzimpfungen – Einführung und Grundlagen**	**217**
13.1	Epidemiologie	217
13.1.1	Das soziale Interesse an Impfungen	218
13.2	Impfindikation und Impfplan	218
13.2.1	Begrenzte Impfindikationen	219
13.3	Wirkdauer aktiver Schutzimpfungen	219
13.4	Impfreaktionen und paraspezifische Wirkungen von Impfungen	220
13.5	Passive Immunisierung	221
13.6	Aktive Immunisierungen	222
14	**Standardimpfungen**	**225**
14.1	Tuberkulose	225
14.2	Diphtherie	226
14.3	Tetanus	227
14.4	Keuchhusten	228
14.5	Poliomyelitis	230
14.6	Masern	231

14.7	Mumps	232
14.8	Röteln	233
14.9	Pocken	235
14.10	Tollwut	235
15	**Spezielle Impfungen (Sonderimpfungen)**	237
15.1	Europäische Frühsommerenzephalitis	237
15.2	Zytomegalie	238
15.3	Meningokokken	238
15.4	Pneumokokken	239
15.5	Haemophilus	239
15.6	Hepatitis-B	240
15.7	Varizellen	241
15.8	Herpesvirus	242
15.9	Grippe	243
16	**Schutzimpfungen im internationalen Reiseverkehr**	245
16.1	Pocken	245
16.2	Gelbfieber	245
16.3	Cholera	246
16.4	Typhus	247
16.5	Hepatitis-A-Prophylaxe	248
17	**Impfungen unter besonderen Bedingungen**	249
	Literatur (zu Kap. 13–17)	251

Teil 3: Nachschlagtafeln 253

H. Stickl

Impfungen, allgemein 255
 1. Impfungen – Einteilung und Überblick 255
 2. Veränderte Impfempfehlungen 256
 3. Sperrfristen nach Impfungen 258
 4. Impfungen und Übertragung von Lebendimpfstoffen auf Dritte und Karenzzeiten für Blutspenden 259

5.	Dauer und Gültigkeit des Impfschutzes	260
6.	Kontraindikationen für Impfungen	261
7.	Impfbefreiungszeugnisse	263

Impfpläne ... 264
8.	Impfplan für Kinder	264
9.	Reiseimpfungen	267
10.	Impfplan gegen Tetanus	269
11.	Diphtherie-Impfung für Erwachsene	270
12.	Impfplan gegen Tollwut	271
13.	Gelbfieberimpfstellen in der Bundesrepublik Deutschland	272

Impfungen und Schwangerschaft ... 275
14.	Maternofetaler Nestschutz nach Infektionskrankheiten	275
15.	Antikörper und Impfrisiko bei Mutter und Kind	276
16.	Impfungen in der Schwangerschaft	277
17.	Embryopathien und Fruchttod nach Virusinfektionen in der Schwangerschaft	278

Impfungen zerebral behinderter Kinder ... 279
18.	Impfung zerebral behinderter Kinder (ohne medikamentöse Immunsuppression)	279

Impfungen bei Immunmangel ... 280
19.	Immunmangel – Einteilung und Überblick	280
20.	Iatrogene Immunsuppression	281
21.	Schutzimpfungen bei Immunmangelsyndrom und bei medikamentöser Immunsuppression	282
22.	Strahlenschäden, Immunabwehr und Schutzimpfungen	283

Passive Immunprophylaxe ... 284
23.	Indikationen und Dosierungsempfehlungen zur Verabreichung von Zosterimmunglobulin	284
24.	Passive Immunprophylaxe mit homologen, spezifischen Antiseren	285
25.	Heterologe, spezifische Antiseren tierischer Herkunft zur passiven Immunprophylaxe oder -therapie	287
26.	Beispiele einer aktiven Immuntherapie zur Verhütung bzw. Abschwächung der Erkrankung	288

Ansteckung 289
27. Ansteckungsfähigkeit Erkrankter 289
28. Bestimmungen und Empfehlungen für ansteckungsverdächtige Personen (Kontaktpersonen) 291
29. Inkubationszeiten der wichtigsten Infektionskrankheiten 293
30. Beispiele wichtiger Ansteckungsmöglichkeiten durch Haustiere 295
31. Meldepflichten für Infektionskrankheiten 297

Röteln 299
32. Differentialdiagnose der Röteln 299
33. Embryopathien durch Röteln 301
34. Viruspersistenz und Ausscheidertum beim Neugeborenen als Folge einer Rötelnembryopathie 302
35. Rötelnexposition für Empfängliche 303
36. Folgen der Rötelninfektion der Mutter 304
37. Dosierung der Immunglobuline bei Rötelnprophylaxe für Schwangere 305

Sachverzeichnis 307

Zeichenerklärung:

▶ diagnostische Angaben
■ Therapieangaben
! Kontraindikation

Mitarbeiterverzeichnis

Professor Dr. W. D. Germer
Bitterstr. 7b, D-1000 Berlin 33

Dr. H. S. Füeßl
Professor Dr. F. D. Goebel
Medizinische Poliklinik der Universität München
Pettenkoferstr. 8a, D-8000 München 2

Professor Dr. H. Lode
Medizinische Klinik und Poliklinik, Klinikum Steglitz
Hindenburgdamm 30, D-1000 Berlin 45

Dr. H. C. Huber
Professor Dr. H. Stickl
Dr. G. T. Werner
Abteilung für Umwelthygiene und Impfwesen
Institut für Toxikologie und Umwelthygiene der Technischen Universität München
Lazarettstr. 62, D-8000 München 19

Teil 1

Infektions- und Tropenkrankheiten, AIDS

1 Exanthematische Infektionskrankheiten

W. D. Germer

1.1 Masern (Morbilli)

Erreger	Masernvirus (Genus: Morbillivirus, Familie: Paramyxovirus). *Ein* antigener Typ (lediglich Variationen im M-Protein).
Infektionsquelle	Nasen-Rachen-, Bronchialsekrete, Konjunktivalflüssigkeit, Blut, Urin, gelegentlich Stuhl Masernkranker.
Übertragung	Tröpfchen- und Schmierinfektion. Masernkranke sind vom 8. Tag nach Ansteckung, mit Beginn der katarrhalischen Prodromi, bis zum 3. Tag nach Ausbruch des Exanthems infektiös. Kontagionsindex 90%.
Inkubationszeit	9–11 Tage.
Krankheitsbild	Plötzlicher Beginn mit Fieber, Kopfschmerz, Lichtscheu, Schnupfen, Husten, Konjunktivitis. Am 2.–3. Tag erscheinen auf der Wangenschleimhaut weiße Stippchen *(„Kopliks")*, die pathognomisch sind. Noch Temperaturabfall folgt am 3. oder 4. Krankheitstag unter neuerlichem Fieberanstieg das Exanthem. Es beginnt im Gesicht und hinter den Ohren und breitet sich innerhalb von 2–3 Tagen über den Körper aus inkl. Handflächen und Fußsohlen. Der Ausschlag ist grobfleckig, dunkelrot bis bräunlich, unregelmäßig begrenzt, evtl. konfluierend oder hämorrhagisch. Er blaßt ge-

wöhnlich innerhalb 1 Woche in der Reihenfolge seines Auftretens ab.
Vom typischen Verlauf gibt es Abweichungen:
1. Subfebrile *Abortivformen* ohne Katarrh und ohne Exanthem.
2. Verläufe mit ungewöhnlich heftigem katarrhalischem Stadium mit *Pseudokrupp* (Heiserkeit, bellender Husten, Stridor).
3. *Maligne Verläufe* als hämorrhagische Masern oder mit zentralnervösen Erscheinungen (Bewußtseinsverlust, Krämpfe).
4. *Atypische Masern* (allergisches Exanthem, atypische Pneumonie) bei Infektion nach vorausgegangener inadäquater Masernimpfung.

Komplikationen	Otitis media, Bronchiolitis, virale oder bakterielle Pneumonie, Enzephalitis (1:1000), subakute, sklerosierende Panenzephalitis (1:1 Mio.). Masern sind Wegbereiter für Tbc und Staphylokokkeneiterungen. Masernletalität in Industrieländern 0,1%, in Entwicklungsländern bis zu 20% (Folge eiweißverlierender Enteropathie).
▶ Diagnose	1. Klinisch. Leuko-, selten Thrombopenie. In 50% EEG-Veränderungen. Bei 10% Liquorpleozytose. 2. Antigennachweis in Nasen-, Rachen-, Bronchialsekret, Tränenflüssigkeit, Urin mittels Immunfluoreszenz. Erregeranzüchtung. 3. Indirekter Enzym-linked-immuno-Assay (ELISA) bzw. Titeranstieg in Hämagglutinationshemmtest, KBR oder RIA. IgM-Antikörper sind bis 6 Wochen post infectionem, IgG-Antikörper lebenslänglich nachweisbar.
Differentialdiagnose	Röteln, Exanthema subitum, ECHO-Virus-Infektionen, Mononucleosis infectiosa, Arzneimittelexantheme.
■ Therapie	Nur symptomatisch. Antibiotika bei bakteriellen Sekundärinfektionen. Bei Enzephalitis: Sedierung, Kortikosteroide.

Prophylaxe	Verhütung bzw. Mitigierung der Krankheit bei Risikopatienten (Immunschwäche, seronegative Schwangere) durch Gabe von humanem Immun-Globulin (0,2-0,4 ml/kg KG) innerhalb der ersten 3 Inkubationstage. Aktive Schutzimpfung - nach dem 14. Lebensmonat - mit Lebendimpfstoff (s. S. 231). Bei einem Teil der Impflinge kommt es zu nicht ansteckenden Impfmasern (Fieber, flüchtiges Exanthem).
Meldepflicht	Im Todesfall.

1.2 Röteln (Rubeola), „German measles"

Erreger	Rötelnvirus (Genus: Rubivirus, Familie: Togaviridae). *Ein* antigener Typ.
Infektionsquelle	Nasen-Rachen-Sekret, Blut, Urin, Stuhl Rötelnkranker oder inapparent Infizierter.
Übertragung	Tröpfchen- und Schmierinfektion. Röteln sind 1 Woche vor bis 1 Woche nach Beginn der Symptome infektiös. Säuglinge mit angeborenen Röteln können monatelang Virus mit Speichel und Urin ausscheiden.
Inkubationszeit	14-21 Tage.
Krankheitsbild	Nach einem kurzen katarrhalischen Stadium beginnt das Rötelnexanthem im Gesicht und breitet sich dann auf Stamm und Extremitäten aus. Der Ausschlag ist kleinfleckig, hellrot, ohne Neigung zu Konfluenz, gelegentlich masernähnlich oder scarlatiniform, zuweilen rasch vergehend. Temperatur mittelhoch, oft afebriler Verlauf. Druckschmerzhafte Lymphknotenschwellungen (subokzipital, retroaurikulär, zervikal, aber auch generalisiert) treten schon vor Ausbruch des Exanthems auf und überdauern es. In 50% der Fälle besteht eine Milzschwellung. In 20-30% (zunehmend im Erwachse-

nenalter) verlaufen Röteln inapparent oder uncharakteristisch.

Komplikationen

1. *Angeborene Röteln:* Erkrankt eine Frau in den ersten 3-4 Monaten einer Schwangerschaft an Röteln, so kann es entweder zu Abort oder - beim Embryo - zu Mißbildungen an Auge (Katarakt), Herz (persistierender Ductus Botalli, Septumdefekte u. a.) oder Ohr (Taubheit) kommen *(Gregg-Syndrom)* (Abb. 1). Die Kombination Taubstummheit und Blindheit beruht nicht selten auf einer Röteln-Embryofetopathie. Die Gefahr embryonaler Schäden beträgt im ersten Schwangerschaftsmonat 40-60%, im 2. Monat 30-50% und sinkt im 4. Monat auf ca. 7%. Bei Exposition nach der 12. Schwangerschaftswoche kann ein Teil der Neugeborenen an Hepatosplenomegalie, Ikterus, Thrombopenie, interstitieller Pneumonie erkranken *(erweitertes Rötelnsyndrom).*
Gehör- und Sehstörungen, Diabetes mellitus, Wachstumsstörungen können sich auch erst nach dem 3.-5. Lebensjahr manifestieren *(Spätsyndrom).*
2. *Postnatale Komplikationen:* Polyarthralgien bzw. Arthritiden bevorzugt bei erwachsenen Frauen, seltener bei Männern, ungewöhnlich bei Kindern, thrombozytopenische Purpura, selten Enzephalitis (1:6000).

▶ **Diagnose**

Die klinische Diagnose ist unsicher. Im Blutbild: Leukopenie, relative Lymphozytose mit atypischen Lymphozyten, Plasmazellen. Der Virusnachweis

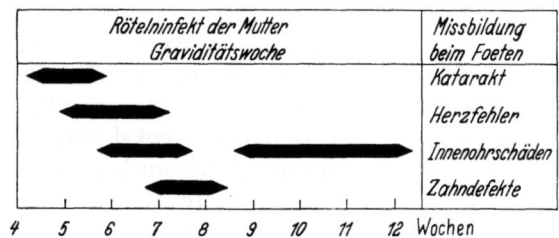

Abb. 1. Rötelmißbildungen/Graviditätswoche

(Rachenabstrich, Blut u. a.), für die Routinediagnostik ungeeignet, wird bei Embryopathien in Gewebekulturen durchgeführt. Serologisch werden zur Schnelldiagnose bei Rötelnverdacht in der Schwangerschaft IgM-Antikörper-Nachweis mittels ELISA oder RIA, für die Feststellung der Immunitätslage im gebärfähigen Alter Hämagglutinationshemmtest oder KBR eingesetzt. IgM-Antikörper sind vom 3. Tag bis 8 Wochen post infectionem nachweisbar, IgG-Antikörper lebenslang.

Differentialdiagnose	Masern, Scharlach, Exanthema subitum, Entero- und Adenovirusinfektionen, Mononucleosis infectiosa, Arzneimittelexantheme (s. S. 299 u. 300).
■ Therapie	Symptomatisch.
Prophylaxe	1. Aktive Immunisierung mit Lebendimpfstoff bei 10- bis 14jährigen Mädchen oder Simultanimpfung (Masern, Röteln, Mumps) bei Knaben und Mädchen im 2. Lebensjahr. Eine positive Rötelnanamnese ist nicht verläßlich genug, um Kinder von der Impfung auszuschließen. Impfung im gebärfähigen Alter nur bei seronegativen Frauen unter Konzeptionsschutz (2 Monate vor bis 3 Monate nach der Impfung) bzw. im Wochenbett (s. S. 233). 2. Schwangerschaftsabbruch nach Rötelnexposition oder Rötelnerkrankung innerhalb der ersten 4 Schwangerschaftsmonate. Eine akzidentelle Rötelnimpfung vor bzw. in der Frühschwangerschaft ist keine Indikation zum Abbruch. 3. Durch Gabe von speziellem Rötelnimmunglobulin (0,2 ml/kg KG) 1-8 Tage nach Exposition kann die Inkubationszeit hinausgezögert und damit der Zeitpunkt der Infektion der Frucht verschoben werden (s. S. 305).

1.3 Erythema infectiosum (Ringelröteln)

Erreger	Ein Parvovirus.
Infektionsquelle	Nasen-Rachen-Sekret, Stuhl Erkrankter.
Übertragung	Tröpfchen- und Schmierinfektion.
Inkubationszeit	6-14 Tage.
Krankheitsbild	In der Initialphase schmetterlingsförmig konfluierendes Exanthem auf den Wangen *(Ohrfeigengesicht)*. Kinn-Mund-Dreieck bleibt wie bei Scharlach, jedoch im Gegensatz zu Röteln und Masern frei. Der spätere Ausschlag befällt in erster Linie die Streckseiten der Extremitäten in Form von Girlanden und Figuren. Afebriler Verlauf. Geringe Kontagiosität. Gelegentlich kleine Epidemien.
▶ Diagnose	Klinisch.
Differentialdiagnose	Röteln, Masern, Scharlach, Enterovirusexanthem, Arzneimittelexantheme.

1.4 Exanthema subitum (Roseola infantum)

Erreger	Wahrscheinlich ein Virus, evtl. gewisse Serotypen von Entero- bzw. Adenoviren.
Übertragung	Direkter Kontakt oder durch gesunde Zwischenträger. Kontagiosität gering.
Inkubationszeit	3-15 Tage.
Altersdiposition	Empfänglichkeit beschränkt auf Kinder im Alter von 6 Monaten bis zu 2 Jahren.
Krankheitsbild	Nach dreitägigem hohem Fieber Auftreten des hellroten, kleinfleckigen Exanthems. Es ist am dichtesten an Stamm und Nacken lokalisiert, ähnelt

	Röteln, bei Konfluenz auch Masern. Es blaßt nach 1-2 Tagen wieder ab.
Komplikationen	Fieber- oder Infektkrämpfe. Selten bleibende zerebrale Schäden (Hemiparesen, Krampfleiden, intellektuelle Retardierung).
▶ Diagnose	Klinisch. Im Blutbild: Leukopenie, relative Lymphozytose, atypische Lymphozyten.
Differentialdiagnose	Röteln, Masern, Arzneimittelexantheme.

1.5 Varizellen (Windpocken), „chicken pox"

Erreger	Varicella-Zoster-Virus (Herpesvirusgruppe). *Ein* antigener Typ.
Infektionsquelle	Nasen-Rachen-Sekret, Bläscheninhalt Windpockenkranker. Hohe Kontagiosität (96%). Zoster (Gürtelrose: Zweitmanifestation des Varicella-Virus; s.u.) – ist weit weniger ansteckend.
Übertragung	Tröpfchen- und Schmierinfektion. Indirekter Kontakt. Kontagiosität besteht 1-2 Tage vor Exanthemausbruch bis 4-5 Tage danach.
Inkubationszeit	9-21 Tage (Verlängerung bis 36 Tage nach Applikation von IgG-Präparaten möglich).
Krankheitsbild	Prodromi fehlen bei Kindern. Bei Erwachsenen wird die Krankheit eingeleitet durch allgemeines Krankheitsgefühl, Kopf- und Rückenschmerzen, Appetitlosigkeit. Der Ausschlag beginnt zugleich mit Anstieg der Temperaturen bis 39-40 °C im Gesicht und auf der Kopfhaut, erfaßt dann vorwiegend den Rumpf. Zentripetale Verteilung mit Intensitätsverlust zur Peripherie (s. Abb. 5). Die zunächst stecknadelkopfgroßen, rosaroten Flecken werden in Stunden zu Papeln und Bläschen. Charakteristisch ist das Auftreten des Exanthems in 3-5 Schüben

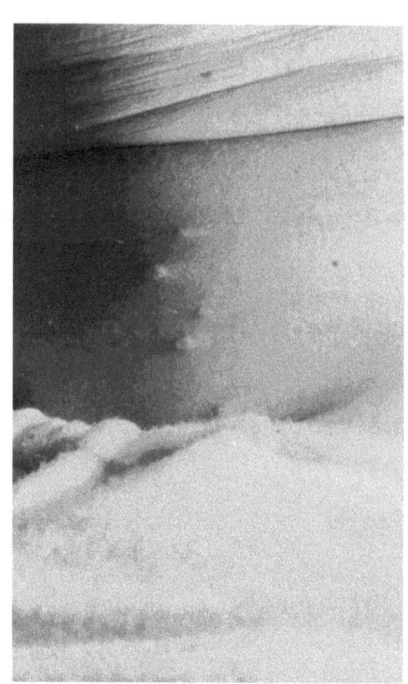

Abb. 2. Typisches Aufleuchten der Varizellenbläschen bei Schräglicht

innerhalb von 3-7 Tagen, so daß Flecken, Knötchen, Bläschen und Krusten nebeneinander bestehen. Das einzelne Bläschen ist mehrfächerig, sitzt oberflächlich umgeben von einem roten Hof (Abb. 2). Vielfach treten Bläschen auch im Bereich der Schleimhäute auf (Mund, Rachen, Augenbindehaut, Genitale, Rektum). Bei Immunitätsstörungen können Varizellenbläschen hämorrhagisch oder gangränös werden. Das Exanthem kann lästig jukken. Oft ist es von einer Lymphadenopathie begleitet.

Komplikationen   Bakterielle Sekundärinfektionen, Varizellenpneumonie (bei Erwachsenen, bei Kindern selten), Myokarditis, Enzephalitis, Nephritis (mit typischem Blutdruckanstieg).

▶ Diagnose	Klinisch. Erregernachweis elektronenmikroskopisch bzw. Isolierung auf Zellkulturen. Unterscheidung zwischen Varizellen und Pocken mittels Elektronenmikroskop. Antikörpernachweis mittels Immunfluoreszenz- oder Enzymimmuntest.
Differentialdiagnose	Pocken, Alastrim und Variolois, generalisierter Herpes simplex, Vaccinia generalisata, pustulöses Syphilid, papulovesikuläre Urtikaria, Rickettsienpocken. Erythema exsudativum multiforme (Stevens-Johnsen-Syndrom). Kontaktdermatitis, Insektenstiche.
■ Therapie	Juckreizlindernde Puder, Salben (z. B. Ingelan), Vioform-Lotio, Tyrothricin-Puder, Antipyretika, Antihistaminika. Bei schwerem Verlauf: Aciclovir (Zovirax: 3mal tgl. 10 mg/kg KG für 10 Tage).
Prophylaxe	Gabe von Varicella-Zoster-Immunglobulin bei Risikopatienten; evtl. Impfung mit Lebendimpfstoff. Patienten mit Leukämie, M. Hodgkin und anderen lymphoproliferativen Erkrankungen vor einem Kontakt mit Varizellen und Herpes zoster schützen. Seronegative Frauen mit Kinderwunsch impfen (Gefahr der Varizellenembryopathie).
Meldepflicht	Bei gehäuftem Auftreten.

1.6 Herpes Zoster (Gürtelrose, „shingles")

Erreger	Varicella-Zoster-Virus. Nur *ein* antigener Typ. Windpocken sind Folge einer Primärinfektion, Zoster als Zweitmanifestation des Varicellavirus entspricht einer Reinfektion oder Provokation.
Infektionsquelle	Varizellen- oder Zosterkranke. Demaskierung eines latent in Nervenzellen schlummernden Virus z. B. durch Intoxikation, Trauma, malignes Wachstum, medikamentöse oder physikalische Immunsuppression (Pathogenese s. Abb. 3).

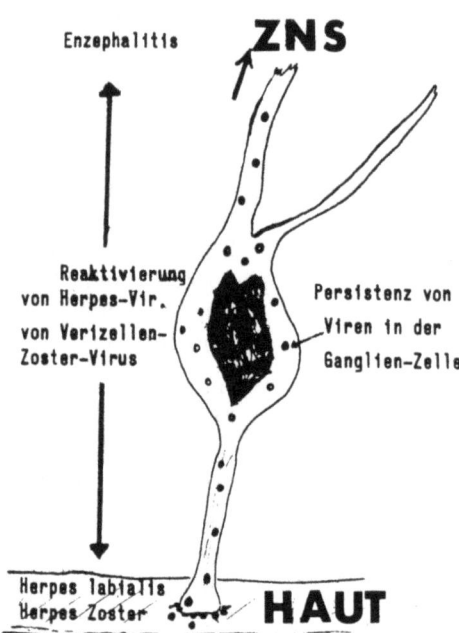

Abb. 3. Reaktivierung „schlafender Viren" durch jegliche Resistenzsenkung: „Streß" (Kortisonausschüttung), Insolation, Alter, systemische Erkrankungen des Immunsystems u. a.

Inkubationszeit Das Intervall zwischen endogener Reaktivität und Krankheitsausbruch ist unbekannt.

Krankheitsbild Nach einem Prodromalstadium mit Mattigkeit, Appetitmangel und Krankheitsgefühl und leichtem Fieberanstieg Auftreten eines halbseitig lokalisierten, bandförmigen Bläschenausschlags im Innervationsbezirk eines oder mehrerer Spinalganglien oder deren Homologen im Kopfbereich (Abb. 4). Schmerzen, u. U. sehr heftiger Natur, können dem Exanthem vorausgehen, es begleiten oder längere Zeit überdauern. Gelegentlich treten Lähmungen auf. Krankheitsschwere und Ausdehnung des Ausschlags wechseln stark. Frische Bläschenherde schießen kontinuierlich während einiger Tage auf. Sie können zu Blasen zusammenfließen. Zoster heilt, wenn keine Komplikationen (Blutungen, Sekundärinfektion) hinzutreten, innerhalb von

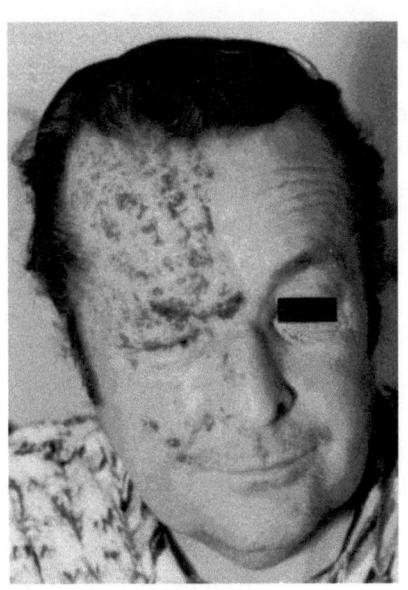

Abb. 4. Herpes zoster

2–4 Wochen ab (nach dem 60. Lebensjahr im Durchschnitt innerhalb von 32 Tagen), jedoch können Schmerzen *(Postzosterneuritis)* u. U. sehr viel länger andauern.

Gefürchtet sind Zoster des 1. Trigeminusastes *(Zoster ophthalmicus,* Abb. 4) und *Zoster oticus.* Hier ist rechtzeitige fachärztliche Betreuung notwendig. *Zoster generalisatus* tritt bei konsumierenden Grundleiden meist nach einem zunächst segmentgebundenen Befall auf, jedoch ist eine diskrete Dissemination in ⅓ der Fälle zu beobachten. Zoster symtomaticus kommt bei Hämoblastosen, intra- und extraduralen Tumoren, Wirbelsäulenmetastasen und Wirbelbrüchen vor. Todesfälle infolge einer Zosterinfektion sind selten und fast immer durch ein Grundleiden (Lymphogranulomatose, Leukämie, Karzinom) bedingt. Weniger als 5% der Zosterfälle ereignen sich im Alter unter 10 Jahren. Im Gegensatz zu Windpocken kommen bei Zoster Zweit- und Mehrfachattacken vor.

▶ Diagnose	Klinisch. Viroskopisch aus Geschabsel von der Basis frischer Bläschen.
Differentialdiagnose	Herpes simplex, Impetigo infectiosa, Pleuritis, Pleurodynie, Bandscheibenprolaps, Otalgie, Zystitis.
■ Therapie	Aciclovir (Zovirax) i.v. 3mal 5–10 mg/kg KG für 10 Tage. Zovirax-Salbe. Anästhesierende Salben, später lokal antiseptische Maßnahmen. Bei neuritischen Schmerzen Analgetikum plus Psychopharmakon (Tavor), evtl. Tegretal oder Zentropil. Keine Kortikosteroide: Gefahr der Generalisation. Ausnahme: Zoster ophthalmicus. Bei Zosterenzephalitis (Blutdruckkontrolle!) intravenöse Aciclovir-Infusionen.
Prophylaxe	Gabe von Zoster-Immunglobulin (5 bzw. 10 ml i.m. eines 16%igen IgG-Präparats) in den ersten 72 h nach Kontakt immundefizienter Patienten mit Windpocken- oder Zosterkranken (10–20 ml bei noch varizellenempfänglichen Schwangeren) (s. S. 284). Nach Varizellenexposition von kindlichen Tumorpatienten kann Aciclovir den Ausbruch der Krankheit verhindern. Im Krankenhaus strenge Isolierung.

1.7 Scharlach (Scarlatina)

Erreger	Betahämolysierende Streptokokken der Gruppe A, die erythrogene Toxine enthalten. Selten hämolysierende Staphylokokken.
Infektionsquelle	Scharlachkranke, Keimträger, kontaminierte Gegenstände (Spielsachen), Nahrungsmittel (Milch).
Übertragung	Tröpfchen- und Schmierinfektion.
Inkubation	2–7 Tage.
Krankheitsbild	Beginn mit Schüttelfrost, hohem Fieber, Halsschmerzen, Erbrechen. Es gibt alle Übergänge von

der Streptokokkenangina zum Scharlach. Typische Angina mit Exanthem: flammende Röte des weichen Gaumens, Schwellung der regionären Lymphdrüsen. Die Zunge, anfänglich weißlich belegt, wird ab 5. Tag zur typischen Himbeerzunge. Das Exanthem erscheint 12–36 h nach Krankheitsbeginn, zuerst an Hals, Unterbauch, Schenkel- und Achselbeugen. Es besteht aus feinfleckigen, dichtstehenden Effloreszenzen, die blaßrosa bis hochrot sein können. Das Kinn-Mund-Dreieck bleibt ausgespart *(periorale Blässe)*. Das Exanthem bleibt gelegentlich nur stundenweise, in der Regel 1–2 Tage bestehen. Nach Abklingen kommt es zu einer Schuppung, die am Gesicht und Stamm kleieförmig, an Händen und Füßen jedoch groblammelär ist. Scharlachkranke neigen zu Hautblutungen (positives Rumpel-Leede-Zeichen). Vom typischen Verlauf gibt es Abweichungen:
1. Subfebrile Abortivformen mit geringem Rachenbefund und flüchtigem, blassem Exanthem.
2. Angina und Enanthem, aber kein Exanthem.
3. Schwerste Intoxikation mit Krämpfen und Koma.
4. Septischer Scharlach mit nekrotisierender Angina und metastasierenden Eiterungen.
5. Wundscharlach mit Beginn des Exanthems in der Umgebung der Wunde.

Komplikationen
1. Eitrig: Otitis media, Sinusitis, Peritonsillarabszeß. Eitrige Lymphadenitis.
2. Toxisch: Myokarditis, Nephritis, Rheumatoid (1. Krankheitswoche).
3. Allergisch-hyperergisch: rheumatisches Fieber, diffuse oder herdförmige Glomerulonephritis (3. Krankheitswoche), Chorea minor.

▶ Diagnose
Klinisch. Kultureller Nachweis von Streptokokken. Antistreptolysin-Titer. Im Blutbild: Leukozytose mit Linksverschiebung, Eosinophilie, Döhle-Körperchen.

Differential- diagnose	Scarlatiniformes Exanthem bei Sepsis, Grippe, eitriger Meningitis, Mononucleosis infectiosa, Allergie. Angina gegen Diphtherie, Adeno- und Coxsackie-Virusinfektionen, Agranulozytose.
■ Therapie	1 Mio. E Penicillin G oder 2 Mio. E/Tag Propicillin für 10 Tage. Bei Penicillinallergie: Erythromycin (Erwachsene: 2 g tgl., Kinder: 50 mg/kg KG). Körperliche Schonung. Ärztliche Überwachung: Herzauskultation, RR, EKG, Urin, Leukozyten.
Prophylaxe	Kontaktpersonen mit Zeichen einer Atemwegsinfektion und Keimträger, die in der Nahrungsmittelbranche oder Krankenpflege beschäftigt sind, werden mit Penicillin behandelt. Zur Scharlachprophylaxe bis 10 Tage nach Exposition: Oralpenicillin (Erwachsene tgl. 1 Mio. E, Kinder 0,4–0,6 Mio. E). Scharlachkranke werden für 24 h nach Behandlungsbeginn isoliert.
Meldepflicht	Bei Todesfall.

1.8 Pocken (Variola)
Seit 1976 keine Krankheitsfälle bekannt.

Erreger	Pockenvirus (Orthopoxvirus), größte tierische Virusart (200–400 nm).
Infektionsquelle	Mund- und Nasensekret, eingetrocknete Krusten.
Übertragung	Tröpfchen- und Staubinfektion.
Inkubationszeit	12–14 Tage (äußerste Grenzen: 8–17 Tage).
Krankheitsbild	Plötzlicher Beginn mit hohem Fieber, Übelkeit, Erbrechen, Nasenbluten, Glieder- und Kreuzschmerzen sowie katarrhalischen Erscheinungen (Schnupfen, Halsweh, Augenbrennen, Husten). Am

2. Tag kann ein Initialexanthem auftreten. Nach vorübergehendem Fieberabfall beginnt unter neuerlichem treppenförmigen Temperaturanstieg das Eruptionsstadium. Es schießen mehr oder weniger zahlreiche Flecken auf, die sich über Papeln und Bläschen zu Pusteln entwickeln. Das Exanthem entwickelt sich in Schüben, nur sehr selten gleichförmig. Leichter Subikterus. Die Effloreszenzen stehen am dichtesten am Kopf (Stirn) und an den distalen Enden der Extremitäten („zentrifugale Verteilung") (Abb. 5). Handinnenflächen und Fußsohlen, das Nagelbett sowie die Schleimhäute der Atemwege und Genitalorgane sind befallen (Abb. 6). Fieber und Störung des Allgemeinbefindens gehen Zahl und Sitz der Pusteln parallel. Die Letalität liegt bei Ungeimpften zwischen 20 und 30%, bei Geimpften bei ca. 2%. Die Hautentzündung bereitet spannende Schmerzen, später Juckreiz. Man unterscheidet zwischen einer Variola abortiva, discreta, semiconfluens und confluens. Die Pusteln werden zu Krusten und Schorfen, die unter Hinterlassung von Narben abfallen. Vom typischen Verlauf gibt es Abweichungen:

1. Variola sine exanthemate.

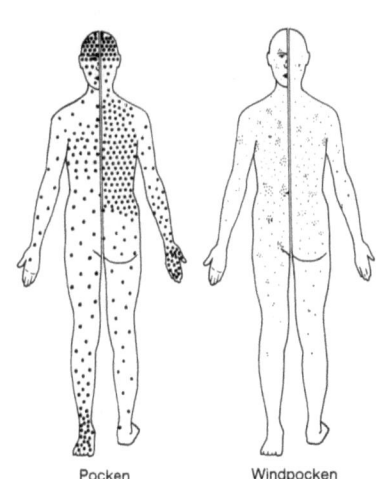

Abb. 5. Exanthemanordnung bei Pocken *(links)* und Windpocken *(rechts)*

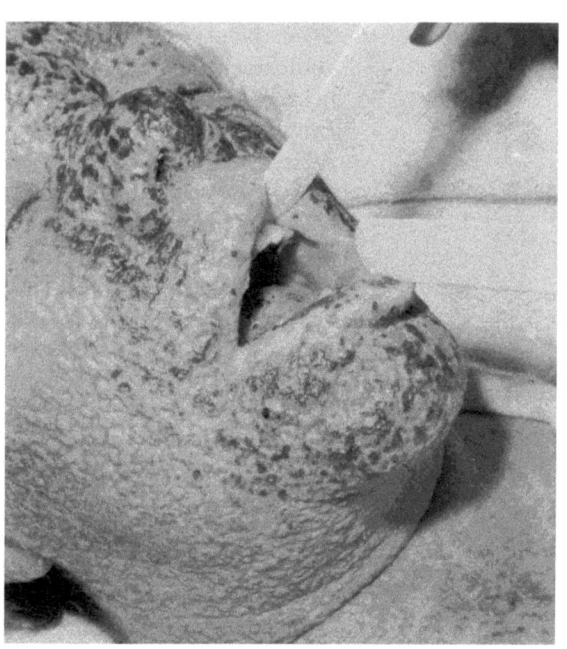

Abb. 6. Pockenexanthem im Gesicht und an den Schleimhäuten unter Betonung von Kinnpartie und Jochbögen

2. Variolois (bei Teilimmunen) mit rudimentärem Ausschlag und rascher narbenloser Abheilung.
3. Alastrim (Variola minor), durch das *Alastrimvirus* hervorgerufene gutartige Erkrankung mit pockenartigem Ausschlag und rascher, narbenloser Abheilung.
4. Hämorrhagische Pocken („schwarze Blattern") mit immer tödlichem Verlauf innerhalb von 48 h nach Einsetzen der Hämorrhagien.

Komplikationen — Haut- und Schleimhauteiterungen sowie Augenaffektionen durch bakterielle Superinfektionen, Osteomyelitis, Otitis media, Bronchopneumonie, Enzephalomyelitis.

▶ Diagnose — Typische Kombinationsdiagnose unter Berücksichtigung von Epidemiologie, Klinik und Laborbefunden. Hohe Temperaturen und schweres Krankheitsgefühl im Prodromalstadium; Absinken der Temperaturen beim Aufschießen des Exanthems (DD: Varizellentemperaturanstieg simultan mit Exanthemausbruch). Virusnachweis im Elektronenmikroskop aus Papelreizserum, Bläschen- oder Pustelinhalt. Virusanzüchtung in Brutei- oder Zellkultur aus Blut, Rachenspülwasser, Papeln, Bläschen, Pusteln oder Krusten. Serologischer Nachweis durch Hämmaglutinationshemmtest.

Differentialdiagnose	Im Initialstadium: Grippe, typhöse Erkrankungen, Miliar-Tbc, Meningitis, Hepatitis. Im Eruptionsstadium: Windpocken bei Erwachsenen, Erythema exsudativum multiforme, Vaccinia generalisata, Affenpocken, Rickettsia-akari-Infektion u. a.
■ Therapie	Haut- und Schleimhautpflege. Ersatz des Wasser- und Eiweißverlustes. Elektrolytausgleich. Bekämpfung der Sekundärinfektion. Vaccinia-Immunglobulin kann - in der Inkubationszeit verabreicht - den Verlauf mitigieren.
Prophylaxe	Schutzimpfung (nur Bläschen- oder Pustelreaktion sichern auch bei Wiederimpfung den Impferfolg) (s. S. 235). Pocken gelten seit Oktober 1977 als ausgerottet. Seit 1983 ist kein Impfstoff mehr erhältlich.

1.9 Herpes simplex

Erreger	Herpes-simplex-Virus, Typ I und II.
Infektionsquelle	Speichel, Urin, Stuhl.
Übertragung	Tröpfchen- und Schmierinfektion, Geschlechtsverkehr.
Inkubationszeit der Primärinfektion	2-7 Tage.

Krankheitsbild	Die Primärinfektion verläuft bei 99% der Infizierten inapparent und ist nur durch Anstieg der Antikörper erkennbar. Bis 1% erkrankt – meist im frühen Kindesalter – in der Regel mit einer **Gingivostomatitis** (Bläschen- und Geschwürbildung an Lippe, Zunge und Mundschleimhaut, Fieber, Erbrechen, Krampfneigung). Seltener betrifft die herpetische Primärinfektion *Genitalschleimhaut, Auge* oder *Haut*. Bei Frühgeborenen kommt eine Herpessepsis mit Gelbsucht, Enzephalitis und Hautblutungen vor. Bei Ekzemkindern kann generalisierter Herpes simplex der Haut (Pustulosis varicelliformis Kaposi) tödlich enden. Das ZNS kann herpetisch in Form von Enzephalitis, Meningitis, Radikulitis und Myelitis erkranken. Herpes-simplex-Erreger gehen nach der Primärattacke im sensorischen oder autonomen Ganglien in Latenz (s. Abb. 3). Reaktivierung durch UV-Strahlen, Nervenreizung, Fieber u. a.
	Rekurrierender Herpes simplex hat seinen häufigsten Standort im Mund-Nasen-Bereich, seltener auf der übrigen Hautdecke, an äußerem oder innerem Genitale, Harnröhre, Rektum oder Kornea sowie den Fingern *(Panaritium herpeticum)*. Unter Jucken und Brennen schießen auf geröteter Umgebung dichtstehende bis linsengroße Bläschen auf, deren Inhalt sich rasch trübt und vereitert (Abb. 7 und 8). Nach Platzen entstehen Krusten, die unter Hinterlassung zunächst stark pigmentierter Stellen abfallen.
	Risiko für *generalisierten Herpes simplex:* Immundefiziente Patienten, Patienten mit Verbrennungen, Ekzemträger, Neugeborene.
▶ Diagnose	Klinisch. Virus- bzw. Antigennachweis aus Speichel, Harn, genitalen Sekreten, Haut- oder Augenveränderungen, Liquor oder aus Leber und Hirn durch Bio- oder Autopsie, elektronenoptisch und kulturell bzw. serologisch durch Antikörpernachweis.

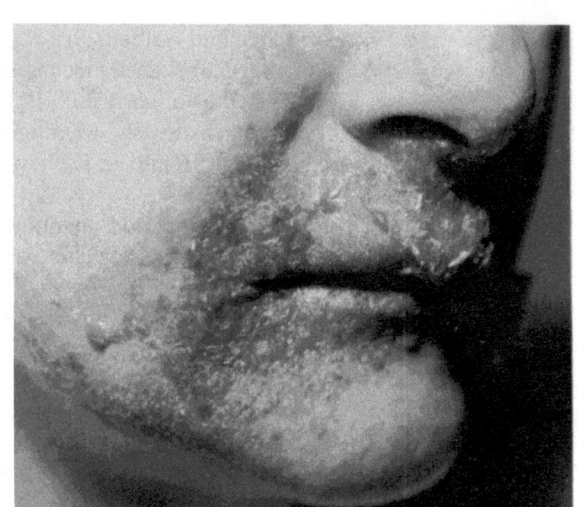

Abb. 7. Periorale Dermatitis bei rezidivierendem Herpes der Lippen. Form des Erythema exsudativum multiforme

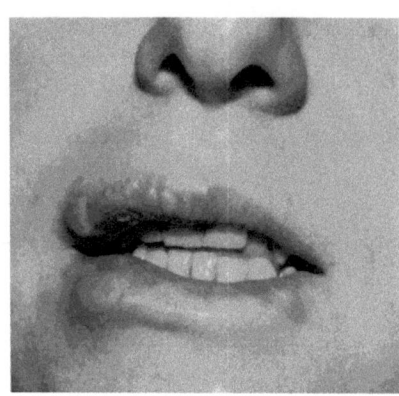

Abb. 8. Lippen-Herpes

Differential- diagnose	Herpetische Gingivostomatitis gegen Herpangina, exsudative Tonsillitis, Soor. Generalisierter H. simplex der Haut gegen Vaccinia generalisata. Herpetische Meningitis gegen andere Virusmeningitiden, Herpes-Sepsis gegen Zytomegalie.
■ Therapie	Aciclovir (Zovirax) 5mal tgl. 0,2 g oral für 5 Tage. Tromantadin. Anästhesierende und adstringierende

Lösungen und Salben. Bei Keratokonjunktivis 3% Vidarabin-Salbe oder mechanische Entfernung der Herde (Abrasio corneae). Bei schweren Herpeserkrankungen (Sepsis, Meningoenzephalitis): Zovirax, 3mal tgl. 10 mg/kg KG i.v. für 10 Tage. Interferone.
Bei positiver Herpesanamnese der Mutter ab 36. Schwangerschaftswoche wöchentlich Viruskulturen anlegen. Bei positivem Befund in der 39.-40. Woche, Sectio caesarea einleiten. Neonatale Infektionen haben eine Letalität von 50%.

1.10 Fleckfieber, epi- und endemisches (Typhus exanthematicus)

Erreger	Epidemisches Fleckfieber = Rickettsia prowazekii. Endemisches, murines Fleckfieber = Rickettsia typhi (mooseri). (s. Rickettsiosen, S. 142).
Infektionsquelle	Epidemisches Fleckfieber = der infizierte Mensch, der jahrzehntelang infiziert bleiben kann. Endemisches Fleckfieber = Ratten.
Übertragung	Epidemisches Fleckfieber: Kot infizierter Kleider- und Kopfläuse. Keine Übertragung von Mensch zu Mensch. Endemisches Fleckfieber: Kot infizierter Rattenflöhe.
Inkubationszeit	10-14 Tage.
Krankheitsbild	Plötzlicher Krankheitsbeginn mit heftigen Kopf- und Gliederschmerzen. Dann 10-14 Tage anhaltende Kontinua, die lytisch endet. Hochrotes Gesicht, Konjunktivitis, Hepatosplenomegalie. Am 4.-7. Krankheitstag Auftreten eines blaß- bis hochroten, polymorphen, später konfluierenden Exanthems, das in ⅓ der Fälle hämorrhagisch wird. Beginn an den seitlichen Thoraxpartien. Gesicht und Hals bleiben frei. Mit Aufschießen des Ex-

anthems Zeichen zerebraler Beteiligung: Benommenheit, Somnolenz, Apathie, Erregungszustände, Lähmungserscheinungen, Tachykardie, Hypotonie, Tachypnoe, Zyanose. Verzögerte Rekonvaleszenz mit Zeichen vegetativer Labilität und erhöhter Anfälligkeit gegenüber bakteriellen Sekundärinfektionen. Das endemische („murine") Fleckfieber verläuft milder, kürzer, das Exanthem ist weniger ausgedehnt, blasser. Das ZNS ist weniger betroffen.

Komplikationen	Pneumonie, Pyodermien, Parotitis, Myokarditis, Nephritis. Spätrezidive 20–40 Jahre nach Erstinfektion durch Persistenz der Erreger im Organismus (*„Brill-Zinsser-Krankheit"*).
▶ Diagnose	1. Nachweis spezifischer komplementbindender und agglutinierender Antikörper, indirekt. Immunfluoreszenz, ELISA. 2. Heterologe Antikörper (Weil-Felix-Reaktion). 3. Erregerisolierung aus Blut, Hirn, Sputum oder Liquor in Tierversuch, bzw. Brutei oder Zellkultur.
Differential- diagnose	Typhus abdominalis, Virusgrippe, Lobärpneumonie.
■ Therapie	Tetrazykline (Doxycyclin 0,2 g tgl. bis 6 Tage nach Entfieberung), Erythromycin.
Prophylaxe	Läuse-, Floh- und Rattenbekämpfung. Schutzimpfung.
Meldepflicht	Bei Verdacht, Erkrankung und Tod.

Exantheme bei Coxsackie- und ECHO-Virus-Infektionen (s. S. 85)
Exantheme bei Mononucleosis infectiosa (s. S. 25)

2 Anginen

W. D. Germer

2.1 Streptokokkenangina
(s. Scharlach, S. 14)

Erreger	Betahämolysierende Streptokokken der Gruppe A.
Infektionsquelle	Kranke, Keimträger, kontaminierte Gegenstände.
Übertragung	Tröpfchen- und Schmierinfektion, Nahrungsmittel.
Inkubationszeit	2–5 Tage.
Krankheitsbild	Plötzlicher Krankheitsbeginn, hohes Fieber, Übelkeit, Kopfschmerzen, Halsschmerzen, Schluckbeschwerden. Exanthem des weichen Gaumens und Rachens. Die Mandeln sind geschwollen und mit eitrigen Belegen bedeckt. Foetor ex ore. Kloßige Sprache. Schwellung der Halslymphknoten.
Komplikationen	1. Eitrig: Otitis media, Tonsillar- oder Peritonsillarabszeß, Mundbodenphlegmone, Sepsis. 2. Toxisch: Myokarditis, Nephritis. 3. Allergisch-hyperergisch: Rheumatisches Fieber (2–3%), Endocarditis verrucosa, Glomerulonephritis (0,1%), Chorea minor.
▶ Diagnose	Klinisch. Bakterioskopischer und kultureller Nachweis von Streptokokken.
Differentialdiagnose	Anginen durch andere bakterielle Erreger (Staphylo- und Pneumokokken, Haemophilus influenzae), Diphtherie, Mononucleosis infectiosa, andere Virusinfektionen, Agranulozytose.

■ Therapie	1 Mio. E Penicillin G oder 2 Mio. E Propicillin/Tag für 10 Tage. Bei Penicillinallergie: Erythromycin 1 g tgl. Kinder: 30 mg/kg KG. Cefaclor.

2.2 Mononucleosis infectiosa (Pfeiffer-Drüsenfieber)

Erreger	Epstein-Barr-Virus (Herpesvirusgruppe). *Ein* antigener Typ.
Infektionsquelle	Infizierte Personen und gesunde sowie Rekonvaleszenz-Ausscheider.
Übertragung	Nasen-Rachen-Sekret (Tröpfcheninfektion), Speichel („Kußkrankheit"), Blutübertragung. Lebenslange Infektion der B-Lymphozyten.
Altersdisposition)	Kinder und Jugendliche („Studentenfieber").
Inkubationszeit	Etwa 11-14 (50) Tage.
Krankheitsbild	Beginn mit katarrhalischen Erscheinungen (Schnupfen, Husten, Augentränen, Halsschmerzen). Unregelmäßiges Fieber über mehrere Wochen, remittierend oder intermittierend, vereinzelt auch hohe Kontinua. 95% der Kranken haben eine entweder auf bestimmte Regionen beschränkte oder generalisierte Lymphdrüsenschwellung, 50% einen Milztumor, 10% eine Hepatomegalie. Die Lymphknoten sind indolent und gut abgrenzbar. Die Tonsillen sind stark geschwollen und gerötet und von grau-grün-weißlichen Belegen bedeckt oder auch ulzeriert. Fast pathognomonisch ist ein petechiales Enanthem am harten Gaumen. 3% der Patienten haben ein scharlach-, masern- oder rötelnähnliches Exanthem. Leberbeteiligung ist häufig, 5% verlaufen ikterisch. Auch eine Myocarditis mononucleosa ist nicht selten. Zu etwa 1% wird das ZNS in Form isolierter Hirnnervenparesen, Polyneuritis oder Meningoenzephalitis einbezogen.

Das EB-Virus ist ursächlich am Burkitt-Lymphom und am anaplastischen Nasopharyngealkarzinom beteiligt. Bei angeborenen oder erworbenen Immundefekten (Transplantatempfänger, AIDS-Kranke) verursacht das EB-Virus Lymphome.

Komplikationen	Selten. Milzruptur, Blutungen, sekundäre bakterielle Infektionen. Pneumonitis, hämolytische Anämie, Leukopenie, Thrombopenie.
▶ Diagnose	Klinisch. Blutbild mit mononukleären Zellen (40–90%), teils Monozyten, teils Lymphozyten, teils Virozyten. Nachweis heterophiler Antikörper (Paul-Bunnell-Reaktion) und EBV-spezifischer IgM-Antikörper sowie Anti-EBNA (Epstein-Barr-Nuklear-Antigen)-IgG.
Differential- diagnose	Rachendiphtherie, Streptokokkenangina, Angina Plaut-Vincenti, Adenovirusinfektionen, Brucellose, Lymphocytosis infectiosa, Röteln, Zytomegalie, Listeriose, Toxoplasmose.
■ Therapie	Bettruhe, Mundpflege, Antipyretika, Antiphlogistika, bei schwerem Verlauf Kortikosteroide. Chemotherapie der Sekundärinfektionen (*cave:* häufig makulopapulöse Ampicillinexantheme!).

2.3 Diphtherie

Heute selten: in der Bundesrepublik Deutschland ca. 8–12 Erkrankungen/Jahr (von 1975 bis 1983 103 Fälle, von denen 23 verstorben sind).

Erreger	Corynebacterium diphtheriae, Typ I = gravis, Typ II = mitis, Typ III = intermedius. Erst durch Einwirkung des temperenten Bakteriophagen β kommt es zu Toxinbildung.
Infektionsquelle	Sekrete von Nase, Rachen, Haut, Auge.
Übertragung	Direkter Kontakt mit Diphtherie-Bakterienträger oder -kranken. Indirekt durch verseuchte Gegenstände (selten) oder Lebensmittel.

Inkubationszeit	2–5 Tage.
Krankheitsbild	Unterscheidung in lokalisierte, progrediente und toxische Verlaufsform. Die **lokalisierte Form** kann als Nasen-Rachen- oder Larynxdiphtherie auftreten. 1. **Nasendiphtherie** – beim Kleinkind – charakterisiert durch blutigen Schnupfen, Inappetenz, Spielunlust und subfebrile Temperaturen. Meist gutartig. Gelegentlich kommt es zu Krupp oder Bronchopneumonie. 2. **Rachen- und Kehlkopfdiphtherie:** Je nach Intoxikationsgrad leichtes oder schweres Krankheitsgefühl, mäßiges Fieber, Erbrechen, Schluckbeschwerden und Reizhusten bzw. Stridor. Die grau-weißen, später bräunlichen, fest anhaftenden, konfluierenden Beläge beschränken sich entweder auf die Mandeln oder greifen auf die Umgebung (Uvula, Gaumenbögen, Rachenwand) über. Süßlich-leimiger Mundgeruch. Schwellung der regionären Lymphdrüsen. Bei Larynxdiphtherie Gefahr der Erstickung. 3. **Seltene Lokalisationen** sind Wunden, Nabel des Säuglings, Konjunktiven und Genitalschleimhaut. Chronische Otitis media diphtherica. Die **progrediente Diphtherie** ist gekennzeichnet durch gleichzeitige Entzündung von Nase, Rachen, Kehlkopf, Trachea und Bronchien (Heiserkeit, Krupphusten, Zyanose). Die **primär-toxische (maligne) Diphtherie** ist charakterisiert durch ausgedehnte, mißfarbene Belege der Nase, des Rachens und der Tonsillen, teigiges Ödem des Halses *(Caesarenhals)*, Foetor ex ore, Zeichen hämorrhagischer Diathese, Erbrechen, toxisches Kreislaufversagen, Myokarditis sowie Symptome der Leber- und Nierenschädigung.
Komplikationen	1. Stenose von Kehlkopf, Trachea und Bronchien. 2. Myokarditis mit Früh- und Spätschäden (8–10 Tage bzw. 4–6 Wochen nach Krankheitsbeginn).

3. Früh- oder Spätschäden am Nervensystem (Gaumensegel-Rumpf-Atemmuskel-Lähmung), Paresen der unteren Extremitäten.

▶ **Diagnose**
Klinisch. Kultur von Nasen-Rachen- und Wundabstrichen. Direkte Ausstriche sind unzuverlässig. Toxinnachweis.

Differentialdiagnose
Rachendiphtherie: Tonsillitis durch Streptokokken oder Viren, Mononucleosis infectiosa, Viruspharyngitis, Angina Plaut-Vincenti.
Nasendiphtherie: Fremdkörper, Sinusitis, Coryza syphilitica.
Hautdiphtherie: Impetigo, andere bakterielle Infektionen.
Postdiphtherische Lähmung: Guillain-Barré-Syndrom, Poliomyelitis.

■ **Therapie**
Bereits bei Verdacht sofortige Gabe von 500–1000 IE/kg KG antitoxischem Fermoserum vom Pferd. (*Cave:* hyperergischer Schock! Intrakutane Vorprobe in der Verdünnung von 1:100 in physiologischer NaCl-Lösung.) Bei toxischer Diphtherie 2000 IE/kg KG tgl. Bettruhe, klinische Überwachung. Eventuell Intubation oder Tracheotomie. Gaben von Penicillin (2–4 Mio. E für 10 Tage) oder Erythromycin. Substitution von Wasser- und Elektrolytdefizit. Bei Keimträgern: Sanierungsversuch mit Erythromycin (Erwachsene 2 g/tgl. für 2 Wochen, Kinder 40 mg/kg KG).

Prophylaxe
Schutzimpfung ab 4. Lebensmonat. Auffrischungsimpfungen mit Adultimpfstoff „d". Bei Exposition Ungeimpfter passiver Schutz (ca. 4 Wochen) durch Gabe von Diphtherie-Antiserum oder 1,2 Mega E Benzathin Penicillin i.m. Gefahr der Einschleppung aus Entwicklungsländern (s. S. 226).

Meldepflicht
Bei Erkrankungs- und Todesfall.

2.4 Angina Plaut-Vincenti

Erreger	Treponema vincenti in Symbiose mit Fusobacterium nucleatum. (Die Erregernatur beider Organismen ist nicht bewiesen).
Pathogenese	Bei herabgesetzter Resistenz des Wirtes (Agranulozytose, Mangel- oder Fehlernährung, Infektion) werden normale Mundbewohner pathogen.
Krankheitsbild	Charakteristisch ist das Mißverhältnis zwischen geschwürigem Tonsillarprozeß und relativ ungestörtem Allgemeinzustand. Subfebrile Temperaturen. Fauliger Mundgeruch. Meist einseitiger Befall der Tonsillen mit grau-weißen bis grünlichen Belägen oder kraterförmigen, wie ausgestanzt wirkenden Geschwüren.
▶ Diagnose	Mikroskopischer Erregernachweis im gefärbten Ausstrichpräparat.
Differential- diagnose	Mononucleosis infectiosa, Diphtherie, Lues I und III, Agranulozytose.
■ Therapie	Penicillin. Lokal: Neomycin. Sorgfältige Mundpflege. Grundkrankheiten beachten.

Herpangina
(s. Coxsackie- und ECHO-Virus-Infektionen, S. 85)

3 Infektiöse Darmerkrankungen

W. D. Germer

3.1 Salmonellosen

Es gibt über 1800 Salmonella-Serotypen. Viele von diesen sind wirtsspezifisch. Salmonellen können bei Mensch und Tier 4 verschiedene Infektionsabläufe verursachen: a) Systemische Allgemeininfektion, b) Lokalinfektion, c) Gastroenteritis, d) Ausscheidertum.

3.1.1 Systemische, zyklische Allgemeininfektion
(Thyphus abdominalis, Paratyphus)

Erreger	S. typhi und S. paratyphi B. In warmen Ländern zusätzlich S. paratyphi A und C. Keine Kreuzimmunität.
Infektionsquelle	Stuhl, seltener Urin und Blut von Kranken und Ausscheidern. Bei Paratyphus auch Tiere und tierische Produkte. Etwa 30% der Typhusfälle in Deutschland werden bei Auslandsaufenthalt erworben.
Übertragung	Schmierinfektion, Verzehr kontaminierter Nahrungsmittel, Trinkwasser, Milch.
Inkubationszeit	1–4 Wochen.
Krankheitsbild	Beginn mit allmählich ansteigenden Temperaturen und uncharakteristischen Allgemeinerscheinungen: Abgeschlagenheit, Appetitlosigkeit, Kopf- und Gliederschmerzen, Obstipation, Apathie, Bronchitis, oft Nasenbluten *(Stadium incrementi)*. Ende der

ersten Woche beginnt das *Stadium acmis,* eine 1-2 Wochen dauernde Kontinua mit Fieber um 40 °C und relativer Bradykardie. Die Benommenheit nimmt zu, zuweilen kommt es zu Infektdelirien. Die Schleimhäute sind ausgetrocknet. Man findet Leber- und Milzschwellung, häufig geringen Ikterus, Ileozäkalgurren, Meteorismus. Ende der 2. Woche treten am Rumpf zarte, blaßrote Effloreszenzen, *Roseolen,* auf, die ca. 2 Wochen nachweisbar bleiben. Zu den typischen erbsbreiartigen Stühlen kommt es erst in der 3. Krankheitswoche. Die Entfieberung ist lytisch oder in Form einer amphibolischen Staffel *(Stadium decrementi).*

Der durch S. paratyphi A und B verursachte Paratyphus verläuft ähnlich, jedoch ist der Fieberanstieg rascher, oft eingeleitet durch einen Schüttelfrost. Herpes labialis kommt vor. Die Erkrankung kann mit Leibschmerzen, Erbrechen und Durchfall einsetzen. Roseolen sind zahlreicher und oft an den Extremitäten lokalisiert. Fieberdauer meist unter 4 Wochen. Im Gegensatz zum Typhus abdominalis ist die Rezidivhäufigkeit gering.

Komplikationen	Darmblutung und -perforation, Myokarditis, Thrombophlebitis, Bronchopneumonie, Meningoenzephalitis, Cholezystitis, Osteomyelitis, Rezidive, Dauerausscheidertum.
▶ Diagnose	Kultur aus Blut (1.-2. Krankheitswoche), Stuhl (ab 2. Woche), Urin. Serologischer Nachweis von Antikörpern gegen O- und H-Antigene *(Gruber-Widal-Reaktion)* positiv mit Beginn der 2. Woche. Im Blutbild: Leukopenie, Eosinopenie, Lymphozytose.
Differentialdiagnose	Sepsis, Miliartuberkulose, Grippe, Peritonitis, Malaria tropica.
■ Therapie	Sorgfältige Pflege und Isolierung. Co-Trimoxazol (2mal tgl. 3 Tbl. bis zum 10. Tag nach Entfieberung). Bei Resistenz: Chloramphenicol: am 1. Behandlungstag Erwachsene 1 g, Kinder 10-25 mg/kg KG; am 2. Tag Erwachsene 2 g, Kinder 30-40 mg/

kg KG. Ab 3.Tag: Erwachsene 3 g, Kinder 40–60 mg/kg KG. Gesamtdosis möglichst nicht über 20–30 g. Bei Resistenz: Ampicillin 100 mg/kg Körpergewicht. Amoxicillin. Bei schwerem Verlauf kurzzeitig Prednison (2 Tage 20 mg tgl.). Ciprofloxacin.

Prophylaxe Gegen Typhus abdominalis schützt Typhoral L.

Meldepflicht Bei Verdacht, Erkrankungs- und Todesfall sowie der Ausscheider.

3.1.2 Lokalinfektion (eitrige und septische Salmonella-Prozesse

Erreger S.typhimurium, paratyphi C und cholerae suis, S.oranienburg, S.newport, panama u.a.

Krankheitsverlauf Nach einer fieberhaften Gastroenteritis oder auch ohne Eingangssymptome kann es insbesondere bei Säuglingen, resistenzgeschwächten oder alten Menschen zu einer Keimabsiedlung in praktisch allen Organen kommen, z.B. Appendizitis, Cholezystitis, Peritonitis, Salpingitis, subphrenischer Abszeß, Gehirn-, Haut-, Lungen-, Knochen-, Milzabszessen. Salmonella-Endokarditis ist selten. Meningitis salmonellosa ist eine seltene Erkrankung des frühen Säuglingsalters.

■ Therapie Amoxicillin, Pivampicillin, Cotrimoxazol, Ciprofloxacin; ggf. chirurgische Sanierung.

3.1.3 Gastroenteritis salmonellosa
(Infektiöse Nahrungsmittelvergiftung)

Erreger Tierische Salmonellen, die bei Rindern, Pferden, Schweinen, Geflügel, Fischen, Muscheln, Mäusen, Ratten etc. Erkrankungen hervorrufen oder symptomlos bleiben. Salmonellen sind enterotoxinbildend und gelegentlich invasiv.

Infektionsquelle	Fleischprodukte (Hackfleisch), Eier, Eipulver, Milch, Mayonnaise, Süßspeisen, Speiseeis etc.
Inkubationszeit	Wenige Stunden bis 2 Tage.
Krankheitsbild	Nach der Verlaufsschwere kann man folgende Formen unterscheiden: akute Gastritis mit nur flüchtiger Übelkeit und Erbrechen, akute Gastroenteritis: Brechdurchfall oder nur Diarrhöen, perakute „Cholera nostras" = akute Enterokolitis mit ruhrartigen Bildern, besonders bei Kindern. Etwa die Hälfte der Erkrankten hat Fieber.
Komplikationen	Kreislaufkollaps, Nierenversagen als Folge des Wasser- und Elektrolytverlustes, Arthralgien.
▶ Diagnose	Kultur aus Stuhl, Erbrochenem und evtl. Nahrungsmittelresten.
Differentialdiagnose	Nahrungsmittelvergiftung anderer Ätiologie: Staphylokokken, Shigellen, Cl. perfringens oder botulinum, Proteus, Pseudomonas, E. coli, Campylobacter jejuni, Candida u. a., Vergiftungen (Arsen, Giftpilze, Phenole, Methylalkohol); nicht infektiöse Durchfallerkrankungen.
■ Therapie	Orale oder parenterale Flüssigkeits- und Elektrolytsubstitution. Bei unkompliziertem Verlauf ist eine antimikrobielle Behandlung unnötig. Sie verlängert die Erregerausscheidung. Nur bei Risikopatienten: Amoxicillin, Ciprofloxacin.
Prophylaxe	Strenge Beachtung lebensmittel- und küchenhygienischer Grundsätze.
Meldepflicht	Bei Verdacht, Erkrankung und Todesfall. Auch gesunde Ausscheider müssen gemeldet werden.

3.1.4 Ausscheidertum

Erreger	S. typhi und paratyphi B, selten andere Salmonellen.

Krankheitsbild	Man unterscheidet zwischen temporärer Ausscheidung und Ausscheidertum (2–5% der Erkrankten, meist Frauen). Die Typhus-Paratyphus-Dauerausscheider sind überwiegend Galleausscheider. Der Dauerausscheider ist ein wichtiges seuchenhygienisches Problem. Bei Enteritis-Salmonellen kommen Dauerausscheider nur vereinzelt vor.
■ Therapie	Bei Gallensteinträgern und/oder chronischer Cholezystitis: chirurgische Sanierung plus 2–3 g/tgl. Amoxicillin für 2 Monate. Konservative Behandlung: Lactulose oder Co-Trimoxazol (4 Tbl. tgl. für 3 Monate). Ciprofloxacin (2mal 500 mg tgl. für 3 Wochen).
Prophylaxe	Siehe Merkblatt für Ausscheider des BGA, 1979.
Meldepflicht	Ausscheider.

3.2 Shigellosen (bakterielle Ruhr), Dysenterie

Erreger	Die Shigella-Gruppe besteht aus den 4 Untergruppen: A (S. dysenteriae), B (S. flexneri), C (S. boydii) und D (S. sonnei, früher auch als E-Ruhr bezeichnet). In mittleren Breiten kommen als Ruhrerreger fast ausschließlich Shigella flexneri mit den verschiedenen Serotypen (Serovars) und die serologisch einheitliche Shigella sonnei in Betracht. Shigellen sind sowohl invasiv als auch enterotoxinbildend.
Infektionsquelle	Stuhl von Erkrankten und latent infizierten Menschen bzw. temporären Ausscheidern, kontaminierte Nahrungsmittel oder Wasser. Ruhr ist in den letzten 20 Jahren in Deutschland in über 50% nach Auslandsaufenthalt aufgetreten.
Übertragung	Schmutz- und Schmierinfektion. Fäzes, Finger, Fliegen und Nahrungsmittel. Bereits wenige 100 Keime führen zur Infektion.

Inkubationszeit	1-7 Tage.
Krankheitsbild	Wechselvoller Verlauf von symptomlos bleibender Infektion über leichte Darmverstimmung bis zum innerhalb von 24 h tödlichen Bild. Typischerweise: Akuter Beginn mit Übelkeit, Erbrechen, Durchfällen und kolikartigen Leibschmerzen. Bis zu 30 und mehr Entleerungen täglich, die unter heftigen Tenesmen abgesetzt werden. Die süßlich-fad riechenden Stühle sind wässerig, schleimig-blutig, später auch eitrig. Das Verhalten der Körpertemperatur ist uncharakteristisch. Der Allgemeinzustand ist durch schweres Krankheitsgefühl, Appetitmangel und großen Durst gekennzeichnet. Der Leib ist eingezogen und gespannt, der Kolonrahmen druckempfindlich. Die Milz ist nicht vergrößert. Durch starken Wasser- und Salzverlust kann ein choleriformes Bild mit Vasomotorenkollaps entstehen. Rektum und Sigmoid sind bei Ruhr am stärksten befallen, jedoch wird meist auch der übrige Dickdarm, zu 20-50% auch der Dünndarm ergriffen. Während bei leichteren Fällen die Zahl der Stuhlentleerungen innerhalb weniger Tage zurückgeht, halten bei mittelschwerem Verlauf die Krankheitserscheinungen 1-2 Wochen an.
Komplikationen	Darmperforation, Durchwanderungsperitonitis, Sekundärinfektionen (Otitis, Bronchopneumonie, Abszesse).
Nachkrankheiten	Achylie, Pankreashypocholie, Cholezystopathie, Ruhrrheumatismus, Reiter-Trias (Arthritis, Konjunktivitis, Urethritis).
▶ Diagnose	Kultur aus körperwarmem Stuhl oder Rektalabstrich. Bei Versand spezielles Transportmedium benutzen. Serologischer Nachweis unzuverlässig.
Differentialdiagnose	Salmonellosen, Infektionen durch enterotoxische E. coli, Yersinien, Campylobacter jejuni, Cl. perfringeus, St. aureus, B. cereus, Virusinfektionen, Colitis ulcerosa.

■ Therapie	Bettruhe, Schockbekämpfung, Spasmoanalgetika, Flüssigkeits- und Elektrolyttherapie (Elotrans Neu, Oralpädon). Antibiotisch möglichst nach Antibiogramm: Ampicillin: 3-4 g/Tag, Co-Trimoxazol (2mal tgl. 2 Tbl.) oder Tetrazyklin (1 g/Tag) für 5 Tage.
Prophylaxe	Isolierung der Kranken, Sanierung der Keimträger. Unterbindung der Übertragungswege. Bei Exponierten Chemoprophylaxe: Cotrimoxazol. Schutzimpfung mit Lebendimpfstoff im Versuch.
Meldepflicht	Bei Verdacht, Erkrankungs- und Todesfall sowie Ausscheidertum.

3.3 Cholera

Erreger	Vibrio cholerae einschließlich der „klassischen" und der El-Tor-Biovare mit den serologischen Varianten: Ogawa, Inaba, Hikojima. Choleraenterotoxin bewirkt über eine Aktivierung der membrangebundenen Adenylzyklase und die nachfolgende Erhöhung des intrazellulären Adenosinmonophosphats (cAMP) einen profusen Wasser- und Elektrolytverlust. Rezeptoren für das Toxin sind membranständige Ganglioside.
Infektionsquelle	Stuhl von Erkrankten und symptomfreien Keimträgern, kontaminiertes Wasser.
Übertragung	Schmutz- und Schmierinfektion und indirekt über verunreinigtes Trinkwasser oder Lebensmittel.
Inkubationszeit	1-5 Tage.
Krankheitsbild	Viele Fälle gehen nie über das Stadium der einfachen, kurzfristigen Diarrhö hinaus. Im typischen Fall beginnt die Erkrankung plötzlich mit reiswasserähnlichem Durchfall, Übelkeit und Erbrechen,

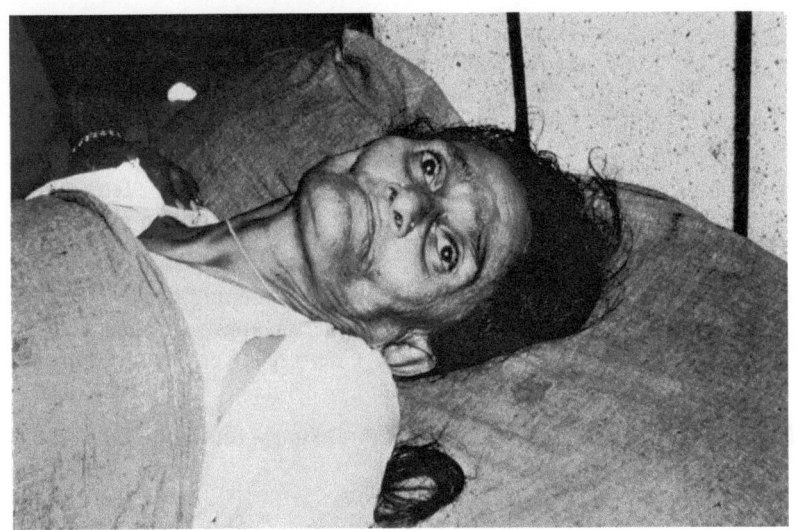

Abb. 9. Cholerakachexie einer 28jährigen: faltiges, eingefallenes Gesicht – Eindruck der Vergreisung

	oft kein Fieber. Der schwere Wasserverlust führt zu hochgradiger Austrocknung (Durst, Heiserkeit, Wadenkrämpfe, Facies hippocratica, Waschfrauenhände, s. Abb. 9). Während in vielen Fällen das Versagen des Kreislaufs in Verbindung mit Wasserverlust und Bluteindickung den Krankheitsverlauf bestimmt, kann in anderen Fällen das Versagen der Nierenfunktion im Vordergrund stehen.
Komplikationen	Bakterielle Sekundärinfektionen.
▶ Diagnose	Kultur aus Stuhl oder Erbrochenem. Bakterioskopischer Erregernachweis in Stuhlausstrichen (Dunkelfeld).
Differentialdiagnose	Salmonellosen, Shigellosen, Vergiftungen durch bakterielle oder andere Toxine. Infektion durch Campylobacter jejuni.
■ Therapie	Ausgleich von Flüssigkeitsverlust und Elektrolytverschiebung durch orale Zufuhr einer Zucker-Salz-Lösung: Auf 1 l Wasser 6 Teelöffel Traubenzucker

und je 1 Teelöffel Kochsalz und Bicarbonat oder Coca-Cola (entquirlt) mit Tee und Salzstangen. Die Flüssigkeit in kleinen Mengen verabreichen. Frühzeitig Nahrung anbieten. Nur in schweren Fällen parenterale Gabe von 1 l Wasser, 5 g NaCl, 4 g $NaHCO_3$, 1 g KCl. Antibiotikagabe (Tetrazyklin, Co-Trimoxazol) ist für den Verlauf von sekundärer Bedeutung.

Prophylaxe	Isolierung der Kranken, Sanierung der Keimträger, Unterbindung der Übertragungswege. Die Schutzimpfung verleiht einen relativen Schutz für ca. 6 Monate (s. S. 246).
Meldepflicht	Bei Verdachts-, Erkrankungs- und Todesfall.

3.4 Infektion durch Campylobacter

Erreger	Campylobacter (früher Vibrio fetus) jejuni. Daneben von geringerer Bedeutung die Spezies: C. pyloris, C. fetus, C. coli. C. jejuni ist invasiv und toxisch. Transitorische Bakteriämien sind häufig.
Infektionsquelle	Stuhl von Erkrankten und Keimträgern. Rohe Milch, Wasser, ungenügend erhitztes Geflügel (Putenbrust, Hühnerbein). 500 Keime genügen zu einer Infektion. In Großbritannien ist C. jejuni heute der häufigste durch Nahrungsmittel übertragene Erreger.
Übertragung	Durch infizierte Nahrungsmittel, Schmutz- und Schmierinfektionen.
Inkubationszeit	1–7 Tage.
Krankheitsbild	Unter allgemeinem Krankheitsgefühl, Kopfschmerzen, Schwindel, hohem Fieber kommt es zu „explosiven" Diarrhöen, kolikartigen Krämpfen und Erbrechen (25–50%). Die Stühle (bis 20/Tag) sind wäßrig, enthalten nach 1–2 Tagen Schleim, oft Blut

und polymorphkernige Leukozyten. Erregerausscheidung bei leichtem Verlauf wenige Tage, bei schwerem Verlauf 2-8 Wochen. Zuweilen ist besonders das Kolon befallen. Proktitis bei homosexuellen Männern. Asymptomatische Infektionen kommen vor.

Komplikationen	Sepsis, Abszeßbildung, Reiter-Syndrom, Erythema nodosum.
▶ Diagnose	Bakteriologische Stuhluntersuchungen unter Selektivbedingungen. Spezialnährböden. Anzüchtung bei 42 °C und 5% O_2, Blutkulturen, Untersuchung von Speiseresten.
Differentialdiagnose	Salmonellosen, Shigellosen, Yersiniosen, Rotavirusinfektionen, Colitis ulcerosa, M. Crohn.
■ Therapie	Wasser- und Salzsubstitution. Erythromycin, Tetrazyklin, Clindamycin, Gentamicin.

3.5 Virusenteritis

Erreger	1. *Rotaviren* (RNS-Viren: 68-75 nm): 3 Virusgruppen, mehrere Serotypen. Überwiegend bei Kleinkindern (4 Monate bis 2 Jahre), weltweit - in gemäßigtem Klima im Winter - sporadisch, en- und epidemisch auftretend. Gelegentlich auch bei Erwachsenen Krankheitserreger. 2. *Norwalk-Virus* (Parvovirus: 27-32 nm): weltweit sporadisch, en- und epidemisch - in gemäßigtem Klima bei Schulkindern und Erwachsenen, in der 3. Welt auch bei Kleinkindern - vorkommend. 3. *Seltenere virale Enteritiserreger:* Parvovirusähnliche Viren, Adenoviren, Astroviren, Corona- und Caliciviren.
Infektionsquelle	Stuhl, Erbrochenes erkrankter oder latent infizierter Personen. Kontaminierte Nahrungsmittel (Austern, Krabben).

Übertragung	Schmutz- und Schmier- sowie Tröpfcheninfektion.
Inkubationszeit	1–2 (5) Tage.
Krankheitsbild	**Rotavirusinfekt:** Wäßriger Durchfall (4- bis 15mal/Tag) mit Schleimbeimengungen (50%), Erbrechen (2- bis 20mal/Tag), mäßiges Fieber und rasche Dehydrierung. Gelegentlich Kopfschmerzen, Myalgien, Schnupfen und Halsröte, Reizbarkeit oder Lethargie. 30% der kindlichen Infektionen verlaufen asymptomatisch. Bei Erwachsenen ist dieser Prozentsatz höher, der Verlauf in der Regel leicht. Erregerausscheidung in den ersten 3 Tagen hoch, bis zum 10. Tag, selten länger. **Norwalk-Virusinfekt:** Akuter Beginn mit Übelkeit, Erbrechen, Bauchkrämpfen, Benommenheit. Durchfall und Fieber haben nur wenig mehr als ⅓ der Patienten. Die Krankheitsdauer ist kurz (12–24 (48) h). Erregerausscheidung knapp 2 Tage. Neben Infektionen durch E. coli sind Rotaviren die häufigsten Erreger der **Reisediarrhö.**
▶ Diagnose	Virusnachweis: Elektronenmikroskop. Antigennachweis: ELISA, Rotavirus-slide-Test mit monoklonalen Antikörpern, Zellkultur aus Stuhlproben. Serologisch: KBR, ELISA, Immunfluoreszenz. Norwalk- und verwandte Viren: Immunelektronenmikroskopie als Virus-, RIA als Antigennachweis.
Differentialdiagnose	Salmonellosen, Shigellosen, Infektionen mit enterotoxischen E. coli, Campylobacter u. a.
■ Therapie	Flüssigkeits- und Elektrolytersatz mit Zucker-Salz-Lösung (Coca-Cola entquirlt und Salzstangen), Oralpädon, Elotrans-Neu.
Prophylaxe	Schutzimpfung gegen Rotavirusinfektionen im Versuch.

3.6 Staphylokokkenenteritis

Man unterscheidet eine primäre und eine sekundäre Form der Staphylokokkenenteritis.

Ursache	der *primären* Form ist das Enterotoxin mancher Stämme des Staphylococcus aureus. Das Toxin wird auch durch 30minütiges Erhitzen auf 100 °C nicht zerstört.
Infektionsquelle	Mit staphylokokkenhaltigem Eiter verunreinigte Nahrungsmittel.
Übertragung	Genuß auch gekochter Speisen.
Erreger	der *sekundären* Form der Staphylokokkenenterokolitis sind enterotoxinbildende, hämolysierende Staphylokokken. Die sekundäre Form tritt unter oder nach antibiotischer Behandlung – und vor allem nach oraler Tetrazyklingabe – oft postoperativ auf. Die Keime sind gegen das Antibiotikum resistent und überwuchern die übrige zurückgedrängte Darmflora rasch.
Inkubationszeit	1–6 h für die Vergiftung bzw. 3–5 Tage nach Beginn der antibiotischen Behandlung.
Krankheitsbild	3 Verlaufsformen: 1. Durchfälle ohne toxische Allgemeinerscheinungen, 2. Durchfälle mit Intoxikation, 3. septischer Schock. Charakteristisch sind vermehrter Speichelfluß, Übelkeit, Leibschmerzen, profuse, wässerige Durchfälle und oft Erbrechen. Der große Flüssigkeitsverlust führt zum hypovolämischen Schock. Bei Intoxikation treten Blässe, Fieber, Tachykardie und Bewußtseinstrübung hinzu. Die Erkrankung kann in Stunden im irreversiblen Schock enden.
■ Diagnose	1. Klinisch. 2. Nachweis von Staphylococcus aureus in Stuhl-

	präparat sowie Abstrich und Kultur des angeschuldigten Nahrungsmittels.
Differentialdiagnose	Nahrungsmittelvergiftungen anderer Ätiologie. Enterocolitis pseudomembranacea durch Clostridium difficile, Lambliasis nach Rückkehr aus warmen Ländern und aus Rußland.
■ Therapie	Bei der primären Form: Schocktherapie, Korrektur des Flüssigkeits- und Elektrolythaushalts, **kein** Antibiotikum; bei der sekundären Form: dasselbe nach sofortigem Absetzen des ursächlichen Antibiotikums, Perenterol (Saccharomyces Boulardii) oder Lactulose (z. B. Bifiteral); außerdem Erythromycin (1–2 g/Tag) oder Staphylokokken-Penicilline, z. B. Dicloxacillin oder Flucloxacillin: Erwachsene und Schulkinder: 2–4 g/Tag; Kleinkinder: 1–2 g; Säuglinge: 0,5–1 g oral verteilt auf 4 (–6) Einzelgaben. Bei Clostridium-difficile-Infektion: Vancomycin oral: 4 mal 0,25–0,5 g für 10 Tage.

3.7 Clostridium-perfringens-Enteritis

Ursache	Enterotoxin von Cl. perfringens (häufigster Gasbranderreger).
Infektionsquelle	Fleisch und Geflügel, das nach dem Kochen unzureichend gekühlt wurde.
Übertragung	Ingestion.
Inkubationszeit	5–12 h.
Krankheitsbild	Kolikartige Bauchschmerzen, profuse Durchfälle.
▶ Diagnose	Kultur aus Stuhl, Erbrochenem, suspektem Nahrungsmittel, Enterotoxinnachweis.
Differentialdiagnose	Nahrungsmittelvergiftungen anderer Ätiologie.
■ Therapie	Schocktherapie. Flüssigkeitsersatz. Kein Antibiotikum.

3.8 Antibiotikainduzierte Enterokolitis

Ursache	Toxine A und B von Clostridium difficile.
Krankheitsbild	Während oder kurz nach einer Behandlung mit Tetrazyklin, Ampicillin, Clindamycin und anderen Breitspektrumantibiotika kann es zu schweren Durchfällen, Abgang pseudomembranöser Fibrinfetzen, krampfartigen Bauchschmerzen, Erbrechen, Fieber, Exsikkose und Schocksymptomen kommen.
▶ Diagnose	Klinisch. Im Stuhlausstrich massenhaft polymorphkernige Leukozyten. Erregeranzüchtung. Toxinnachweis in der Gewebekultur.
■ Therapie	Absetzen des ursächlichen Anbibiotikums, Wasser- und Salzersatz. Vancomycin peroral (0,25-0,5 g alle 4-6 h für 10 Tage), Metronidazol.

3.9 Bakterielle Nahrungsmittelvergiftung

Erreger	Uneinheitlich. Unter anderem Salmonellen, Campylobacter jejuni, Yersinia enterocolitica, Staph. aureus, Cl. perfringens, Bacillus cereus. Außerdem Vertreter der Klebsiella- oder Enterobactergruppe, Citrobacter, Serratia, Proteus, Pseudomonas, Aeromonas und „Nicht-Cholera-Vibrionen". Vibrio parahaemolyticus (halophil, *häufigster Nahrungsmittelvergifter in Japan,* häufig auch in Mittelmeerländern).
Infektionsquelle	Kontaminierte Nahrungsmittel, Wasser, Fliegen als Vektoren. Bei Campylobacter: Kontakt mit diarrhoischen Hunden und Katzen sowie Genuß von unpasteurisierter Milch.
Übertragung	Genuß verunreinigter Nahrungsmittel („Kühlschrankflora").

Inkubationszeit	1–5 Tage.
Krankheitsbild	Kolikartige Bauchschmerzen, Diarrhöen, Erbrechen, Dehydration, Kollaps. Die Pseudomonasinfektionen nehmen vor allem bei Säuglingen einen schweren Verlauf mit blutigen Stühlen, Erbrechen, Exsikkose.
▶ Diagnose	Erregerisolierung aus Stuhl, Erbrochenem und angeschuldigtem Nahrungsmittel.
Prophylaxe	Zubereitung der Speisen nicht zu früh vor dem Verzehr. Reste im Kühlschrank, nicht bei Zimmertemperatur aufbewahren. Gründliche Neuerhitzung. Vorsicht bei anderenorts zubereiteten, evtl. bereits infizierten Speisen. Vorsicht vor Kreuzkontamination. Sachgerechtes Auftauen.
■ Therapie	Normalisierung der Darmflora: Flüssigkeits- und Elektrolytersatz; Antibiose nur in Ausnahmefällen und dann nach Antibiogramm: Sisomycin, Cefuroxim, Tobramycin, Cefsulodin, Gyrasehemmer, Co-Trimoxazol und Azlocillin.

3.10 Escherichia-coli-Enteritis

Erreger	Enteropathogene, enterotoxinbildende oder invasive E. coli.
Infektionsquelle	Infizierte Personen oder Keimträger, Nahrungsmittel.
Übertragung	Fäkal-oral, bei Dyspepsie-Colienteritis: Schmierinfektion von Pflegepersonen zu Säugling oder Säugling zu Säugling, Wasser, kontaminierte Nahrungsmittel.
Inkubationszeit	2–4 Tage.
Krankheitsbild	Epidemisches Auftreten in Säuglingsheimen oder Kliniken. Colienteritis tritt hauptsächlich bei Säug-

lingen des 1. Trimenons in enterotoxischer, enzephalotoxischer und in invasiver (→Colimeningitis) Form auf. Frühgeborene und Neugeborene sind besonders empfänglich. Beginn mit verminderter Trinklust, Gewichtsabnahme, Erbrechen. Dann schleimige bis wässerige Stühle, Exsikkose, Kollaps. Bei den schwersten Verlaufsformen kommt es zu einer Durchwanderungs- oder Perforationsperitonitis.

Auch beim Erwachsenen kann es durch Infektion mit enteropathogenen Colistämmen entweder zu choleriformen oder zu dysenterischen Krankheitszuständen kommen. Die enterotoxinbildenden Colistämme sind in einem hohen Prozentsatz Ursache der **„Reisediarrhö"**. Neuerdings ist der verotoxinbildende E.coli 0157 H 7 als Ursache einer schweren hämorrhagischen Colitis identifiziert worden.

▶ Diagnose   Erregerisolierung und -typisierung.

Differentialdiagnose Andere infektiöse oder unspezifische Formen einer Gastroenterokolitis.

■ Therapie   Ersatz des Flüssigkeits- und Salzverlusts.
Kinder: Aufbau der Nahrung: Normalisierung der Darmflora. Antibiose nur bei systemischen Krankheitszeichen (Fieber: enteroinvasive Krankheitsform). Nach Antibiogramm: Co-Trimoxazol, Amoxicillin, Gentamicin, Cefotiam.

Prophylaxe   Erkrankte und verdächtige Kinder isolieren.
Keimträgersuche. Ausschluß von Keimträgern bei der Pflege von Kindern unter 2 Jahren. Strenge Hygiene.

Meldepflicht   Bei gehäuftem Auftreten in Kinderkliniken, Säuglingsheimen.

3.11 Yersiniose

Erreger	Yersinia enterocolitica mit zahlreichen Serotypen. Humanmedizinisch bedeutsam: 03, 09 und in USA 08. Seltener: Yersinia pseudotuberculosis mit verschiedenen O-Gruppen.
Infektionsquelle	Trotz der weiten Verbreitung dieser Erreger im Tierreich konnten Infektketten Tier – Mensch bisher nicht sicher belegt werden.
Übertragung	Alimentär, Schmutz- und Schmierinfektion.
Pathogenese	Nicht eindeutig geklärt. Die meisten Y.-enterocolitica-Stämme produzieren ein Enterotoxin. Über 30 °C wird dieses Gift jedoch nicht mehr gebildet. Da Y. enterocolitica in der Umwelt von Mensch und Tier (Schweine, Hunde, Katzen, Vögel) lange überlebt und sich bei 4 °C noch vermehren kann, besteht die Möglichkeit, daß das Gift in kontaminierten Nahrungsmitteln gebildet und präformiert aufgenommen wird.
Inkubation	3–10 Tage.
Krankheitsbild	Außer Enteritis und Enterokolitis können Yersinien hervorrufen: mesenteriale Lymphadenitis, Ileitis terminalis, Pseudoappendizitis und – bei Resistenzminderung und Eisenübersättigung – Sepsis. Alle Verlaufsformen können von Immunprozessen (Erythema nodosum, reaktive Arthritis, M. Reiter, Karditis u. a.) gefolgt oder begleitet sein (Tabelle 1). Die klinischen Symptome einer Enterokolitis durch Y. enterocolitica sind charakterisiert durch mäßiges Fieber (43%), kolikartige Bauchschmerzen (84%), Durchfall mit Blutbeimengungen (78%) sowie Erbrechen (8%). Meist ist die Krankheit selbstbegrenzt. Die Yersinia-Infektion kann jedoch einen chronischen Verlauf über Wochen und Monate nehmen.

Tabelle 1. Verläufe bei Infektionen mit Yersinia enterocolitica

Besonderheit	Verlauf
0–6 und > 30 Jahre	Enteritis, Enterokolitis
10–30 Jahre	Mesenteriale Lymphadenitis, terminale Ileitis, Pseudoappendizitis
25–35 Jahre HLA-B 27-Träger	Arthritis, Arthralgien, M. Reiter
< 40 Jahre, überwiegend Frauen	Erythema nodosum, Karditis, Glomerulonephritis
Immundefizienz Hypersiderose	Sepsis

Als auffälliger koloskopischer Befund finden sich vergrößerte Lymphfollikel mit hämorrhagischem Randsaum („follikuläre Pusteln"). *Lymphadenitis mesenterica* oder *Ileitis terminalis* verlaufen unter den Symptomen einer akuten Appendizitis mit kolikartigen Beschwerden im rechten Unterbauch, typischem Druckpunkt, Temperaturerhöhung, Senkungsbeschleunigung und Leukozytose. Der charakteristische histologische Befund ist eine abszedierende, lymphozytäre Lymphadenitis, die neben den Lymphdrüsen auch die Lymphfollikel des Dünndarms oder den lymphatischen Apparat des Wurmfortsatzes erfassen kann. Bei *Septikämie* kommt es zu Schüttelfrost, Hepatosplenomegalie sowie Leber-, Milz- und Lungenabszessen mit ernster Prognose.

Komplikationen	1–3 Wochen post infectionem, Auftreten von M. Reiter (Konjunktivitis, Urethritis, Arthritis, Karditis), Erythema nodosum, Mono- oder Polyarthritiden. Darminvagination.
Diagnose	Erregerisolierung aus Stuhl, Biopsiematerial, Blut bei 22–28 °C, evtl. nach Kaltanreicherung. Antikörpernachweis ab 3.–7. Krankheitstag. Titer ab 1:160

	sind beweisend. *Cave* Kreuzreaktion mit Brucellen und Salmonellen.
Differentialdiagnose	Shigellosen, Salmonellosen, Campylobakteriosen, M. Crohn.
Therapie	Doxycyclin, Co-Trimoxazol oder Gyrasehemmer nur bei septischen oder schweren enteritischen bzw. pseudoappendizitischen Verläufen.

3.12 Botulismus

Ursache	Neurotoxine A, B, E, seltener F von Clostridium botulinum. Anaerobe, sporenbildende, bewegliche, grampositive Stäbchen. „Tennisschlägerform". Die Sporen vertragen mehrstündiges Kochen. 7 toxinogene Typen.
Infektionsquelle	Nicht ordnungsgemäß konservierte, geräucherte oder eingedoste Fleisch-, Fisch- und Wurstwaren sowie Gemüsekonserven. Honig (bei Säuglingen). Erreger ist ubiquitär. Die Sporen gelangen über Staub oder Verschmutzung in die Nahrungsmittel.
Übertragung	Genuß von vorher nicht ausreichend erhitzter, toxinhaltiger Nahrung. Sehr selten Wundbotulismus.
Inkubationszeit	Sehr variabel, von 4-6 h bis zu 8 Tagen.
Krankheitsbild	Sehr variabel. Nur etwa ein Drittel der Patienten hat Erbrechen und Durchfall. Überwiegend beginnt die Erkrankung ohne gastroenteritische Symptome mit neurologischen Ausfällen: Schwindel, Ptosis, Augenmuskellähmungen, Akkommodationsparese. Hinzu kommen Schluckstörungen, Heiserkeit, Lähmungen der Atemmuskulatur, Versiegen der Tränen- und Speichelsekretion, Obstipation und Harnverhalten. Das Sensorium bleibt klar. Keine Sensibilitätsstörungen, keine Temperaturerhöhung.

Letalität: 15-30%. Tod durch Atemlähmung oder Lähmung des Vasomotorenzentrums.

Komplikationen	Aspirationspneumonie, Thrombosen.
▶ Diagnose	Verdächtige Nahrungsmittel toxikologisch und kulturell untersuchen. Toxinnachweis in Blut, Stuhl und Erbrochenem mittels Tierversuch.
Differentialdiagnose	Pilz-, Atropin-, Methylalkoholvergiftung, Polyneuritis, Enzephalitis, Basilaristhrombose, Myasthenia gravis.
■ Therapie	50000 E antitoxisches Botulismusserum i.m. alle 24 h, *Cave* Anaphylaxie: heterologes Antiserum vom Pferd. Magenspülung und Abführung mit $MgSO_4$. Bei Atemlähmung sind Intubation, Tracheotomie und künstliche Beatmung, evtl. Herzschrittmacher nötig. Personen, die durch Botulinustoxin verseuchte Nahrungsmittel genossen haben und noch keine Symptome zeigen, erhalten prophylaktisch Antitoxin nach vorheriger Testung auf Überempfindlichkeit, Magenspülung und danach Abführmittel.
Kontrolle	Erziehung zu verbesserten Konservierungsmethoden im Haushalt. Küchenhygiene. Kochen für 15 min vernichtet das Toxin. Die Verwendung eines Dampftopfes (ca. 105°) ist zur Abtötung von Cl.-botulinum-Sporen erforderlich.
Meldepflicht	Bei Verdacht, Erkrankung und Todesfall.

3.13 Virushepatitiden

Erreger	1. *Hepatitis-A-Virus* (HAV) = RNS-Virus: 27-32 nm. (Genus: Enterovirus, Familie: Picornaviren). *Ein antigener Typ.* 2. *Hepatitis-B-Virus* (HBV) = DNS-Virus: 42 nm (Hepadna-Virus-Gruppe). Komplettes Virion (Da-

ne-Partikel) mit 2 Antigenen: HB_cAg und HB_eAg und einer DNS-Polymerase umgeben von HB_sAg (Hepatitis-B-surface-Antigen). Das HB_sAg kommt als sphärisches und als stäbchenförmiges oder filamentöses Teilchen auch frei vor. Alle HBV-Stämme haben eine gemeinsame Antigenkomponente „a".
3. *Hepatitis-Delta-Virus* (HDV) = RNS-Virus: 36 nm, ein defektes Virus, dessen HDAg und RNS-Genom von einem HB_sAg-Mantel umgeben ist. HDV kann nur in Gegenwart von HB_sAg wirksam werden. Eine DV-Krankheit entsteht einmal durch Simultaninfektion mit HDV/HBV, zum anderen als Superinfektion eines HB_sAg-Trägers mit HDV.
4. *Non-A, Non-B-Hepatitis-Viren* (NANBHV). Zwei oder mehr, bisher nicht dargestellte, unterschiedliche Erreger.

Übertragung

HAV: Fäkal-orale (durch engen Kontakt, kontaminierte Nahrungsmittel, Wasser), selten parenterale Übertragung. Virus im Stuhl 3-10 Tage vor Krankheitsausbruch und 2-3 Wochen danach nachweisbar. Kurzdauernde Virämie. Keine Dauerausscheider.

HBV: Vornehmlich perkutan und parenteral (Übertragung durch Blut, Plasma, Fibrinogen, mittels unzureichend sterilisierter Nadeln, zahnärztliche Instrumente, Tätowierungs- und Akupunkturgeräte etc.), aber auch per os (Speichel, Geschlechtsverkehr) und perinatal. Vorkommen chronischer HB_sAg-Träger in Industrieländern < 5%, in China, Afrika, Ozeanien, mittlerer Osten und Südamerika: 5-20%.

HDV: Parenteral und durch engen persönlichen Kontakt (männliche Homosexuelle, i.v. Drogenabhängige, Hämophile). HDV tritt in gewissen Regionen gehäuft auf: Italien, Balkanländer, mittlerer Osten, Venezuela, Rußland.

NANBHV: Parenteral (*Posttransfusionshepatitis*: 80-90% aller Fälle), seltener von Mensch zu Mensch oder über kontaminiertes Wasser oral.

Inkubationszeit	Hepatitis A	10–50 Tage,
	Hepatitis B	45–120 Tage,
	Non-A-Non-B-Hepatitis	35–70 Tage.

Krankheitsbild Die akute Virushepatitis verläuft trotz der unterschiedlichen Erreger klinisch sehr ähnlich (s. Tabelle 2). Das *Prodromalstadium* (2–9 Tage) ist gekennzeichnet durch Fieber, Kopfschmerzen, Gelenk- und Muskelschmerzen, gelegentlich Lymphknotenschwellungen und Exantheme. Es folgen Übelkeit, Erbrechen, Völlegefühl, Appetitlosigkeit, Diarrhöen, Fettintoleranz. Das *Organstadium* beginnt mit Auftreten der Gelbsucht. Gleichzeitig klingen die Temperaturen ab. Der Urin verfärbt sich dunkel. Der Stuhl wird acholisch. Die Kopf-, Gelenk- und Muskelschmerzen gehen zurück, während Oberbauchbeschwerden noch einige Tage bestehen bleiben können. Die Leber ist vergrößert, ebenso fast stets die Milz. Bilirubinwerte über 15 mg% sprechen für einen schweren Verlauf. Nasen-, Zahnfleisch- und Hautblutungen sind prognostisch ungünstig.

Tabelle 2. Voraussichtlicher Krankheitsverlauf bei Infektion mit Hepatitis A- oder -B-Virus

Parameter	*Hepatitis A*	*Hepatitis B*
Keine Krankheit oder subklinisch	Kinder < 5 Jahre: 90–95% Erwachsene: 25–50%	60–70%
Ikterus	Kinder < 5 Jahre: 5–10% Erwachsene: 50–70%	25–35%
Ausheilung	99%	90%
Chronische Infektion	Fehlt	5–10%
Mortalitätsrate	0,1%	0,2–0,5%

| Besondere | 1. Anikterische Hepatitis ohne Hyperbilirubinämie. |
| Verlaufsformen | 2. Nekrotisierende Hepatitis mit ihren Folgen: Leberzerfallskoma, Leberzirrhose. |

Besondere Verlaufsformen

1. Anikterische Hepatitis ohne Hyperbilirubinämie.
2. Nekrotisierende Hepatitis mit ihren Folgen: Leberzerfallskoma, Leberzirrhose.
3. Cholostatische Hepatitis. Verzögerter Verlauf unter dem Bild eines Verschlußikterus, jedoch mit erhöhten Werten für Transaminasen und Eisen.
4. Rezidivierende Hepatitis

Dauer einer unkomplizierten Hepatitis: 2-6 Wochen. Keine chronischen Verläufe bei Hepatitis A. Ausheilung in 99%. Hepatitis B und NANB-Hepatitis verlaufen im allgemeinen schwerer und prognostisch ungünstiger als Hepatitis A (Abb. 10). Die akute Hepatitis B verläuft bei einer Doppelinfektion mit dem Delta-Virus meist schwer und fulminant.

Nach Hepatitis B entwickelt sich in ca. 6% eine chronisch-persistierende, in 3-4% eine chronisch-aktive (aggressive) Hepatitis. Die NANB-Hepatitis wird in einem hohen Prozentsatz (bis zu 50%) chronisch.

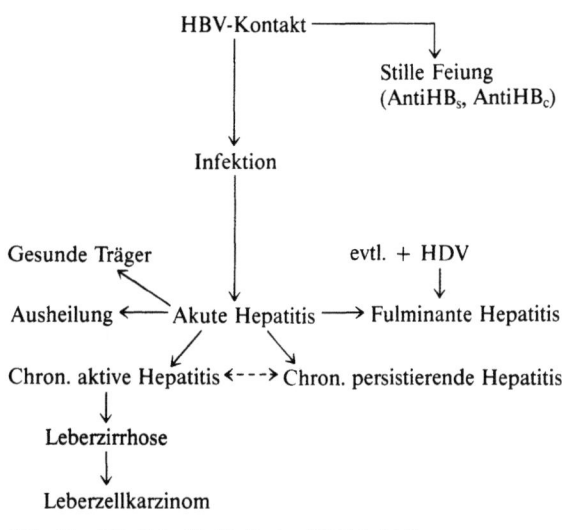

Abb. 10. Mögliche Verläufe der HBV-Infektion

Komplikationen	Letalität durch akute Leberdystrophie in 0,5%, Übergang in chronische Verlaufsform (nur bei Hepatitis B und Hepatitis NANB) wechselnd in 10-20%, in Leberzirrhose in ca. 5% der Fälle. Auf dem Boden einer chronischen Hepatitis mit oder ohne Zirrhose kann sich ein primäres Leberzellkarzinom entwickeln. Bei *Hepatitis in graviditate* können Fruchttod und Frühgeburt vorkommen. HB_s- und HB_eAg-positive Mütter infizieren zu 85% ihre Neugeborenen perinatal. Die Säuglinge werden 1-3 Monate post partum zu HBV-Trägern. Bei HB_sAg-positiven, jedoch Anti-HB_e-negativen Müttern erfolgt die Übertragung wesentlich seltener.
■ Diagnose	Klinisch. Im Blutbild: Leukopenie, relative Lymphozytose mit Monozyten. Im Serum: Hyperbilirubinämie. Erhöhung der Transaminasen (SGOT und SGPT), des Eisenwerts. Vermehrung der α- und γ-Globuline. Alkalische Phosphatase, LAP und γGT sind normal oder nur mäßig erhöht. Erniedrigung der Thromboplastinzeit. **Virologische Diagnose:** *Hepatitis A:* Virusnachweis im Stuhl (ELISA), Virusanzüchtung. Nachweis von Anti-HAV im Serum, zunächst als IgM (für 4-6 Monate), dann als IgG (lebenslang). *Hepatitis B:* Nachweis von HB_sAg und HB_eAg (in 70% der Fälle). Eventuell Nachweis von HBV-DNA (in 30% der Fälle positiv). Nachweis von AntiHB_c-IgM (hochtitrig). HB_sAg ist bereits 2-8 Wochen vor der manifesten Erkrankung bei noch normaler Transaminasenaktivität nachweisbar und verschwindet mit dem Abfall der Transaminasen. Eine Persistenz des HB_sAg über 12 Wochen hinaus weist auf eine chronische Erkrankung hin. Das gleiche gilt auch für das Weiterbestehen des HB_eAg, da dieser Marker die Virusreplikation anzeigt. In der Rekonvaleszenz der Hepatitis B Auftreten von Anti-HB_s, Anti-HB_e (als Beweis der Nichtinfektiosität) und Anti-HB_c (persistiert lebenslang). Gelegentlich ist vor Auftreten von AntiHB_s und Anti-HB_e und nach

Verschwinden von HB_sAg und HB_eAg ein hoher Titer von AntiHB$_c$-IgM alleiniger Hinweis auf eine Hepatitis B. Eine Persistenz von HBV-DNA über 8 Wochen nach Krankheitsbeginn bedeutet Chronizität.
Delta-Virus-Hepatitis: Nachweis des Antigens (HDAg) im Lebergewebe oder Serum. Nachweis des Antikörpers Anti-Hepatitis-Delta (Anti-HD) zunächst als IgM, später als IgG.
Hepatitis Non-A-Non-B: Die Diagnose ist eine Ausschlußdiagnose. Ist bei einer akuten Hepatitis weder Hepatitis A oder B noch eine Zytomegalie oder eine Epstein-Barr-Virus-Infektion nachzuweisen, liegt eine NANB-Hepatitis vor.

Differentialdiagnose Toxische Hepatitis, Verschlußikterus, Fettleber, Begleithepatitiden: Mononucleosis infectiosa, Zytomegalie, generalisierter Herpes simplex, hämorrhagische Fieber, Leptospirosen.

■ Therapie Bettruhe, kalorisch hochwertige, fettbeschränkte Diät. Alkoholabstinenz. Glukokortikoide nur bei Präkoma und schwerer, intrahepatischer Cholostase. Immunsuppressiva nur bei autoaggressiver Hepatitis.

Prophylaxe Isolierung der Kranken. Desinfektion der Ausscheidung. Einmalspritzen und -gerätschaften. Bei *Hepatitis A* wirkt γ-Globulin (0,1 ml/kg KG) verhütend bzw. mitigierend. Die passive Immunität hält etwa 12 Wochen an. Prophylaxe wichtig bei Kleinepidemien in Heimen, militärischen Einheiten etc. sowie bei Reisen in Endemiegebiete. Gegen *Hepatitis B* schützt ein spezielles HB-Immunglobulin (HBIG), falls es innerhalb von 6 h nach einer Infektion verabfolgt wird. Wichtig bei zufälligen Verletzungen mit Blut HB_sAg- und HB_eAg-positiver Erkrankter oder Träger, bei Dialysepatienten und -personal sowie bei Neugeborenen positiver Mütter, bei letzteren in Kombination mit aktiver Immunisierung als Simultanimpfung. Aktive Immunisierung gegen

	Hepatitis B mit hitze- und formalininaktiviertem HB$_s$Ag (s. S.240). Der Impfschutz persistiert für etwa 3-7 Jahre. Impfstoffe werden heute bevorzugt gentechnisch hergestellt. Weder für die Hepatitis Delta noch für die Hepatitis Non-A-Non-B gibt es bisher eine Immunprophylaxe.
Meldepflicht	Bei Erkrankungs- und Todesfall sowie als Berufskrankheit.

3.14 Cryptosporidiose

Erreger	Cryptosporidium ssp. Eine im Tierreich weitverbreitete, nicht wirtsspezifische Kokzidie.
Infektionsquelle	Tiere, insbesondere diarrhoischer Kot von Kälbern, infizierte Menschen
Übertragung	Orale Aufnahme von Oozysten. Der Parasit macht den Entwicklungszyklus der Sporozoen im Mikrovillussaum seines Wirtes durch. Beim Menschen siedelt er im Dünn- und/oder Dickdarm, gelegentlich auch in den Gallen- oder Bauchspeicheldrüsengängen.
Krankheitsbild	Cryptosporidiose tritt gehäuft bei immunsupprimierten und bei AIDS-Patienten auf. Hartnäckige, mit Darm-Krämpfen verbundene wäßrige Durchfälle, die - bei Immunschwäche - wochenlang anhalten können, Steatorrhö, Gewichtsverlust. In Kombination mit Toxoplasma- und Zytomegalovirusinfektion oft tödlicher Ausgang.
Diagnose	Erregernachweis in Stuhl oder Darmbioptaten.
Therapie	Spiramycin 4 g/Tag für 14 Tage. Ersatz von Wasser- und Salzverlust.

3.15 Sarcosporidiose

Erreger	Sarcocystis suihominis, ein Parasit des Menschen mit dem Schwein, Sarcocystis bovihominis mit dem Rind als Zwischenwirt. Weltweite Verbreitung (häufiger in den Tropen).
Infektionsquelle	Ungenügend erhitztes Schweine- bzw. Rindfleisch.
Übertragung	Alimentär (Mettwurst, Tatar, Steak medium). Im Darm des Menschen findet keine ungeschlechtliche Vermehrung (Schizogonie) statt, sondern nur die Bildung von Geschlechtszellen (Gamogonie) mit nachfolgender Befruchtung und Ausscheidung von Oozysten. In den Zwischenwirten kommt es zu mehrfachen Schizogoniezyklen und schließlicher Enzystierung in den Muskelzellen.
Inkubation	12–24 h.
Krankheitsbild	Nach Verzehr von stark infiziertem Schweine- oder Rindfleisch Auftreten von wäßrigen Durchfällen, die mehrere Tage anhalten und zu Exsikkose führen können.
Diagnose	Ab 5. Tag post infectionem Nachweis von Oozysten (20×15 µm) bzw. Sporozysten (14×8 µm) im Stuhl. Gelegentlich für mehrere Wochen nachweisbar.
Therapie	Falls nötig Wasser- und Elektrolytersatz.

4 Infektiöse Erkrankungen des Respirationstrakts

H. Lode

4.1 Akute Infektion des oberen Respirationstrakts
(Rhinitis, Pharyngitis)

Häufigkeit	Mitteilungen der WHO aus den Jahren 1978 und 1980 belaufen sich auf 2,2 Mio. Todesfälle pro Jahr durch akute Erkrankungen des Respirationstrakts. Für Entwicklungsländer in Afrika, Mittelamerika und Asien haben akute respiratorische Infektionen eine beträchtliche Bedeutung durch ihren hohen prozentualen Anteil (bis 14%) an der Gesamtletalität. Insbesondere bei Kleinkindern unter einem Jahr liegen die Mortalitätsquoten bis zu 200–1462 Todesfällen pro 100000 (z. B. Philippinen, Hongkong u.a.). Aus den westlichen Industrieländern ist bekannt, daß akute respiratorische Erkrankungen 25–50% aller ärztlichen Konsultationen ausmachen.
Erreger	95% sämtlicher akuter Infektionen des oberen Respirationstrakts werden durch nichtbakterielle Erreger verursacht. Die nachgewiesenen zahlreichen Virustypen haben dabei eine recht typische Assoziation zu bestimmten Altersgruppen (Abb. 11). Saisonale, soziale, Ernährungs-, Alters- und Geschlechtsfaktoren haben zusätzlich Einfluß auf Erkrankung und Letalität der viralen Infektion. Kühlere Jahreszeiten und feuchte klimatische Gegebenheiten disponieren zu Viruserkrankungen, ebenfalls Menschenansammlungen in beengten Wohnverhältnissen.

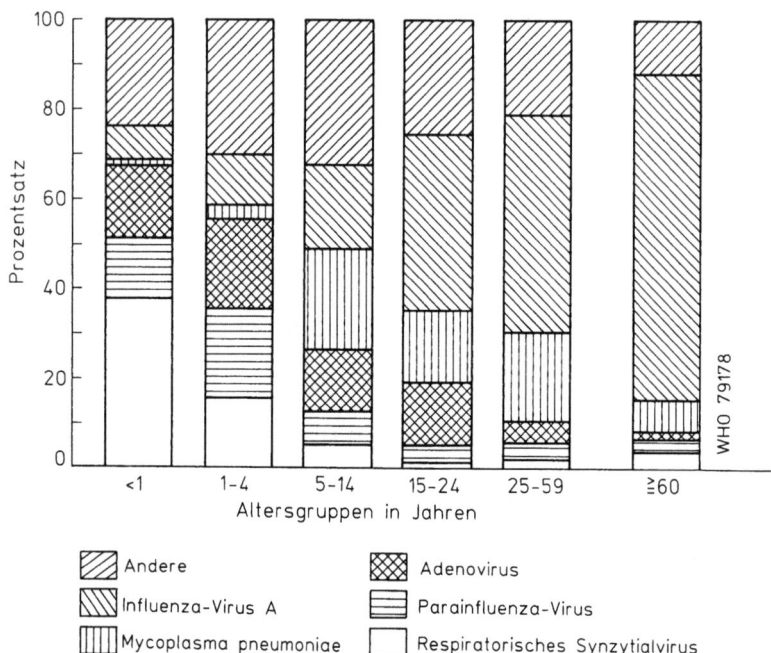

Abb. 11. Altersabhängigkeit der viralen Erreger von Atemwegsinfektionen (nach WHO 1980)

Infektionsquelle	Nasen-Rachen-Sekret von Virusträgern (Erkrankten und Rekonvaleszenten).
Übertragung	Tröpfcheninfektion.
Inkubationszeit	1–7 Tage.
Krankheitsbild	Relativ abrupter Krankheitsbeginn mit Frösteln, Niesen, Schnupfen, verstopfter Nase, Halsschmerzen, geröteten und juckenden Augen, Krankheitsgefühl häufig ohne Fieber („common cold"). Gelegentlich Myalgien, Zephalgien, Erbrechen und Durchfall; Schluckbeschwerden, Heiserkeit, Reizhusten, retrosternale Schmerzen, Luftnot und gelegentlich Fieber deuten auf Beteiligung des Pharynx, des Larynx, der Trachea und des Allgemeinorganismus hin.

Komplikationen	Normalerweise Verlauf mild und zeitlich begrenzt. Bei Säuglingen, Kleinkindern, alten Menschen oder immunsupprimierten Patienten kann es zu bakteriellen Superinfektionen insbesondere der Nasennebenhöhlen, des Mittelohrs, der Bronchien und der Lunge kommen. Als bakterieller Erreger kommt hier vermehrt *Staphylococcus aureus* in Betracht.
▶ Diagnose	Aufwendige diagnostische Laboruntersuchungen sind bei typischer Anamnese und klinischen Befunden nicht notwendig. In speziellen Fällen Virusisolierung aus dem Rachenspülwasser, aus Rachen-/Nasenabstrichen sowie durch Antikörperbestimmung im Serum.
Differentialdiagnose	Akute respiratorische Infektionen durch Mykoplasmen, Streptokokken, C. diphtheriae, Krankheitsbilder wie Mononukleose, Pertussis und Tuberkulose müssen abgegrenzt werden. Bei klinisch dominierender Konjunktivitis sollten Masern, Einschluß-Körperchenkonjunktivitis sowie Leptospirosen erwogen werden.
■ Therapie	Wegen des milden und zeitlich selbst begrenzten Verlaufes ist eine Therapie zumeist nicht notwendig und auch in den meisten Fällen nicht möglich. – Amantadin besitzt therapeutische Eigenschaften gegen Influenza-A-Viren, jedoch nicht gegen Influenza-B- und andere RNA-Viren. Unspezifische Behandlungsmaßnahmen mit abschwellenden Nasentropfen, Analgetika (Acetylsalicylsäure – nicht bei Kindern!), reichlich Flüssigkeit, gelegentlich bei quälendem Reizhusten Codeinderivate und körperliche Schonung können den Krankheitsverlauf erleichtern. Antibiotika sind nicht indiziert!

4.2 Laryngitis, Laryngotracheobronchitis (Krupp)

Erreger	Während die akute virale *Laryngitis* durch zahlreiche Viren ausgelöst werden kann, ist die Laryngotracheobronchitis als akuter viraler *Krupp* ein umschriebenes Krankheitssyndrom, welches vorwiegend bei Kindern im Alter zwischen wenigen Monaten und 3 Jahren auftritt. *Parainfluenzavirus Typ I* ist der häufigste Erreger des Krupp; Parainfluenzavirus Typ II und III sowie Influenza A sind ebenfalls relativ häufig nachweisbar; seltener sind RS-Viren, Influenza-B-Viren, Rhinoviren, Adenoviren, Enteroviren und Rötelnviren. Selten können auch Mykoplasmen eine Laryngotracheobronchitis verursachen.
Infektionsquelle	Nasen-/Rachensekrete von Erkrankten und Rekonvaleszenten; die hauptsächlichsten Ausbrüche des Krupp sind im Herbst zu verzeichnen, wenn Parainfluenza Typ I vorherrscht.
Übertragung	Tröpfcheninfektion.
Inkubationszeit	2-6 Tage. Üblicherweise geht ein Infekt der oberen Atemwege voraus, welcher verbunden ist mit einem bestimmten Husten in Form eines tiefen, breiten Tons sowie auch zumeist Fieber und Rhinitis. Heiserkeit bei der akuten viralen Laryngitis mit in einigen Fällen Verlust der Stimme. Krupp ist gekennzeichnet durch die Entwicklung eines inspiratorischen Stridors, der zumeist plötzlich in der Nacht auftritt und zur Ateminsuffizienz führen kann. Hohe Atemfrequenz und Einsatz der Atemhilfsmuskulatur, Verlängerung der Inspiration und auskultatorisches Giemen, Brummen sind Hinweise auf komplizierende Verläufe. Bei 80% der klinisch eingewiesenen Kinder besteht eine Hypoxie.
Komplikationen	Die Ateminsuffizienz und Hypoxie kann zu bedrohlichen Auswirkungen mit Notwendigkeit der Intubation bzw. der Tracheotomie führen.

▶ Diagnose	Die Diagnose wird anhand der charakteristischen klinischen Befunde gestellt und wird durch ein p.-a. *Röntgenbild* der Halsregion gesichert. Es wird die Einengung der Trachea im subglottischen Raum nachgewiesen. Anlage von Viruskulturen sichert den Erregernachweis.
Differentialdiagnose	Das Kruppsyndrom kann auch durch RS- und Influenzaviren sowie durch Mykoplasmen und sehr selten durch Haemophilus influenzae sowie Corynebacterium diphtheriae hervorgerufen werden.
■ Therapie	*Sauerstoffzufuhr* ist Grundlage der Behandlung. Die Inhalation eines β_2-Sympathomimetikums kann zur symptomatischen Besserung führen, dabei müssen jedoch Unverträglichkeitsreaktionen wie Tachykardien, Unruhe usw. berücksichtigt werden. Antibiotika sind nicht unbedingt indiziert, und der Einsatz von Steroiden ist umstritten. Letztere Substanzen sollten nur bei schwersten Obstruktionen versuchsweise eingesetzt werden, um die Intubation bzw. Tracheotomie zu vermeiden. Bei massiver Atemwegsobstruktion wird eine Beatmung zumindestens vorübergehend notwendig sein.

4.3 Epiglottitis

Erreger	Die Epiglottitis ist eine akute und schwere Entzündung des Kehlkopfes und des umgebenden Gewebes durch Haemophilus influenzae Typ B.
Infektionsquelle	Nasen-/Rachensekrete von Erkrankten und Rekonvaleszenten.
Übertragung	Tröpfcheninfektion.
Inkubationszeit	3–7 Tage.
Krankheitsbild	Epiglottitis ist gekennzeichnet durch ein Ödem und eine erhebliche entzündliche Rötung der Epiglottis und des weiteren umgebenden Gewebes. Dieses

ödematöse Gewebe wird während der Inspiration in den Larynx bewegt und kann daher zu erheblicher bis kompletter Obstruktion der Luftwege führen. Zusätzlich erschweren eine profuse Hypersekretion und die Exsudatbildung die Atmung. Der Beginn einer Epiglottitis ist charakteristischerweise sehr abrupt mit Halsschmerzen, Fieber und toxischem Allgemeinzustand. An Symptomen treten weiterhin auf: Luftnot und starke Atembehinderung mit Stridor. Typischerweise werden Kinder zwischen 3 und 7 Jahren befallen. Die erkrankten Kinder nehmen eine sitzende Position ein mit offenem Mund, heraushängender Zunge und Hypersalivation. Bei der Inspektion des Pharynx fallen das Ödem und die vermehrte Sekretion auf sowie in typischer Weise die hochrote Epiglottis. Auskultatorisch werden ein inspiratorischer Stridor und auch exspiratorische Rasselgeräusche hörbar.

▶ Diagnose Da dieses Krankheitsbild ein hochakuter medizinischer *Notfall* ist, sollte bei dem geringsten Verdacht eine stationäre Einweisung erfolgen. Dort sollte von erfahrenen Ärzten die Epiglottis inspiziert werden, wobei Intubationsbereitschaft bestehen muß. Im Blutbild besteht zumeist eine Vermehrung der Leukozyten über $15\,000/mm^3$ und/oder eine deutliche Linksverschiebung, Blutkulturen und bakteriologische Untersuchungen der respiratorischen Sekrete ergeben zumeist Haemophilus influenzae Typ B. Falls möglich kann in einem seitlichen *Halsröntgenbild* die Epiglottis als ein vergrößerter und abgerundeter Schatten nachgewiesen werden.

Differentialdiagnose Der viral bedingte Krupp kann durch den akuten Beginn mit schnellem toxischem Bild von der Epiglottitis abgegrenzt werden. Gelegentlich sind eine bakterielle Tracheitis oder andere Syndrome wie Diphtherie oder Fremdkörperaspiration zu erwägen.

■ Therapie	Bei bzw. nach Sicherung der Diagnose ist in den meisten Fällen eine nasotracheale Intubation über 1–3 Tage mit Beatmung notwendig. Bei einer antibiotischen Therapie muß berücksichtigt werden, daß 10–20% der Haemophilus-influenzae-B-Stämme ampicillinresistent sind. Empfohlen werden daher Aminobenzylpenicillin-Betalaktamaseinhibitor-Kombinationen (z. B. Augmentan, Sultamicillin), aber auch Chloramphenicol und neuere Cephalosporine wie Cefotiam, Cefuroxim, Cefotaxim oder Ceftriaxon. Kortikosteroide können kurzzeitig nach der Intubation zur Verhinderung des Ödems eingesetzt werden.
Prophylaxe	s. S. 239

4.4 Bronchiolitis

Erreger	Die Bronchiolitis ist ein Krankheitssyndrom, welches vorwiegend Kinder zwischen dem 1. und 2. Lebensjahr befällt und vorwiegend durch respiratorische Synzytialviren (RSV) ausgelöst wird.
Infektionsquelle	Sekrete der Atemwege.
Übertragung	Tröpfcheninfektion, direkter Kontakt.
Inkubationszeit	3–7 Tage.
Krankheitsbild	Nach einem mehrere Tage bestehenden typischen Infekt der oberen Luftwege entwickelt das Kind einen erheblichen bronchialen Hustenreiz, und es treten Luftnot und Giemen auf. Die Atemfrequenz steigt an, und als Folge der respiratorischen Obstruktion kommt es zur Retraktion der Interkostalmuskulatur. Bei Auskultation werden feuchte und trockene Rasselgeräusche sowie exspiratorisches Giemen nachgewiesen. Zynanose und Hypoxie können auftreten. In der röntgenologischen Untersuchung des Thorax kann eine deutliche

	Überblähung der Lunge mit oder ohne Infiltraten nachgewiesen werden.
▶ Diagnose	Die virale Diagnose kann kulturell in den respiratorischen Sekreten gesichert werden, klinisch sind die charakteristischen Befunde mit den akuten respiratorischen Symptomen (Giemen und Überblähung) bei Kindern im Alter bis zu 3 Jahren relativ typisch.
Differentialdiagnose	Hauptsächliche Differentialdiagnosen sind Asthma bronchiale, gastroösophageale Refluxsyndrome sowie Fremdkörperaspiration.
■ Therapie	Die *Sauerstoffversorgung* des Kindes sollte das Hauptanliegen der Behandlung sein. Antibiotika sind ohne Wert, gleichfalls Kortikosteroide. β_2-Sympathomimetika in Aerosolform können versucht werden, sie scheinen bei einem allerdings geringen Teil der Kinder wirksam zu sein. *Ribavirin* – ein neues antivirales Chemotherapeutikum – ist bei RS-Viren und Influenza-A- und B-Viren als Aerosol bei kontinuierlicher Anwendung offensichtlich spezifisch wirksam.

4.5 Influenza

Erreger	Die Influenza (Virusgrippe) ist eine relativ spezifische Erkrankung, welche durch Influenza-A-, -B- und -C-Viren ausgelöst wird. Influenza-C-Virus ist nur bei einer sehr geringen Anzahl von Erkältungskrankheiten ursächlich beteiligt und spielt kaum eine Rolle. Influenza A bildet immer neue Subtypen *(Antigenshift)*, die Virustypen A und B bieten graduelle Antigenveränderungen *(Antigendrift)*. Influenzaviren sind mittelgroße, RNA enthaltene Viren, deren Hülle bzw. Oberflächenantigene durch 2 Typen [*Hämagglutinine* (H) und *Neuraminidasen* (N)] gekennzeichnet sind.

Infektionsquelle	Sekrete aus den oberen Luftwegen infizierter Personen.
Übertragung	Durch direkte Kontakte, durch Tröpfcheninfektion. Die Influenzavirusinfektionen treten vorwiegend epidemisch auf. Sie dauern zumeist 5-6 Wochen und betreffen etwa 10-20% der Bevölkerung.
Inkubationszeit	1-3 Tage.
Krankheitsbild	Charakteristischerweise beginnt die Influenza recht plötzlich nach einer kurzen Inkubationszeit von 1-3 Tagen. Führende Symptome sind Fieber, Schüttelfrost, Kopfschmerzen, Myalgien, Krankheitsgefühl und Übelkeit. Besonders die Myalgien und Zephalgien sind sehr ausgeprägt. Respiratorische Symptome können mit trockenem Reizhusten und Rhinitis auftreten; Halsschmerzen, Heiserkeit und Verstopfung der Nase werden ebenfalls häufig gesehen. Augensymptome wie Photophobie, Tränenfluß, Brennen und Bewegungsschmerz der Augäpfel sind diagnostisch relativ beweisend. Substernale Schmerzen deuten auf eine Tracheitis hin, schmerzender unproduktiver Reizhusten ist häufig. Bei Kleinkindern können Fieberkrämpfe, Laryngitis (Krupp, inspiratorischer Stridor) oder Bronchiolitis (erschwerte Ausatmung, Tachypnoe, Nasenflügeln, Zyanose) das klinische Bild bestimmen. Relative Bradykardie bei manchen Patienten. Die akuten Symptome dauern in der Regel 3-6 Tage; Hustenreiz, Hinfälligkeit und Krankheitsgefühl können jedoch über 1-2 Wochen bestehen.
Komplikationen	Pulmonal können zwei hauptsächliche Komplikationen auftreten. Zum einen die *primäre Influenzaviruspneumonie,* die vermehrt bei Personen mit kardiovaskulären Grunderkrankungen oder bei Schwangeren auftritt. Häufiger ist die *sekundäre bakterielle Pneumonie,* die vorwiegend durch Staphylococcus aureus, Pneumokokken und Haemophilus influenzae verursacht wird. Nach Influenza-

B-Infektionen bei Patienten unter 16 Jahren kann vor allem bei vorangehender Therapie mit Aspirin oder anderen Salizylaten das sog. *Reye-Syndrom* auftreten, welches mit schweren hepatischen und ZNS-Komplikationen verlaufen kann. Letalität 20-40%!.
Myositis und Myoglobinurie kommen vor. Gefürchtet sind auch komplizierende Myo- oder Perikarditiden. Ein Guillain-Barré-Syndrom kann nach einer Influenza-A-Infektion auftreten und als weitere neurologische Komplikationen Enzephalopathien und Ataxien.

▶ Diagnose Bei bestehenden Epidemien ist das klinische Bild typisch. In Einzelfällen oder um eine Epidemie zu bestätigen, können kulturelle Virusanzüchtungen vorgenommen werden oder schnelldiagnostische Verfahren, z. B. mit Immunfluoreszenz-ELISA. Auch der serologische Nachweis von ansteigenden Antikörpertitern mittels Komplementbindung oder Hämagglutinationshemmung ist möglich.

Differentialdiagnose Influenzaähnliche Krankheitsbilder werden hervorgerufen durch andere Infektionserreger wie Parainfluenza, Coxsackie-, ECHO- und Adenoviren sowie auch durch RS-Viren und Mycoplasma pneumoniae.

■ Therapie Die symptomatische Therapie ähnelt der bei Rhinitis, Pharyngitis oder Tracheobronchitis. Bei Kindern sollten keine Salizylate oder Salizylatenthaltene Medikamente verordnet werden. Eine spezifische Therapie ist bei Influenza-A-Infektionen mit *Amantadin* möglich, welches zu schnellerer Entfieberung und Verminderung der systemischen und respiratorischen Symptome führt. Antibiotika sind nicht indiziert, sie können bei inadäquatem Einsatz durchaus zur Entwicklung von resistenten Keimen beitragen, aus denen sich komplizierende Pneumonien entwickeln können.

Prophylaxe Influenzaimpfungen (s. S. 243) in Form von Gesamtvirus, Spaltprodukten oder Oberflächenantigenen werden bei Kindern und Erwachsenen mit chronisch-kardiovaskulären oder pulmonalen Grunderkrankungen, bei Personen über 65 Jahre, bei anderen chronischen Stoffwechselerkrankungen sowie bei Medizinalpersonen mit intensivem Kontakt zu Risikopatienten empfohlen. Die Impfung muß jährlich wiederholt werden und sollte jeweils dem vorherrschenden Antigentyp angepaßt werden. Der optimale Vakzinationszeitpunkt liegt im Oktober. Die einzige Kontraindikation ist eine Allergie gegenüber Hühnereiern. Amantadin kann bei der Influenza A auch als Prävention eingesetzt werden.

4.6 Mykoplasmenpneumonie

Erreger	Mycoplasma pneumoniae ist zusammen mit Legionellen der häufigste Erreger der atypischen Pneumonie. Mykoplasmen sind die kleinsten Organismen (150-250 µm groß), die auf zellfreien Medien zu kultivieren sind. Sie enthalten sowohl DNA als auch RNA, eine feste Zellwand fehlt ihnen jedoch.
Infektionsquelle	Sekret der Atemwege von Erkrankten, Rekonvaleszenten und inapparent Infizierten.
Übertragung	Infektionen mit Mycoplasma pneumoniae erfolgen aerogen; häufig sind Gruppenerkrankungen in Familien, Schulen, Kasernen. Nur 3-10% der Infizierten entwickeln eine Pneumonie, die meisten Mykoplasmeninfektionen des Respirationstrakts verlaufen inapparent.
Inkubationszeit	1-3 Wochen.
Krankheitsbild	Bevorzugt befallen ist das *mittlere Lebensalter*. Charakteristischerweise besteht während des Prodromalstadiums ein quälender Reizhusten mit nur wenig, manchmal hämorrhagisch tingiertem Auswurf. Allgemeinsymptome sind vorwiegend Kopf-

und Muskelschmerzen, Temperaturanstieg sowie bei Kindern häufig eine *Myringitis* (Trommelfellentzündung). Oft fällt eine Bradykardie auf, gelegentlich auch ein mäßiger Meningismus. Auffällig ist die *Diskrepanz* zwischen dem spärlichen physikalischen Lungenbefund und den oft deutlichen interstitiellen Röntgenthoraxveränderungen. Pleurabeteiligungen sind eher selten und deuten auf andere ätiologische Möglichkeiten hin. Leukozytenzahlen in der Anfangsphase zunächst normal, später kann sich eine mäßige Linksverschiebung entwickeln.

Komplikationen	Zahlreiche Komplikationen sind möglich: Erythema nodosum, Stevens-Johnson-Syndrom, Reiter-Syndrom, Perikarditis, Myokarditis, Arthritis, Meningoenzephalitis, Polyradikulitis und hämolytische Anämien.
▶ Diagnose	Diagnostisch beweisend ist der Nachweis der Erreger in Sputum, Pleuraexsudat und Liquor, was jedoch mindestens 4–8 Tage dauert. Beweisend ist auch die Bestimmung von komplementbindenden Antikörpern der IgM-Klasse im Serum, die jedoch ihr Maximum erst in der 3. Krankheitswoche erreichen. Serumtiter von 1:320 und darüber sind erst diagnostisch verwertbar. Kälteagglutinine sind häufig positiv.
Differentialdiagnose	Erwogen werden müssen die anderen Erreger von atypischen Pneumonien wie Legionellen, Chlamydien und Q-Fieber-Rickettsien. Differentialdiagnostisch sind auch akute Pilzinfektionen und Tuberkulose in seltenen Fällen zu berücksichtigen.
■ Therapie	Tetrazykline (z. B. Doxycyclin 200–100 mg tgl.; Erythromycin oral 1–2 g tgl., Kinder 20–40 mg/kg KG tgl.). Therapiedauer mindestens 2, besser 3 Wochen.

4.7 Ornithose (Psittakose)

Erreger	Die Ornithose ist eine akute Infektionserkrankung durch Chlamydia psittaci. Chlamydien (s. S.119) sind obligate, intrazelluläre, gramnegative Parasiten. Sie weisen sowohl DNA wie RNA auf und haben eine dünne Zellwand, die in ihrem Aufbau der der gramnegativen Bakterien gleicht. Chlamydien durchlaufen bei ihrer Vermehrung innerhalb der Wirtszelle charakteristische Stadien vom Elementarkörperchen über die Großzelle zu neuen Elementarkörperchen. Das Genus Chlamydia unterteilt sich in 2 Spezies - Chlamydia psittaci und Chlamydia trachomatis.
Infektionsquelle	Zumeist infizierte Vögel, auch als Haustiere gehaltene Ziervögel. Diese brauchen keineswegs Krankheitssymptome aufzuweisen.
Übertragung	Mittels Tröpfcheninfektion erfolgt die Infektion von Tier zu Mensch über die Luftwege, selten durch einen Vogelbiß. Der Kontakt zu den infizierten Vögeln braucht nicht intensiv zu sein.
Krankheitsbild	Die Erkrankung beginnt häufig abrupt mit Schüttelfrost, hohem Fieber, Zephalgien, Übelkeit, Brechreiz, Lichtscheu, anhaltendem Hustenreiz und mäßig mukolentem, gelegentlich hämorrhagischem Auswurf. Manchmal kann der Beginn auch schleichend über 2-4 Tage mit zunehmendem Fieber und beträchtlichem Krankheitsgefühl ablaufen. Bei schweren Infektionen können Verwirrtheitszustände, Delirien, Stupor, Zyanose und Hypoxie auftreten. Klinisch stehen Fieber, relative Bradykardie, Hepatosplenomegalie und ein eher diskreter pulmonaler Befund mit vereinzelten fein klingenden Rasselgeräuschen sowie mäßig erhöhter Atemfrequenz im Vordergrund. Gelegentlich auch pleuritische oder perikarditische Symptome. *Röntgenologisch* im Bereich der Thoraxorgane vorwiegend interstitielle Infiltration, die im Vergleich zum phy-

	sikalischen und klinischen Befund deutlich ausgeprägter ist.
Komplikationen	Thrombophlebitis mit sekundären Lungenembolien, Myokarditis, Perikarditis, Enzephalomeningitis, bakterielle Superinfektionen.
▶ Diagnose	Gezielte Anamneseerhebung mit der Frage nach Vogelkontakten; Sicherung der Diagnose nur durch direkten Erregernachweis oder spezifische serologische Untersuchung mit Nachweis eines 4fachen Titeranstiegs von komplementbindenden Antikörpern bzw. noch spezifischer: Mikroimmunfluoreszenztest.
Differentialdiagnose	Im frühen Erkrankungsstadium müssen zahlreiche Viruserkrankungen, aber auch Typhus, Tuberkulose und Rickettsiosen erwogen werden. Die radiologische Differentialdiagnose bezieht sich vorwiegend auf Mykoplasmenpneumonien, Q-Fieber, Mykosen, Tuberkulose, sekundäre Veränderungen bei Bronchialkarzinom und bakterieller Pneumonie.
Therapie	Tetrazykline oder Erythromycin für mindestens 10–14 Tage.
Prophylaxe	Die prophylaktische Behandlung von Ziervögeln mit Antibiotika kann sanierend wirken.
Meldepflicht	Bei Verdacht, Erkrankungs- und Todesfall.

4.8 Q-Fieber (Queensland- oder Query-Fieber)

Erreger	Rickettsia burnetii (Coxiella burnetii). Rickettsien sind gramnegative, pleomorphe, intrazellulär gelegene Erreger, deren Wachstum an lebende Zellen gebunden ist (s. S. 140).
Infektionsquelle	Nager, Schafe, Ziegen und Rinder sowie Zecken sind die natürlichen Reservoire.
Übertragung	Die Inhalation von rickettsienhaltigem Staub aus getrockneten Ausscheidungen von Rindern, Scha-

	fen und Ziegen sowie der direkte Kontakt mit infizierten Tieren oder Tierkörpern, Zeckenbiß. Auch über Genuß von infizierter Milch.
Inkubationszeit	2-3 Wochen.
Krankheitsbild	Akuter Beginn mit Kopfschmerzen, Schüttelfrost, Fieber bis 40 °C und Muskelschmerzen. Um den 5. Tag treten Husten und Brustschmerzen hinzu. Häufig unauffälliger physikalischer Lungenbefund, radiologisch jedoch umschriebene oder mehrere Infiltrationen im Sinne einer interstitiellen Pneumonie. Häufig blutig tingiertes Sputum. Zumeist Leukopenie mit Linksverschiebung, relative Bradykardie. Kein Exanthem. Fieberdauer 4-14 Tage, in 20% anhaltendes Fieber von mehr als 4 Wochen.
Komplikationen	Etwa ⅓ der Patienten mit chronischem Verlauf zeigt Komplikationen wie granulomatöse Hepatitis ohne Pneumonie; seltene Komplikation sind Meningitis, Enzephalitis, Myokarditis, Endokarditis.
▶ Diagnose	1. Erregernachweis in Blut oder Urin über Gewebekultur oder Tierversuch. 2. Direkte Immunfluoreszenz aus bioptisch gewonnenen Organmaterialien. 3. Bestimmung komplementbindender und hämagglutinierender Antikörper.
Differentialdiagnose	Andere atypische Pneumonien, Influenza, Typhus abdominalis, Leptospirose.
■ Therapie	Tetrazykline bis 7 Tage über die Entfieberung hinaus. Alternativ Erythromycin. Bei massiven Zephalgien kann Lumbalpunktion mit vorsichtiger Druckentlastung Linderung verschaffen.
Prophylaxe	Eine *Vakzine* mit abgetöteten Rickettsien für beruflich besonders exponierte Personen ist erhältlich. Bester Schutz gegen Zecken und Milben ist das Tragen geeigneter Kleidung und undurchdringlichen Schuhwerks in endemischen Gebieten.
Meldepflicht	Bei Erkrankung und Tod.

4.9 Pertussis (Keuchhusten)

Erreger	Bordetella pertussis – ein relativ schwer nachweisbares, gramnegatives Stäbchen. Zwei weitere sehr seltene Erreger: Bordetella parapertussis und Bordetella bronchioseptica.
Infektionsquelle	Schleimhautsekrete infizierter Personen; höchste Bakterienausscheidung in den ersten 2 Krankheitswochen.
Übertragung	Tröpfcheninfektion ausschließlich von Mensch zu Mensch.
Inkubationszeit	7–21 Tage, meist unter 10 Tagen.
Krankheitsbild	Nach Exposition erkranken 70–80% der empfänglichen Personen. Unterteilung in 3 Stadien: **1. Stadium catarrhale** bzw. Prodromalstadium über 1–2 Wochen, beginnt wie ein banaler Infekt mit Rhinitis, Konjunktivitis und einem uncharakteristischen Husten sowie mäßigem Fieber. **2. Stadium convulsivum** zumeist ohne Fieber verlaufend mit den typischen stakkatoartigen Hustenanfällen, die nach einer tiefen Inspiration mit 15–20 Hustenstößen auftreten. Bei den Hustenanfällen verfärbt sich das Gesicht des Kindes erst rot, dann blau, um dann mit einer oft hörbaren tiefen Inspiration zu enden. Gelegentlich kommt es anschließend zum Erbrechen. Diese Hustenanfälle können bis zu 40mal täglich, insbesondere in der Nacht auftreten. Dauer des Konvulsivstadiums 3–6 Wochen; *normale BSG,* zumeist Leukozytose mit relativer Lymphozytose. **3. Stadium decrementi** mit Verminderung der Anfälle über weitere 2–4 Wochen.
Komplikationen	Bronchopneumonien, Atelektasen, eitrige Bronchitiden, konjunktivale Blutung. Eine sehr ernste Komplikation ist die Pertussisenzephalopathie, die

mit einer Letalität von 30% bzw. mit hirnorganischen Schäden belastet ist.

■ Therapie Allgemeinbehandlung mit Vermeidung von Hustenprovokationen; prophylaktisch und bei schwerem Verlauf im katarrhalischen Stadium können Antibiotika eingesetzt werden. Empfohlen werden Erythromycin, Ampicillin oder moderne Cephalosporine.

Prophylaxe Im Stadium catarrhale und bei Kontakt mit erkrankten Personen sollte für 10 Tage Erythromycin prophylaktisch verabreicht werden. Impfung s. S. 228.

Meldepflicht Im Todesfall.

4.10 Legionärskrankheit

Erreger Legionellen sind nachgewiesenermaßen die *zweithäufigsten* Erreger von ambulant erworbenen Pneumonien; die Erkrankung verläuft zumeist mit atypischen pneumonischen Symptomen. Im Genus Legionella sind 24 Spezies mit mehr als 30 Serotypen beschrieben worden. Legionellen sind aerobe gramnegative Stäbchen, die sich nur auf speziellen Nährböden anzüchten lassen. Der hauptsächlichste Erreger der Legionärskrankheit ist **Legionella pneumophila** mit bisher bekannten 11 Serotypen.

Infektionsquelle Abwässer, Klimaanlagen, Inhalationssysteme, Duschanlagen, zahnärztliche Wasserspülungen usw.

Übertragung Inhalation von keimhaltigen Tröpfchen bzw. Luft.

Inkubationszeit 5–14 Tage.

Krankheitsbild Bei Risikopatienten mit Immunschwäche, Dialyse, Alkoholismus, Rauchern, Männern über 60, bei chronischen Nieren- oder Herzinsuffizienzen, chronischen obstruktiven Lungenerkrankungen kommt es vermehrt zu Infektionen. Das *klinische Spektrum* ist relativ breit mit milden Infektionen der oberen Luftwege, aber auch mit mittelgradig bis schweren pneumonischen Manifestationen. Üblicherweise wenig produktiver Reizhusten, akuter Beginn mit Schüttelfrost und hohen Temperaturen; röntgenologisch sowohl lobäre bronchopneumonische wie auch diffuse Infiltration möglich. Nur in 20% Pleurabeteiligung, Nekrotisierung und Abszeßbildung ist möglich. Recht typisch auch *extrapulmonale Symptome* wie Diarrhöen oder Subileus, relative Bradykardie, Myalgien, Arthralgien sowie Verwirrtheit, Zephalgien und neurologische Herdsymptome. Klinisch-chemische Befunde mit zumeist nur mäßiger Leukozytose, wenig ausgeprägten pathologischen Leberfunktionswerten: Hyperphosphatämie, Proteinurie, Hämaturie.

Komplikationen	Schwer verlaufende progrediente Pneumonien mit Ateminsuffizienz, kardialer Dekompensation, Kreislaufversagen; akutes Nierenversagen, Lungenabszeß und Empyembildung.
▶ Diagnose	1. Direkte Immunfluoreszenz, Untersuchung von Sekreten wie Sputum, transtracheal gewonnenen Sekreten, bronchoskopische Lavage, Pleuraflüssigkeit und Lungengewebe. 2. Kulturelle Anzüchtung von Legionellen ist schwierig. 3. Nachweis von indirekten fluoreszierenden Antikörpern; untere Grenztiter 1:128 bis 1:256 oder 4facher Titeranstieg.
Differentialdiagnose	Sämtliche typischen und atypischen Pneumonien müssen berücksichtigt werden.
■ Therapie	Erythromycin in einer Dosis von 2-4 g tgl. i.v. oder oral, bei schweren Verläufen zusätzlich Rifampicin 600-800 mg tgl. Moderne 4-Chinolone sind ebenfalls wirksam.

4.11 Pneumocystis-carinii-Pneumonie

Erreger	Pneumocystis carinii ist ein sporozoenähnlicher Parasit, der im infizierten Gewebe als dickwandige Zyste mit einem Durchmesser von 4-6 µm identifiziert wurde. Innerhalb dieser Zyste sind bis zu 8 ovale Sporozoiten nachweisbar.
Infektionsquelle	In den frühen kindlichen Lebensjahren kommt es zu einer Besiedlung des Organismus mit Pneumocystis carinii. Dementsprechend ist die endogene opportunistische Infektion nach Manifestation eines kongenitalen oder auch erworbenen Immundefizits die übliche Form der Reaktivierung.
Übertragung	Eine Übertragung per Tröpfcheninfektion ist offensichtlich außerordentlich selten; eine Übertragung per Bluttransfusion ist nicht völlig ausgeschlossen.
Inkubationszeit	Diese ist nicht anzugeben, da die endogene Reaktivierung einer latenten Infektion die Regel ist.
Krankheitsbild	Pneumocystis-carinii-Pneumonien treten üblicherweise nur auf bei Neugeborenen mit Agammaglobulinämie, Kindern mit akuter Myelose, Erwachsenen mit M. Hodgkin, Patienten mit ausgeprägtem systemischem Lupus erythematodes, bei AIDS-Patienten (s. S. 130), bei Patienten unter einer Steroid- und zytotoxischen Behandlung. 50-70% der AIDS-Patienten erleiden eine Pneumocystis-carinii-Pneumonie, weshalb dieses Krankheitsbild in der letzten Zeit besonderes Interesse gefunden hat. - Die klinischen Symptome sind Dyspnoe, Tachypnoe und unproduktiver Hustenreiz. Die meisten der Patienten haben Fieber, eine erhöhte Atemfrequenz und röntgenologisch interstitielle, vorwiegend bilaterale Infiltrationen.
Komplikationen	Bei zu später Behandlung oder auch bei foudroyantem Verlauf kann es in bis zu 30% der Erstmanifestationen zu einem letalen Ausgang infolge Atemin-

suffizienz kommen. Pleurale Beteiligungen sind sehr selten.

▶ Diagnose Nachweis des Erregers in proviziertem Sputum, transtrachealem Aspirationsmaterial, fiberbronchoskopisch gewonnenem Bronchialsekret, perbronchialer Biopsie, bronchoalveolärer Lavage, perkutaner transthorakaler Nadelbiopsie oder in Bioptaten durch offene Lungenbiopsien sind möglich. Hilfreich sind darüber hinaus (auch zur Verlaufskontrolle) ein Galliumszintigramm der Lunge und die LDH-Bestimmung im Serum.

Differentialdiagnose Zytomegalieviruspneumonie, Nokardiose, Aspergillose, Zygomykose, Mykoplasmapneumonie, Viruspneumonien, bakterielle Pneumonien, tuberkulöse Infektionen, Medikamentenreaktionen, neoplastische Infiltrationen und Strahlenfolgen.

■ Therapie Co-Trimoxazol (=20 mg/kg KG Trimethoprim plus 100 mg/kg KG Sulfametoxazol tgl. unterteilt in 3 Applikationen); alternativ Pentamidin (4 mg/kg KG tgl. einmal i.m. oder als Infusion). Neuerdings auch die Kombination von Trimethoprim und Dapson.

Prophylaxe Bei Knochenmarktransplantationen zwischen dem 20. und 120. Tag nach dem Eingriff sowie auch nach abgelaufener Pneumocystispneumonie bei AIDS-Patienten wird eine Prophylaxe empfohlen. Diese kann mit Co-Trimoxazol in normaler Dosis, aber auch in der Kombination von Pyrimethamin und Sulfadoxin (Fansidar) vorgenommen werden.

5 Infektionen des Zentralnervensystems

H. Lode

5.1 Eitrige Meningitis

Erreger
Die Mehrzahl der Erkrankungen an bakterieller Meningitis im Kindes- und Erwachsenenalter werden durch Pneumokokken, Meningokokken und Haemophilus influenzae verursacht. Während im Früh- und Neugeborenenalter Enterobakterien wie E. coli, Klebsiella und Proteus-Spezies am häufigsten nachzuweisen sind, gibt es danach eine deutliche Altersverteilung der jeweiligen Erreger (Tabelle 3).
Bestimmte Infektionssituationen sind vermehrt mit spezifischen pathogenen Erregern verbunden. Ein Patient mit einem atrioventrikulären Shunt wird überzufällig häufig Infektionen durch Staphylococcus epidermidis (50-60%) und Staphylococcus aureus (25-35%) aufweisen. Beim immunsupprimierten Patienten kommen zahlreiche Erreger in

Tabelle 3. Häufigste Erreger der bakteriellen Meningitis (in %). (Nach Voris u. Roberts 1986)

Pat.-Alter	N. meningitidis	H. influenzae	Pneumokokken	Streptokokken	Gramneg. Bakterien	Staph. aureus
8 Wochen-5 Jahre	30	44	15	2	1	1
6-50 Jahre	35	9	35	3	6	5
>50 Jahre	5	2	57	6	9	8
Alle Altersgruppen	23	15	23-37	4	6	5

Betracht, darunter insbesondere Listerien, Pseudomonas aeruginosa, St. aureus, Pneumokokken, Enterobakterien. Bei rezidivierender Meningitis sollte immer an ein ZNS-Leck gedacht werden. Hierbei sind oft Pneumokokken oder Haemophilus influenzae nachzuweisen. Beim postoperativen neurochirurgischen Patienten sind neben Staphylokokken auch Enterobakterien und Pseudomonas aeruginosa vermehrt beteiligt.

Infektionsquellen	Bei Neugeborenen: Geburtswege, Atemwegs- oder Hautinfektionen von Mutter oder Pflegepersonal. Bei Meningokokken und Haemophilus influenzae gesunde Keimträger. Bei Pneumokokken und auch bei Haemophilus influenzae, häufig fortgeleitet über Sinusitiden oder Schädeltraumen, bei Pneumokokken auch hämatogen, z. B. para- oder postpneumonisch.
Inkubationszeit	Wechselnd, zwischen 2 und 8 Tagen.
Krankheitsbild	Die Mehrzahl der purulenten Meningitiden beginnt akut mit schwerem Krankheitsbild. Allerdings können bis zu einem Drittel der Patienten, insbesondere auch im Kindesalter, eine langsame Entwicklung der Symptome über 1-7 Tage mit zumeist vorangehenden Symptomen eines oberen respiratorischen Infekts aufweisen. In einer dritten Gruppe von Patienten (ca. 15%) können die meningealen Symptome sich 1-3 Wochen nach einem respiratorischen Infekt einstellen.

Neurologisch wird bei mehr als 80% der Patienten eine Nackensteifigkeit mit positiven Kernig- und Brudzinski-Zeichen registriert. Der Bewußtseinszustand der Patienten kann sehr unterschiedlich sein, von vollständiger, ungestörter Bewußtseinslage bis zum Koma. Petechien können bei zwei Drittel der Patienten mit Meningokokkenmeningitis erscheinen, sind jedoch nicht absolut spezifisch für die Meningokokkenätiologie. Andere Hautreaktionen wie Exantheme, basierend auf vaskulären Läsionen oder einer Purpura, können sich ebenfalls manifestieren. In der Regel haben die Patienten Fieber, Tachykardie und ein deutliches Krankheitsgefühl.

Komplikationen
Die *Letalität* der bakteriellen Meningitis im Säuglings- und Kleinkindesalter ist auch heute noch beträchtlich. Darüber hinaus sind *Defektheilungen* mit Ertaubung, Erblindung, Hydrozephalus, Debilität möglich.

▶ Diagnose
Eitriger Liquor mit hoher Zellzahl, mikroskopischem und kulturellem Erregernachweis.
Cave: Normale Liquorparameter bei einigen Meningitisfällen in der sehr frühen Phase. Eine sofortige *Lumbalpunktion* ist beim geringsten Meningitisverdacht notwendig. Auszuschließen sind vor der Punktion mögliche Gefährdungen durch eine Hernierung. Bei entsprechendem Verdacht sollten vor der Punktion eine Augenspiegelung, ein Computertomogramm vorgenommen werden. Andere relative Kontraindikationen sind Antikoagulanzienbehandlung, Thrombozytopenie, schwere Skoliose und eine kontaminierte oder infizierte Lumbalregion. 5-6 ml Lumballiquor sollten in jedem Fall entnommen und mikroskopisch mittels Gramfärbung untersucht werden. Weitere Untersuchungen sind kulturelle Bakterienanzüchtungen, Bestimmung der Gesamtzellzahl und deren zytologische Differenzierung, Bestimmung der Glukosekonzentration bei simultaner Messung der Blutglukose, Proteinkonzentration sowie auch spezifische Untersuchungen wie Gegenstrom-Immunelektrophorese zur frühen Diagnose von Pneumokokken, Haemophilus influenzae Typ B und Meningokokken, Laktatkonzentrationen sowie auch LDH-Spiegel.

Differentialdiagnose Siehe Tabelle 4.

■ Therapie
Unmittelbar nach Entnahme des Liquors zur Diagnostik wird mit einer hochdosierten intravenösen antibiotischen Therapie begonnen. Orientiert an

Tabelle 4. Liquorbefunde bei Meningitis. (Nach Voris u. Roberts 1986)

Labor-parameter	Bakterielle Meningitis	Virale Meningitis	Pilz-meningitis	Tbc-Meningitis	Hirn-abszeß
Zellzahl	↑↑ (>1000/3)	↑ (<1000/3)	↑ (<500/3)	↑ (<1000/3)	↑ (10-500/3)
Granulozyten	↑↑ (>60%)	↑ (10% der Pat.!)	Wenig	↑ (10-20% der Pat.!)	↑
Lymphozyten	↓	↑	↑	(↑)	∅
Erythrozyten	0	Variabel	0	0	Variabel
Glukose	↓ (<45)	Normal	Normal/(↓)	↓ (<45)	Normal/(↓)
Protein	↑ (>80)	Normal/(↑)	↑ (>60)	↑↑ (>100)	↑ (75% der Pat.)
Gram-präparat	+ (80%)	Negativ	Negativ	+ Säurefeste Stäbchen (80%)	+ (<10%)
Bakterien-kultur	+ (>90%)	Negativ	Negativ	+ Tbc-Bakt.	+ (10-20%)

dem vorherrschenden Erregermaterial in den unterschiedlichen Altersstufen und auch der spezifischen klinischen Situation sind differenzierte antibiotische Behandlungsregime notwendig. Bei Erwachsenen und Kindern über 5 Jahren werden in der Regel 3- bis 6mal 10 ME Penicillin G täglich über einzelne Kurzinfusionen verabreicht. Bei Kindern im Lebensalter zwischen 6 Wochen und 5 Jahren werden heute neuere Cephalosporine wie Cefotaxim oder Ceftriaxon empfohlen. Bei Neugeborenen mit Meningitis wird wegen der ätiologisch häufigen Enterobakterien und B-Streptokokken bis zum Eintreffen des exakten mikrobiologischen Befundes oft eine kombinierte Therapie mit modernen Cephalosporinen und Penicillin bzw. Ampicillin empfohlen. Bei Nachweis und kultureller Anzüchtung des Erregers gezielte Therapie auf der Basis seiner spezifischen Empfindlichkeit.

Die Revision einer womöglich bestehenden Sinusitis oder anderweitiger Infektionsquellen sollte vordringlich erfolgen. Bei einem bestehenden Shunt (ventrikuloatrial) muß die Shuntentfernung überlegt werden.

Die Dauer der antibiotischen Therapie orientiert sich am zugrundeliegenden Keim und liegt üblicherweise zwischen 10 und 14 Tagen, bei Staphylokokken bei mindestens 3 Wochen.

Eine sorgfältige *Allgemeinbehandlung* mit Flüssigkeitsersatz, Hirnödembekämpfung und Hautpflege, evtl. auch Intensivüberwachung muß im Einzelfall vorgenommen werden.

Prophylaxe

Bei einer Meningokokkenmeningitis sollten Kontaktpersonen im Haushalt des Patienten prophylaktisch über 2 Tage mit *Rifampicin* (600 mg 2mal tgl.) behandelt werden. Unter bestimmten Voraussetzungen sollten auch *Meningokokkenvakzinen* eingesetzt werden (s. S. 238). Auch bei Haemophilus-influenzae-Meningitiden wird bei Kindern unter 4 Jahren mit Patienten-Kontakt eine Prophylaxe über 4 Tage in einer Dosis von 10-20 mg/kg KG Rifampicin empfohlen.

Meldepflicht

Bei Erkrankung und Todesfall.

5.2 Leptospirosen

Erreger

Ein variabler Prozentsatz (9-68%) von Leptospiroseninfektionen betrifft auch das ZNS. Die pathogenen Leptospiren werden in 6 Serogruppen mit Untertypen eingeteilt. In Mitteleuropa und USA sind am häufigsten: *L. icterohaemorrhagica* **(Weil-Krankheit)**, *L. grippothyphosa* **(Feldfieber)**, *L. canicola* **(Stuttgarter Hundeseuche)** und *L. pomona* **(Schweinehüterkrankheit)**.

Infektionsquelle

Zumeist Tiere (Ratten, Mäuse, Hunde, Schweine, Rinder etc.).

Übertragung

Direkter Kontakt mit den Leptospirenkontaminierten Exkreten von infizierten Tieren.

Inkubationszeit

2-20 Tage.

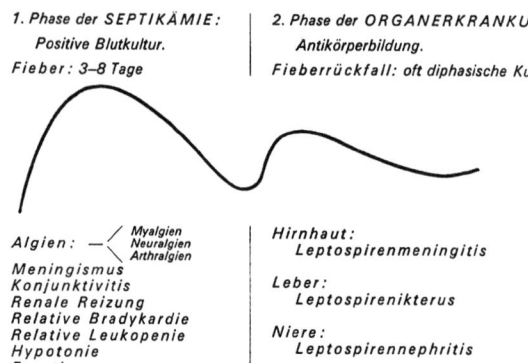

Abb. 12. Klinik der Leptospireninfektion

1. Phase der SEPTIKÄMIE: Positive Blutkultur. Fieber: 3–8 Tage	2. Phase der ORGANERKRANKUNG: Antikörperbildung. Fieberrückfall: oft diphasische Kurve
Algien: Myalgien, Neuralgien, Arthralgien Meningismus Konjunktivitis Renale Reizung Relative Bradykardie Relative Leukopenie Hypotonie Exantheme	Hirnhaut: Leptospirenmeningitis Leber: Leptospirenikterus Niere: Leptospirennephritis

Krankheitsbild — Das klinische Bild verläuft unterschiedlich (Abb. 12). Typischerweise sind die Leptospirosen hochfieberhafte, akute Krankheiten mit zweiphasischem Verlauf.
Charakteristische Symptome der ersten Phase sind akuter Beginn mit schwerem Krankheitsgefühl, Zephalgien, Myalgien, Konjunktivitis, Episkleritis, Meningismus, Nierenbeteiligung mit Proteinurie, Zylindrurie, Erythrozyturie, Hypertonie, Bradykardie, flüchtige Exanthemen. In der zweiten Phase kommt es zur Organmanifestation:
1. **Hepatitis** mit Ikterus (in erster Linie M. Weil, Stuttgarter Hundeseuche).
2. **Meningitis** (Feldfieber, Schweinehüterkrankheit).
3. **Nephritis** mit Oligo-/Anurie (M. Weil, Feldfieber).
Zu beachten ist, daß die einzelnen Erreger unterschiedliche Verläufe zeigen.

▶ Diagnose — Erregernachweis im Tierversuch oder auf geeigneten Nährböden. Serologisch Nachweis von agglutinierenden und lysierenden oder komplementbindenden Antikörpern.

Differentialdiagnose — Influenza, Hepatitis, Typhus, nichtbakterielle Meningitiden.

Komplikationen	Iridozyklitis, akutes Nierenversagen, schwere Hepatitis.
■ Therapie	Nur in den ersten Krankheitstagen ist mit einer antibiotischen Therapie, z.B. hochdosiertem Penicillin G oder Tetrazyklinen eine gezielte, erfolgreiche Behandlung möglich.
Prophylaxe	Ratten- und Mäusevernichtung, Schutzkleidung bei entsprechender Exposition, evtl. Impfung mit Totimpfstoff.
Meldepflicht	Bei Erkrankung und Todesfall.

5.3 Poliomyelitis

Erreger	Poliovirus (Enterovirus mit 3 Serotypen).
Infektionsquelle	Rachensekret (Frühstadium) und Stuhl infizierter Menschen (Ausscheidungsdauer 4 Wochen bis 5 Monate nach Krankheitsbeginn).
Übertragung	Schmutz- und Schmierinfektion: oral-fäkal. Im Frühstadium auch Tröpfcheninfektion.
Inkubationszeit	4-10 Tage.
Krankheitsbild	90% der Infektionen verlaufen klinisch inapparent. Kommt es zu Symptomen, so tritt die Infektion in 3 Formen in Erscheinung (Abb.13) als: **1. Leichte, unspezifische,** fieberhafte, 1-2 Tage dauernde Erkrankung mit Kopf- und Halsschmerzen, Verstopfung oder Durchfall („minor illness"). **2. Aseptische (aparalytische) Meningitis** mit Fieber, Pharyngitis, Tonsillitis, Kopfschmerz, Übelkeit, Erbrechen, Hyperästhesie, Dehnungsschmerz der großen Nervenstämme, Liquorveränderungen (erhöhter Eiweiß- und Zellgehalt). **3. Paralytische Poliomyelitis,** die myelitisch-spinal, bulbär-pontin oder enzephalitisch verlaufen kann.

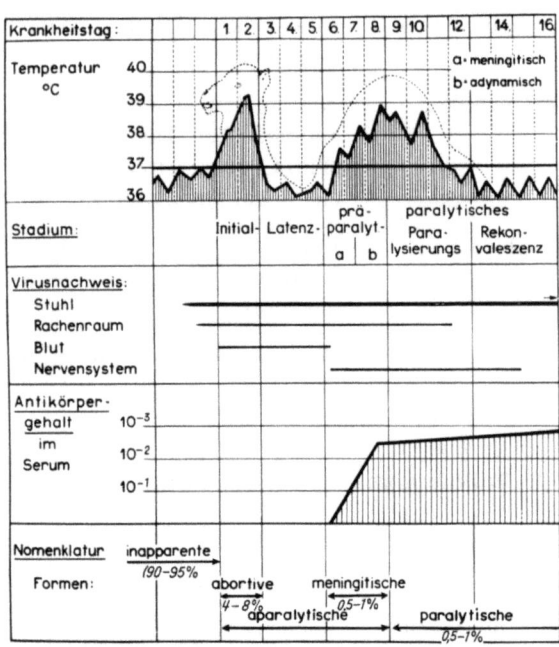

Abb. 13. Klinik der Poliomyelitis

Bei letzterer sind bevorzugt betroffen: Quadrizeps, Adduktoren, Iliopsoas und Deltoideus. Die bulbärpontine Form ist infolge Einbeziehung der Atmungs- und Kreislaufzentren für die meisten Todesfälle verantwortlich. Von den Hirnnerven sind vorwiegend betroffen: III, V, VI, VII. Auf enzephalitische Herde deuten Krämpfe, Tachykardie, Hyperpyrexie, Schweiße, Schlafstörungen, Bewußtseinstrübungen. Nach Entfieberung beginnt die Reparationsphase, die 1–2 Jahre dauert.

▶ Diagnose

1. Erregernachweis in Stuhl, Nasen-Rachen-Spülwasser, Blut, Liquor mittels Zellkulturen.
2. Liquorpleozytose (zwischen 50–600/3 Zellen, anfänglich leukozytär, später lymphozytär).
3. Serologischer Nachweis von neutralisierenden und komplementbindenden Antikörpern. IgM-Antikörper verschwinden 4–8 Wochen post infec-

tionem, IgG-Antikörper bleiben dagegen über Jahre nachweisbar.

Differentialdiagnose	Die aseptische Meningitis muß gegen Meningitiden anderer Ätiologie (s. Tabelle 4), die paralytische Polio, gegen Coxsackie-A- und ECHO-Virus-Infektionen sowie gegen Gelenk- und Knochenerkrankungen und Polyradikuloneuritis abgegrenzt werden.
Komplikationen	Atemlähmung, Atrophien, Kontrakturen, Wachstumsrückstände.
■ Therapie	Sorgfältige Pflege in Spezialabteilungen.
Prophylaxe	Schluckimpfung (s. S. 230) mit Lebendimpfstoff, der die 3 Serotypen enthält, 2mal im Abstand von 8 Wochen, die 3. Dosis nach einem Jahr. Polio ist in vielen Entwicklungsländern endemisch. Gefahr der Einschleppung.
Meldepflicht	Bei Verdacht, Erkrankung und Todesfall.

5.4 Coxsackie- und ECHO-Virus-Infektionen

Erreger	Coxsackie- und ECHO-Viren gehören in die Gruppe der Enteroviren und verursachen bis zu 70% der *nichtbakteriellen Meningitiden*. ZNS-Infektionen werden insbesondere von den Coxsackie-B-Typen 1-6, Coxsackie-A-Typen 1, 2, 4-11, 16-18, 22-24 sowie den ECHO-Virus-Typen 4, 6, 9, 11, 16 und 30 verursacht.
Infektionsquelle	Stuhl, Rachensekret infizierter oder erkrankter Personen.
Übertragung	Schmutz- und Schmierinfektion: fäkal-oral, Tröpfcheninfektion.
Inkubationszeit	2-14 Tage.

Krankheitsbild

1. **Coxsackie-A-Viren** verursachen folgende klinische Symptome:
a) *Herpangina* (Typ 2-8, 10): Unter Fieber, Hals-, Kopfschmerz und Myalgien Auftreten kleiner Bläschen mit einem roten Hof, die zu flachen Geschwüren werden, am häufigsten auf den Gaumenbögen, am Zäpfchen, auf den Tonsillen und der Zunge.
b) *Hand-Fuß-Mund-Exanthem* (Typ 5, 16): Bläschenbildung an Handtellern, Fußsohlen, Mund-, Lippen- und Genitalschleimhaut kombiniert mit Exanthem.
c) *Aseptische Meningitis:* Plötzlicher Beginn, Kopfschmerz, Übelkeit, Erbrechen, Nackensteife, gelegentlich Paralysen.
d) *Sommergrippe* (Typ 9, 16, 21, 24): Fieber, Kopfschmerz, Muskel- und Gliederschmerzen, katarrhalische Symptome.

2. **Coxsackie-B-Viren** verursachen folgende Symptome:
a) *Bornholm-Krankheit* (Pleurodynie; Typ 1, 5): Plötzlicher Beginn mit heftigsten Muskelschmerzen, bevorzugt im unteren lateralen Thoraxbereich, hohes Fieber, schubartiger Verlauf, keine katarrhalischen Erscheinungen.
b) *Aseptische Meningitis* (Meningitis myalgica; Typ 3-5): Kopfschmerzen, Nackensteife, meningeale Reizsymptome, selten Paralysen.
c) *Peri- und Myokarditis* (Typ 2-4): Fieber, Unwohlsein, Herzvergrößerung, Perikardreiben, -erguß, Überleitungsstörungen.
d) *Unspezifische fieberhafte Erkrankung* (Typ 1-3).

3. **ECHO-Viren** verursachen folgende Symptome:
a) *Unspezifische, fieberhafte Erkrankungen* mit oder ohne Exanthem.
b) *Aseptische Meningitis:* Kopfweh, Fieber, Nackensteife, lymphozytäre Pleozytose im Liquor.
c) *Gastroenteritis.*
d) *Poliomyelitisähnliche paralytische Erkrankungen.*

▶ Diagnose	Erregerisolierung aus Stuhl, Rachenabstrichen, Liquor in der Zellkultur oder auf Babymäusen. Serologischer Nachweis von komplementbindenden und neutralisierenden Antikörpern. Fluoreszenzantikörpertest.
Differentialdiagnose	Herpangina gegenüber Stomatitis herpetica, Coxsackie-Exantheme gegen Röteln, Exanthema subitum. Meningitis gegen Polio- und andere Virusmeningitiden (s. Tabelle 4). Pleurodynie gegen Pleuritis, abdominelle Prozesse, Lungeninfarkt, Herzinfarkt.
■ Therapie	Symptomatische Behandlung, antipyretisch, antiphlogistisch, analgetisch.
Prophylaxe	Nicht möglich.
Meldepflicht	Bei Meningitis im Erkrankungs- und Todesfall.

5.5 Parotitis epidemica (Mumps)

Erreger	Mumpsvirus (Paramyxovirus)
Infektionsquelle	Rachensekret, Urin, selten Stuhl, Muttermilch mumpsinfizierter Personen.
Übertragung	Tröpfchen- und Schmierinfektion.
Inkubationszeit	18–22 Tage.
Krankheitsbild	25% der Infektionen verlaufen inapparent. Krankheitsbeginn mit allgemeinem Krankheitsgefühl, Kopf-, Hals-, Nacken- und Ohrenschmerzen, subfebrile Temperaturen. Anschwellung der Ohrspeicheldrüse zunächst einseitig, in 80% später doppelseitig. Gelegentlich Abstehen des Ohrläppchens. Beteiligung anderer Speicheldrüsen. Nach der Pubertät in 10–40% Auftreten einer *Orchitis,* ein-, seltener doppelseitig. Seltene Manifestationen sind *Oophoritis,*

Mastitis, Thyreoiditis, Myokarditis. Etwas häufiger ist *Mumpspankreatitis* (Druckempfindlichkeit, Abdominalschmerzen, Erbrechen, α-Amylase-Erhöhungen). Folge hiervon kann ein Diabetes sein. Bei einem Teil der Erkrankten kommt es gleichzeitig oder isoliert zu *Mumpsmeningitis* oder *-encephalitis* (Kopfschmerzen, Erbrechen, Nackensteife, Bradykardie, Somnolenz, Lähmungen mit lymphozytärer Pleozytose mit 30–5000/3 Zellen).

▶ Diagnose
1. Klinisch.
2. Erregerisolierung aus Speichel, Mundabstrich, Urin, Liquor in Zellkultur. Antigennachweis.
3. Antikörpernachweis (KBR, ELISA).
4. Erhöhung der Blut- und Harnamylase.

Differentialdiagnose Eitrige Parotitis, Speichelstein, Parotistumor, Mumpsmeningitis: gegenüber anderen Virus- und abakteriellen Meningitiden.

■ Therapie Bettruhe, Mundpflege, warme Ölverbände, Antiphlogistika, Diamox.
Bei Orchitis und Enzephalitis: Kortikosteroide.

Prophylaxe Bei Schwangeren und zur Verhütung von Komplikationen (Orchitis, Pankreatitis) kann Mumps-Immunglobulin gegeben werden. Präexpositionell: Schutzimpfung mit Mumpslebendimpfstoff ab 15. Lebensmonat zusammen mit Masern- und Rötelnimpfung (s. S. 232).

Meldepflicht Bei Mumpsmeningitis im Erkrankungs- und Todesfall.

5.6 Arbovirusinfektionen („arthropod borne" = durch Arthropoden übertragene Virusinfektionen)

Erreger Arboviren bilden eine heterogene Gruppe, von denen etwa 250 beim Menschen Krankheiten verursachen können. Arboviren werden heute in 6 Familien aufgeteilt: Reo-, Toga-, Rhabdo-, Filo-, Bunya-, Arena-Viridae.

Infektionsquelle	Virusreservoir sind freilebende und Haustiere (Nagetiere, Insektenfresser, Wiederkäuer, Vögel). Das Virus wird durch Gliederfüßler (Mücken, Zecken, Milben) von Tier zu Tier und gelegentlich auch auf den Menschen übertragen.
Übertragung	Durch Arthropodenbiß oder -stich.
Inkubationszeit	14–21 Tage.
Krankheitsbild	Die Infektion des Menschen verläuft im allgemeinen subklinisch. Kommt es zu Erscheinungen, so handelt es sich meist um uncharakteristische fieberhafte Erkrankungen, die von Muskel- und Gelenkschmerzen begleitet sind (Tabelle 5). In Europa als *zentraleuropäische Enzephalitis* oder Zeckenenzephalitis **(Frühsommer-Meningoenzephalitis)** auftretend. In der ersten Krankheitsphase fieberhafter Infekt mit Kopf- und Gliederschmerzen. In der 2. Phase (bei ca. 10% der Infizierten): Meningismus, Schlafsucht, Bewußtseinstrübungen, Hirnnervenlähmungen, Krämpfe, Paresen der oberen Extremitäten.
Komplikationen	Bronchopneumonie, Blindheit, Taubheit, Wesensveränderung, Parkinsonismus.
Prophylaxe	Impfstoff zur aktiven Immunisierung (Immuno AG/Wien): 2 Injektionen im Abstand von 4 Wochen, Auffrischimpfung nach 1 Jahr verleiht Schutz für ca. 3 Jahre. Humanes FSME-Immunglobulin vor Exposition oder bis 3 Tage nach Zeckenbiß schützt für 8 Wochen (s. S. 237).
▶ Diagnose	Nachweis von IgM-Antikörpern.
■ Therapie	Symptomatisch.

Tabelle 5. Einige durch Arboviren hervorgerufene Krankheiten, Inkubationszeiten, Impfstoffe

Krankheit	Inkubations-zeit (Tage)	Impfstoffe
Chikungunya-Fieber	3-12	+ (+)
Europäische Frühsommer-Meningoenzephalitis (FSME)	4-6	+ Inaktivierter Impfstoff
Eastern equine encephalomyelitis	5-10	+ (+)1
Venezuelan equine encephalomyelitis	2	+ (01) Lebendimpfstoff
Western equine encephalomyelitis	5-10	+ (+)1
Dengue 1-4	5-7	+ (+)
Japan. Enzephalitis	4-14	+ Inaktivierter Impfstoff
St. Louis Enzephalitis	4-21	+ (+)
Gelbfieber	3-6	+ Lebendimpfstoff
Rift-Tal-Fieber	4-6	+ (01) Inaktivierter Impfstoff

(+) In Entwicklung.
1 Wird bei exponiertem Laborpersonal verwendet.
0 Modellimpfstoff steht zur Verfügung.

5.7 Tollwut (Rabies, Lyssa)

Erreger	Tollwutvirus (Rhabdovirus).
Infektionsquelle	Speichel tollwütiger, freilebender und Haustiere (Fuchs, Hund, Katze, Rind, Fledermaus etc.).
Übertragung	Biß, Belecken, Kratzwunden oder indirekt.
Inkubationszeit	Menschen 1-3 Monate und mehr; beim Tier 3-6 Wochen.
Krankheitsbild	Die Empfänglichkeit der Menschen für Tollwut ist nicht groß; sie schwankt nach Ort und Art der

Wunde sowie der Virusmenge. Nur 10-20% der Infizierten erkranken. Zum Initialstadium gehören Kopfschmerzen, Übelkeit, Erbrechen. Später treten Durst, Trockenheit der Mundhöhle, Schluckbeschwerden und „Hydrophobie" auf. Schlundkrämpfen und allgemeiner Agitation folgen Lähmungen und Tod bei klarem Bewußtsein.

▶ Diagnose Autoptischer Nachweis von Negri-Körperchen mittels Färbung oder Immunfluoreszenz, Korneatest. Virusnachweis aus Speichel, Harn, Liquor im Tierversuch. Serologischer Nachweis von Antikörpern.

Differentialdiagnose Tetanus, Virusenzephalitis anderer Ätiologie, Vergiftungen.

Komplikationen Aspirationspneumonie.

■ Therapie Sorgfältige Pflege.

Prophylaxe Bißwunde reinigen (Wasser, Seife, dann 40-70% Alkohol oder Jodtinktur). Gabe von humanem Antirabies-Immunserum lokal und i.m. (10 IE/kg KG s. S.286) sowie Beginn der aktiven Immunisierung mit auf humanen, diploiden Zellen gezüchtetem Impfstoff (6 Injektionen von je 1 ml HDC-Impfstoff an den Tagen 0-3-7-14-30-90) (s. S.235). Tollwutprophylaxe bei Hunden mittels inaktivierter Vakzine. Impfprophylaxe vor Exposition durch 3 Impfstoffgaben in einmonatlichem Abstand.

Meldepflicht Bei Verdacht, Erkrankungs- und Todesfall.

5.8 Zytomegalovirusinfektion

Erreger Das Zytomegalovirus (CMV) gehört zur Gruppe der Herpesviren und ähnelt dem Epstein-Barr-Virus.

Infektionsquelle	Blutprodukte von infizierten Menschen, oropharyngeale Sekrete, Urin. Reaktivierung latent im Körper vorhandener Viren.
Übertragung	Vorwiegend mittels Transfusion von Blutprodukten sowie auch im Rahmen von Organtransplantationen; diaplazentar; Schmier- und Tröpfcheninfektionen. Deutliche Zunahme der CMV-Infektionen bei Patienten mit gestörter zellulärer Immunität (Transplantationspatienten, AIDS, Tumorpatienten).
Inkubationszeit	3–5 Wochen.
Krankheitsbild	Die Mehrzahl der CMV-Infektionen bei Erwachsenen verläuft symptomlos. Die generalisierte Zytomegalie der *Neugeborenen* ist gekennzeichnet durch Hepatomegalie, Splenomegalie, Ikterus, Untergewicht, Lebensschwäche und diffuse Blutungen. Derartig schwere Erkrankungen kommen jedoch nur bei 1 auf 5000 Kinder vor, obwohl jedes 100. Neugeborene Zytomegaloviren im Urin ausscheidet. Jenseits der Neugeborenenperiode tritt die CMV-Infektion vorwiegend unter dem Bild einer Paul-Bunnell-negativen *Mononukleose* auf. Jedoch gibt es gewisse Unterschiede gegenüber der klassischen Mononukleose (s. S. 25); zumeist sind etwas ältere Erwachsene zwischen 25 und 35 Jahren befallen, die Patienten haben Fieber, Krankheitsgefühl, Hepatitis, Splenomegalie und eine Lymphozytose, seltener eine Pharyngitis und eine zervikale Adenopathie. Eine Enzephalomyelomeningitis, eine interstitielle Pneumonie, ungeklärtes anhaltendes Fieber können bei immunsupprimierten Patienten mit einer CMV-Infektion auftreten.
▶ Diagnose	1. Direkte Virusisolation und Anzüchtung aus Speichel oder Urin, aber auch aus Stuhl, Bronchialsekreten, Tränenflüssigkeit, Samenflüssigkeit, Blut. 2. Serologische Antikörpernachweise: komplementbindende Antikörper, Nachweis von IgM-Antikörpern mittels indirekter Immunfluoreszenzmethode.

Differentialdiagnose	Infektionen der Herpesvirusgruppe, Erythroblastose. Rejektionskrise nach Transplantation, Toxoplasmose. Die erworbene Form muß gegen andere Virusinfektionen, z. B. Hepatitis, Influenza und insbesondere infektiöse Mononukleose, abgegrenzt werden. Etwa 5-10% der Erkrankungen an Mononukleose werden durch eine CMV-Infektion verursacht.
Komplikationen	Hepatitis, ampicillininduzierte Hautexantheme, hämolytische Anämie, Thrombozytopenie, neurologische Syndrome einschließlich septischer Meningitis, Enzephalitis und Polyneuritis, interstitielle Pneumonie, Chorioretinitis.
■ Therapie	Neben notwendigen symptomatischen Maßnahmen sind erste Studien mit Aciclovirderivaten erfolgversprechend.
Prophylaxe	Immunseren mit umstrittener Schutzwirkung sind verfügbar; ein Lebendimpfstoff befindet sich zur Zeit in klinischer Prüfung (s. S. 238).

6 Zoonosen

H. Lode

(Krankheiten und Infektionen, die natürlicherweise zwischen Wirbeltieren und Menschen übertragen werden)

6.1 Brucellose (Malta-Fieber, undulierendes Fieber, M. Bang)

Erreger	Es existieren 4 verschiedene Bakterienspezies des Genus Brucella, die für den Menschen pathogen sind: 1. *Brucella melitensis* (Erregerreservoir: Ziegen und Schafe), 2. *Brucella abortus* (Erregerreservoir: Rinder), 3. *Brucella suis* (Erregerreservoir: Schweine), 4. *Brucella canis* (Erregerreservoir: Hunde). Die Bakterien sind kleine, unbewegliche nichtsporenbildende, gram-negative Stäbchen.
Infektionsquelle	Für den Menschen besteht die Hauptinfektionsquelle in unpasteurisierten, infizierten Milchprodukten und infiziertem Fleisch. Vaginalsekrete.
Übertragung	Die Übertragung von Tier zu Tier erfolgt venerisch. Eine Übertragung von Mensch zu Mensch ist kaum möglich. Die Infektion des Menschen durch infizierte Milchprodukte bzw. Fleisch erfolgt über die Haut, den Oropharynx, die Konjunktiven und die Atemwege.
Inkubationszeit	Zwischen 2-3 Wochen und Monaten.
Krankheitsbild	Man unterscheidet eine *inapparente* von einer *apparenten* Brucellose. Die letztere wird unterteilt in akute (1-3 Monate), subakute (2-12 Monate), rezidivierende (alle 2-3 Monate) und chronische (länger als 12 Monate dauernd) Formen (Tabelle 6).

Tabelle 6. Charakteristika der einzelnen Brucella-Spezies

	Mikrobiologie				H_2S-Produktion	Klin. Symptomatik
	Erreger-reservoir	10% CO_2-Zusatz	Wachstum in Gegenwart von Farbstoffen			
			Thionin	Fuscin		
B. abortus	Rind	+	−	+	2+	Sporadisch, häufig milde und selbstlimitierende Erkrankung
B. suis	Schwein Hase	−	+	−	3+	Eiternde Erkrankung mit der Tendenz, chronisch zu werden
B. melitensis	Schafe Ziegen	−	+	+	−	Schweres allgemeines Krankheitsbild mit vielen Komplikationen
B. canis	Hunde	−	+	−	2+	Wie B. abortus, ohne Komplikationen

Nach der Inokulation des Erregers breiten sich die Bakterien entlang der Lymphgefäße zu den regionären Lymphknoten aus und werden dann via Blutstrom vorzugsweise in Organe des retikuloendothelialen Systems wie Knochenmark, Leber und Milz verschleppt. Absiedlung in viszerale Organe, Niere, Knochen, Testes und Endokard sind ebenfalls möglich. Die Krankheit kann sowohl schleichend als auch akut beginnen. Häufig treten unspezifische Symptome wie undulierendes Fieber, Kopfschmerz, allgemeine Schwäche, Schweißausbrüche und Gewichtsverlust auf. An lokalisierten Befunden findet man Splenomegalie, Hepatomegalie, Orchitis und Mono- bzw. Oligoarthritis. Seltenere Komplikationen sind Endokarditis, neurologische Symptome, pulmonale Manifestationen, Hauterscheinungen, Affektionen des Auges sowie eine leichte Anämie. Endokarditis ist die häufigste Todesursache. Die typische Gewebereaktion besteht in der Ausbildung von nicht verkäsenden, nicht nekrotisierenden *Gra-*

Tabelle 7. Klinische Klassifikation der Brucellose beim Menschen

	Dauer der Symptomatik und Prodromalzeichen	Hauptsymptome	Serologie	Bemerkungen
Subklinisch		Klinisch stumm	IgG > IgM STA[a] niedrig	Schlachthausarbeiter, Farmer, Veterinärmediziner
Akut und subakut	2-3 Monate	Schwäche, Schweißausbrüche, Fieber, Arthralgien, Splenomegalie, Lymphadenopathie, Hepatomegalie	IgM > IgG > IgG STA[a] hoch > 1:160	Akute Bakteriämie häufig; z. T. selbstlimitierende Erkrankung
Rezidivierend	2-3 Monate bis 1 Jahr	Ähnlich wie akute Form, aber oft höheres Fieber Schwäche, Schweißausbrüche	IgM, IgG STA[a] pos.	3-10 Monate nach der akuten Erkrankung
Chronisch	> 1 Jahr	Relativ asymptomatisch; häufig leichtes Fieber und neuropsychiatrische Manifestationen	IgG, IgA > IgM (niedrig/nicht nachweisbar) STA[a] niedrig/nicht nachweisbar	Lokalisierte Komplikationen

[a] Standard tube agglutination titer

nulomen. Die unterschiedliche Symptomatik der einzelnen Brucelloseformen zeigt Tabelle 7. Unspezifische Symptome wie allgemeine Schwäche, Müdigkeit, Depression, unbestimmte Schmerzen und undulierendes Fieber kennzeichnen das Bild der chronischen Brucellose.

▶ Diagnose Anamnese.
Kultureller Nachweis aus Blut, Urin, Punktaten. Standardagglutinationstest (4facher Titeranstieg bzw. >160), (2ME) Test, RIA, ELISA.

Differentialdiagnose Influenza, Tuberkulose, Typhus, systemischer LE, Toxoplasmose, Mononukleose, Virushepatitis, rheumatisches Fieber, Yersiniose u.a.

■ Therapie Kombination aus Tetrazyklin 2 g/Tag für 6 Wochen und Streptomycin 1 g i.m. für 2 Wochen. Rifampicin.

Prophylaxe Pasteurisierung von Milchprodukten, Vakzination bzw. Schlachten infizierter Tiere. Vorsichtsmaßnahmen bei Risikogruppen wie Schlachthausarbeitern und Veterinären.

6.2 Tularämie (Hasenpest)

Erreger Francisella (früher Pasteurella) tularensis ist ein kleines, polymorphes, unbewegliches, schwach anfärbbares, gramnegatives Stäbchen. Man unterscheidet A- und B-Typ.

Epidemiologie 1981 wurden in den USA 286 Fälle registriert.

Infektionsquelle Infizierte Tiere (hauptsächlich Kaninchen).

Übertragung Durch direkten Kontakt mit infizierten Tieren oder Insekten (hauptsächlich Zecken), welche als Vektoren dienen, wird die Infektion auf den Menschen übertragen. Eintrittspforte sind dabei in erster Linie die Haut, Konjunktiven, Luftwege und der Verdauungstrakt.

Inkubationszeit	3-5 Tage.
Krankheitsbild	Man findet lokalisierte und invasive Verlaufsformen. Die *lokalisierten Formen* werden unterteilt in: **1. Ulzeroglanduläre Form** (70-80%): An der Eintrittsstelle entsteht eine schmerzlose leicht juckende Papel, die nach 2-3 Tagen ulzerös zerfällt. Es folgen eine schmerzhafte Lymphadenopathie und Fieber. Gelegentlich kommt es zu Abszedierungen und Spontanrupturen. Eine generalisierte Lymphadenopathie ist möglich. **2. Okuloglanduläre Form:** Kennzeichnend sind Augenschmerzen, Schwellung, Photophobie und Hornhautulzerationen. **3. Gastrointestinale Tularämie:** Die Patienten leiden an Fieber, Diarrhö, Nausea, Erbrechen, Bauchschmerzen, mesenterialer Lymphadenopathie und evtl. Blutungen. Die *invasiven Formen* gehen mit hohem Fieber, generalisierter Lymphadenopathie, Hepatosplenomegalie und toxischem Zustandsbild einher. Ihnen werden die typhoide, kryptogene und pulmonale Verlaufsform zugerechnet.
▶ Diagnose	Kultureller Nachweis ist möglich, wird aber aufgrund hoher Infektiosität nicht durchgeführt. Methode der Wahl ist der Tularämieagglutinationstest. Die agglutinierenden Antikörper treten nach der 1. Krankheitswoche auf. Es gibt Kreuzreaktionen mit Brucella und Proteus.
Differentialdiagnose	Lymphadenopathien anderer Genese, infektiöse Mononukleose, Toxoplasmose, Katzenkratzkrankheit, Lymphogranuloma venereum.
■ Therapie	Streptomycin 1 g/Tag i.m., über 7-14 Tage, mindestens aber 5-7 Tage über die Entfieberung hinaus.
Prophylaxe	Impfung von Laborpersonal und anderen gefährdeten Personen.
Prognose	Bei adäquater Therapie gut.

6.3 Pest

Erreger	Yersinia pestis ist ein gramnegatives, unbewegliches, nichtsporenbildendes Bakterium, welches aerob und anaerob wächst.
Infektionsquelle	Wild lebende Nagetiere.
Übertragung	Überträger der Beulenpest sind hauptsächlich die Rattenflöhe (selten Zecken, Läuse, Wanzen). Die Lungenpest wird von Mensch zu Mensch per Tröpfcheninfektion übertragen.
Inkubationszeit	2-4 Tage.
Krankheitsbild	Die Erreger breiten sich über die Lymphknoten und die Blutbahn im ganzen Körper aus. Bei der bubonischen Form kommt es zu Fieberanstieg mit Schüttelfrösten, Tachykardie, Kopfschmerzen, Erbrechen und Delirium. Die infizierten Lymphknoten sind schmerzhaft und entwickeln sich zur sog. *Pestbeule,* derben verbackenen Lymphknotengruppen mit hämorrhagischem Ödem. Es kann zu Vereiterung und spontanem Durchbruch kommen. Eine ausgeprägte Neigung zu Blutungen und „disseminated intravascular coagulation" wahrscheinlich durch Pesttoxine, besteht. Die Entwicklung einer *sekundären Pneumonie* führt zu einem fulminanten hochinfektiösen Krankheitsbild. Diese kann Ausgangspunkt zur Infektion anderer Personen werden, die daraufhin eine sog. primäre Pestpneumonie entwickeln.
▶ Diagnose	Erregernachweis in Bubonenexsudat, Blut und Sputum durch Ausstrich, Kultur und Tierversuch, Färbung mit fluoreszierenden Antiseren, Phagenlysetest. Nachweis spezifischer Antikörper durch Komplementbindung. Immunelektrophoretische Agargelpräzipitation. Agglutination.

Differentialdiagnose	Typhus, Fleckfieber, Malaria, Tularämie, Lues, Lymphogranuloma venereum, andere gramnegative Pneumonien.
■ Therapie	Streptomycin während der ersten 48 h 0,5 g alle 4 h i.m., dann alle 6 h über 7-10 Tage Tetrazyklin, zu Beginn 2-3 g tgl. i.v., später 2 g p.o.
Prophylaxe	Impfung von exponierten Personen.
Prognose	Unbehandelt beträgt die Mortalität 50-80%, bei Behandelten nur 5-10%.

6.4 Listeriose

Erreger	Listeria monocytogenes ist ein grampositives, nicht säurefestes, mikroaerophiles, bewegliches, kurzes Stäbchen ohne Sporenbildung und ohne Kapsel. Mehrere Serotypen sind differenzierbar, am wichtigsten sind 1a, 1b und 4b.
Infektionsquelle	Der Erreger ist unter Tieren weit verbreitet. Außerdem findet man ihn in Silofutter, Abwässern und Erden.
Übertragung	Eine diaplazentare Übertragung ist nachgewiesen. Die Übertragung durch infizierte Sekrete von Tieren, infiziertes Fleisch/Milch oder durch direkten Kontakt mit erkrankten Tieren ist ebenfalls beschrieben. In vielen Fällen bleibt die Art der Übertragung unklar.
Krankheitsbild	Die Listeriose tritt unter verschiedenen Bildern auf. Die Infektion der *schwangeren Frau* verläuft asymptomatisch. Fieber, Unwohlsein, Schüttelfrost, Diarrhö und Rückenschmerzen können jedoch eintreten. Die Krankheit ist selbstlimitierend. Die *diaplazentare Infektion* des Fetus führt zur sog. *Granulomatosis infantiseptica*. Abort, Frühgeburt oder multiple Abszesse in Leber, Milz, Lunge,

Tabelle 8. Einteilung der Infektionen durch Listeria monocytogenes

Art der Infektion	Krankheitsbild und Erkrankte
1. Infektion in der Schwangerschaft	Schwangere Frauen; milde, fieberhafte Infektion
2. Granulomatosis infantiseptica	Neugeborene; diaplazentare Infektion, frühe schwere Erkrankung
3. Sepsis	Neugeborene oder Erwachsene; leichte bis schwere Erkrankung
4. Meningoenzephalitis	Neugeborene oder Erwachsene, leichte bis schwere Erkrankung
5. Fokale Infektion	Kinder oder Erwachsene; direkter Kontakt oder über Bakteriämie

Niere und Gehirn sind die Regel. Beim *Neugeborenen und Erwachsenen* (häufig unter Immunsuppression) kann es zum unklaren Sepsisbild kommen. In der späten Neugeborenenphase kann es zur Meningoenzephalitis kommen. Sie ist ebenfalls bei Patienten unter Immunsuppression möglich und stellt die häufigste Form der Listeriose dar. Lokalisierte (seltene) Infektionen sind: Endokarditis, Augeninfektionen, Dermatitis und Infekte von Höhlen bzw. Abszessen. Eine Zusammenfassung zeigt Tabelle 8.

▶ Diagnose

Kultureller Erregernachweis aus Blut, Liquor, Mekonium und Lochien.
Serologische Nachweismethoden sind möglich, aber aufgrund von Kreuzreaktionen unspezifisch.

Differentialdiagnose Rh-Inkompatibilität, Lues, Toxoplasmose, andere Formen der Meningitis.

■ Therapie

Penicillin oder Ampicillin sind die Mittel der Wahl. Um bakterizide Konzentrationen zu erhalten, wird mit Aminoglykosiden kombiniert. Die Therapiedauer beträgt 2 Wochen, bei Affektionen außerhalb des ZNS und immunsupprimierten Patienten 4-6 Wochen.

Prophylaxe	Frühzeitige Antibiotikatherapie.
Prognose	Bei frühzeitiger Behandlung gut.

6.5 Katzenkratzkrankheit

Erreger	Ein kleiner, pleomorpher Erreger, der aus Lymphknotenbiopsien und Abszessen isoliert wurde. Er ist mit der Warthin-Silberfärbung darstellbar und soll zum Genus der Rothia-Bakterien gehören.
Infektionsquelle	Unbekannt.
Übertragung	Durch Kratz- und Bißwunden einer Katze.
Inkubationszeit	3-10 Tage.
Krankheitsbild	An der Eintrittspforte entwickelt sich in der Regel eine Primärläsion in Form einer erhabenen, leicht druckempfindlichen, nicht juckenden Papel, der ein kleines Bläschen oder Schorf aufsitzt. Wenige Tage bis zu 6 Wochen später folgt die druckschmerzhafte, begrenzte Lymphadenopathie. Gelegentlich eitern die Knoten, schmelzen ein und entleeren sich dann. Generalisierte Lymphadenopathien findet man selten. Die Allgemeinsymptome wie Kopfschmerzen und Fieber gehen nach einigen Tagen zurück. Weitere klinische Formen dieser Erkrankung sind: Enzephalitis, Parinaud-Konjunktivitis, mesenteriale Lymphadenitis, osteolytische Knochenläsionen und thrombozytopenische Purpura.
▶ Diagnose	3 der folgenden Kriterien müssen erfüllt sein: 1. Anamnestischer Kontakt mit Katzen, 2. Vorhandensein einer Primärläsion, 3. Ausschluß anderer Erreger, 4. positiver Hauttest, 5. Biopsie mit Warthin-Starry-Silberfärbung.

- **Therapie**   Die Erkrankung heilt spontan ab. Antibiotika und Steroide sind nutzlos.

Differentialdiagnose   Tularämie, Lymphknotentuberkulose, Sporotrichose, Histoplasmose, Toxoplasmose und bakterielle Lymphadenitis.

6.6 Lymphozytäre Choriomeningitis (LMC)

Erreger	LCM-Virus, ein Virus der Arena-Gruppe.
Infektionsquelle	Mäuse, Hamster.
Übertragung	Tröpfcheninfektion oder Kontakt mit Exkrementen infizierter Tiere. Eintrittspforte ist der Respirationstrakt.
Inkubationszeit	Nicht genau bekannt, evtl. 5-10 Tage.
Krankheitsbild	Hauptsächliche klinische Erscheinung ist eine grippeähnliche Erkrankung. Typisch ist der biphasische Verlauf, bei dem der grippeähnlichen Erkrankung eine aseptische Meningitis folgt. Diese ist gekennzeichnet durch Fieber, Myalgie, Kopfschmerzen, Photophobie, Anorexie, Nausea, Benommenheit, Schwäche, Arthralgien, Alopezie und Orchitis.
▶ Diagnose	Nachweis komplementbindender, neutralisierender und fluoreszierender Antikörper.
■ Therapie	Symptomatisch.

7 Haut- und Schleimhautinfektionen, Wundinfektionen

W. D. Germer

7.1 Gasödem - Gasbrand

Erreger	Die Toxine von Clostridium perfringens, Cl. septicum, Cl. novyi, Cl. histolyticum = anaerobe, sporenbildende Stäbchen. Oft Mischinfektionen mit aeroben und anaeroben Keimen.
Infektionsquelle	Clostridien sind im Darm von Mensch und Tier sowie im Erdboden verbreitet.
Übertragung	Wundinfektion, Stichverletzung in der Landwirtschaft, Operation am Uterus u. a.
Inkubationszeit	Von Stunden bis zu 1 Monat, meist 1-5 Tage.
Krankheitsbild	Im Bereich einer taschenreichen, oft erdverschmutzten Wunde kommt es - unter heftigen Schmerzen zu Anschwellung, Blasenbildung und Emphysemknistern. Die Wunden sind faulig, stinkend, trocken. Charakteristisch ist der rasche Verfall des Kranken mit Blässe, Benommenheit, Übelkeit, verminderter Harnausscheidung, Tachykardie. Fieber ist inkonstant.
Komplikationen	Mischinfektionen können zu Eiterbildung führen, die beim reinen Gasödem fehlt. Sepsis.
▶ Diagnose	Klinisch. Erregernachweis (Grampräparat, Kultur, Tierversuch) und Antibiogramm.
Differentialdiagnose	Hautemphysem, Hämatome, Abszesse durch Mischinfektion.

■ Therapie	Sorgfältige Wundtoilette, Exzision des nekrotischen Gewebes. Penicillin (20-40 Mio. E tgl.), Metronidazol, Cefotaxim. Sauerstoff-Überdruckbehandlung. Bekämpfung des Schockzustands.
Prophylaxe	Penicillin (5-20 Mio. E tgl.), unerläßlich bei verschmutzten Wunden mit erheblicher Gewebsschädigung. Die Prophylaxe bzw. Therapie mit Gasbrandantitoxin ist weitgehend verlassen worden.

7.2 Tetanus (Wundstarrkrampf)

Erreger	Toxine von Clostridium tetani, anaerob wachsende, sporenbildende, lebhaft bewegliche, grampositive Stäbchen, „Trommelschlägerform", 9 Serotypen.
Infektionsquelle	Erdreich, Staub, tierischer oder menschlicher Stuhl.
Übertragung	Wundverschmutzung, auch Bagatellverletzung. In warmen Ländern ist Tetanus (besonders als Nabelinfektion) ungleich häufiger als in gemäßigten Zonen.
Inkubationszeit	Wenige Tage bis zu 3 Wochen (seltener Monate). Je kürzer die Inkubationszeit, desto höher die Letalität.
Krankheitsbild	Kopfschmerzen, Reizbarkeit, Schweiße, Abgeschlagenheit. Bei Schweregrad I: Muskelrigidität, Trismus, Risus sardonicus (Abb. 14), Opisthotonus, Schluckbeschwerden. Bei Schweregrad II: Erhebliche Muskelrigidität, bis zur Grenze der Ateminsuffizienz. Leichte Krampfneigung. Bei Schweregrad III: Starke Muskelrigidität, Ateminsuffizienz, generalisierte Krämpfe, Kreislauflabilität. Das Sensorium der Kranken bleibt bis zum Schluß klar. Bei leichtem Tetanus bleiben die Symptome

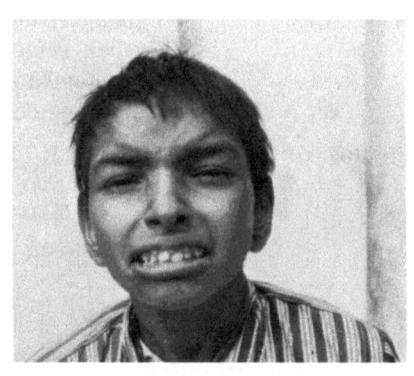

Abb. 14. Facies tetanica

manchmal auf eine Extremität oder eine Gesichtshälfte beschränkt, jedoch besteht auch hier die Gefahr plötzlicher generalisierter Krämpfe und Erstickungsanfälle. Säuglinge sind oft unfähig zu saugen.
Das Überstehen der Krankheit hinterläßt keine Immunität.

Komplikationen	Aspirationspneumonie, Wirbelkörperfrakturen.
▶ Diagnose	Der Erregernachweis aus Wundmaterial (bakteriologisch, Tierversuch) bleibt häufig negativ. Der Toxinnachweis in Blut und Liquor kann die klinische Diagnose bestätigen.
Differentialdiagnose	Tetanus neonatorum: Intrakranielle Blutungen, Sepsis. Lokaler Tetanus: Weichteil- oder Knochentraumen, Mundbogenphlegmone. Generalisierter Tetanus: Meningoenzephalitis, Trichinose, Tollwut, Strychninvergiftung, Hysterie.
■ Therapie	Wundreinigung und -exzision. Bekämpfung der Krämpfe durch Diazepam oder Curare. Tetanus-Immunglobulin (human) = anfangs 10000 IE, dann 3000–6000 IE. Wenn nicht erhältlich: Tetanusantitoxin von Pferd oder Rind = 50–100000 E. Penicillin G parenteral (10–20 Mio. E tgl.). Tetrazyklin. Sedierung. Aufrechterhaltung adäquater Flüssigkeits-, Elektrolyt- und Kalorienaufnahme.

Prophylaxe	Aktive Immunisierung: nach 3maliger Injektion von 0,5 ml Tetanustoxoid (4-6 Wochen zeitlicher Abstand zwischen 1. und 2. Injektion, 6-12 Monate zwischen 2. und 3. Injektion) entsteht eine Jahre anhaltende Immunität, die im Bedarfsfall durch eine Auffrischungsdosis rasch auf Schutzhöhe steigt. Bei Verletzungen von Ungeimpften: Simultanprophylaxe: 0,5 ml Adsorbat-Toxoid i.m. als erste Impfinjektion. Dazu 250 IE Tetanus-Immunglobulin (human) i.m. mit anderer Spritze in andere Extremität (s. S. 270, 288).
Meldepflicht	Im Erkrankungs- und Todesfall.

7.3 Milzbrand (Anthrax)

Erreger	Toxine des Bacillus anthracis, unbewegliche, aerob wachsende, grampositive Stäbchen mit mittelständiger Spore, „Bambusform".
Infektionsquelle	Kadaver, Felle, Haare, Wolle, Knochenmehl von Rindern, Schafen, Ziegen, Pferden, Schweinen.
Übertragung	Über kranke Tiere oder Tierprodukte durch die verletzte Haut, durch Inhalation oder Genuß von Fleisch. Stechmücken als mechanische Überträger.
Inkubationszeit	2-7 Tage.
Krankheitsbild	Beim Hautmilzbrand (95% der Fälle) entsteht auf geröteter Haut eine Papel, die zu einer Blase mit trübem Inhalt wird. Der Milzbrandkarbunkel kann unter regionärer Lymphdrüsenschwellung, Ödem, Fieber und toxischen Allgemeinerscheinungen geschwürig zerfallen, wobei er auffallend schmerzlos bleibt. Meist bleibt die Infektion lokalisiert, gelegentlich kommt es zu Milzbrandsepsis oder -meningitis.

Lungenmilzbrand beginnt plötzlich mit Schüttelfrost. Unter Fieber entwickelt sich das Bild einer meist tödlichen Pneumonie mit blutigem Sputum. Darmmilzbrand ist gekennzeichnet durch Erbrechen und blutige Durchfälle.

▶ Diagnose Erregernachweis in Ausstrich, Kultur, Tierversuch, durch fluoreszierende Antikörper, Hämagglutinationstest, Präzipitationstest an Tierprodukten.

Differentialdiagnose Hautmilzbrand: Zellgewebsentzündung, Tularämie, Pest.

■ Therapie Penicillin in hoher Dosierung (5–20 Mega E tgl.). Evtl. Erythromycin oder Tetrazykline (ab 10. Lebensjahr).

Prophylaxe Überwachung landwirtschaftlicher und industrieller Infektionsquellen.

Meldepflicht Bei Verdacht, Erkrankung und Tod.

7.4 Erysipel (Wundrose)

Erreger Bestimmte M-Typen der β-hämolysierenden Streptokokken der Gruppe A.

Infektionsquelle Keimträger.

Übertragung Schmierinfektion.

Krankheitsbild Mit Prädilektion an Kopf, Wunden, Ulcus cruris, Genitalgegend unter Schüttelfrost, Fieber und schwerem Krankheitsgefühl auftretende intensiv gerötete, scharf begrenzte, stark schmerzhafte Schwellung der Haut mit Anschwellung der regionalen Lymphdrüsen. Typisch sind zungenförmig in gesundes Gebiet hineinragende Ausläufer des Exanthems.

Komplikationen Sepsis. Verbrauchskoagulopathie, akute Glomerulonephritis.

▶ Diagnose	Klinisch. Kultureller Nachweis von Streptokokken.
Differentialdiagnose	Gewebsentzündungen durch andere Erreger, Arzneimittelexanthem, Sonnenbrand.
■ Therapie	Indifferente Salbenverbände, Penicillin (1.2-3 Mio. E tgl. für 10 Tage). Bei Penicillinallergie: Erythromycin. Bei chronisch-rezidivierendem Erysipel: 1,2 Mio. E Benzathin-Penicillin G alle 4 Wochen für ein halbes Jahr.
Meldepflicht	Bei gehäuftem Vorkommen.

7.5 Erysipeloid (Rotlauf)

Erreger	Erysipelothrix rhusopathiae (insidiosa).
Infektionsquelle	Infiziertes Fleisch, Fisch, Abwässer.
Übertragung	Beruflicher Kontakt über kaum beachtete Wunden an Fingern und Händen.
Inkubationszeit	1-4 Tage.
Krankheitsbild	Unter Juckreiz und Spannungsgefühl entsteht am Ort der Verletzung ein livid-rötliches, ödematöses Erythem mit scharfer Begrenzung und Tendenz zu zentraler Abblassung. Bläschenbildung selten. Afebriler Verlauf. Spontanheilung nach 2-3 Wochen. Selten Generalisierung mit Fieber, scarlatiniformem Hautausschlag, Arthritis, Endokarditis, sehr selten Meningitis.
▶ Diagnose	Klinisch. Kultur aus Exzisionsmaterial aus den Randgebieten des Exanthems.
Differentialdiagnose	Erysipel, andere bakterielle Hautinfektionen.
■ Therapie	Ruhigstellung, Penicillin (0,5 Mio. E/tgl. für 10 Tage, bei Sepsis tgl. 10 Mega E für 6 Wochen), Tetrazyklin. Örtlich: Ichthyolglycerin 15% oder Trypaflavinlösung.

Prophylaxe	Besondere Vorsicht beim Umgang mit rotlaufkranken Tieren. Der durch Impfung vermittelte Schutz währt nur 6 Monate.

7.6 Infektionen durch Staphylokokken

Erreger	Staphylococcus aureus mit Lysogruppen I–III und „not allocated", früher Gruppe M. Einige hundert Stämme. Koagulase und Clumpingfaktor-positiv, Mannit spaltend. Seltener Koagulase-negative Staphylokokken als „Opportunisten" (St. epidermidis, St. saprophyticus).
Infektionsquelle	Nasen-Rachen-Raum und Haut von akut oder chronisch Kranken und Keimträgern. Bei Krankenhauspersonal liegt die Zahl der gesunden Keimträger bei 60–100%. Krankenhausstämme der Staphylokokken sind gegenüber einem oder mehreren Antibiotika resistent.
Übertragung	Direkter Kontakt. Übertragung via Luft oder Gegenstände weniger häufig.
Inkubationszeit	1–10 Tage.
Krankheitsbild	Die überwiegende Mehrzahl aller staphylogenen Prozesse spielt sich am Hautorgan ab. Häufigste Manifestation im Säuglingsalter ist das *Pemphigoid,* der Schälblasenausschlag. Gefürchtet ist die generalisierte Form, die *Dermatitis exfoliativa neonatorum* (Ritter) bzw. das „scalded skin syndrome" („Brühhaut"- oder Lyell-Syndrom) der älteren Kinder und Erwachsenen. Beim *Impetigo follicularis* entstehen Eiterpusteln um Haarfollikel, (Schweißdrüsenabszesse). Bei Befall einer Talgdrüse am Augenlid entsteht ein *Gerstenkorn* (Hordeolum). Staphylokokken-Impetigo kann sich in Blasen manifestieren, welche Eiter enthalten, platzen und Krusten bilden. Beim *Furunkel*

handelt es sich um eine nekrotisierende, eitrige Entzündung des Haarfollikels und seiner Umgebung, (Perifollikulitis) mit einem charakteristischen Eiterpfropf. Beim *Karbunkel* bilden sich mehrere Pfröpfe. Gefährdet sind insbesondere Diabetiker. Furunkel und Karbunkel neigen zur Metastasierung. Bei generalisierter Furunkulose treten als Zeichen einer Resistenzschwäche immer wieder Furunkel auf. Als weitere lokalisierte Staphylokokkeninfektion sind Nagelbettvereiterung *(Paronychie)* und *Panaritium* (eitrige Entzündung auf der Volarseite der Finger) zu nennen. Beide entstehen nach Schnitt- oder Stichverletzung. Bei Neugeborenen ist die *Omphalitis,* bei stillenden Müttern die *Mastitis* gefürchtet. Von besonderer Bedeutung sind Staphylokokken als Erreger von postoperativen *Wundinfektionen.* Auf den Schleimhäuten spielt sich die Infektion als oberflächliche, eitrige Entzündung ab: *Konjunktivitis, Otitis media, Tonsillitis, Tracheobronchitis, Pneumonie, Balanitis, Kolpitis.* In den Höhlen (Pleura, Gelenke, Schleimbeutel) bilden sich Empyeme. St. epidermidis kann Venenkatheter oder Herzklappenprothesen besiedeln. St. saprophyticus kommt als Erreger von Harnwegsinfektionen vor.

Komplikationen	Staphylokokkensepsis und Endokarditis, Orbitalphlegmone, Thrombophlebitis, Hirnabszeß, Osteomyelitis, Nahrungsmittelvergiftung. Staphyokokkenenteritis als Antibiotikafolge (s. S. 41). Superinfektion mit gramnegativen Keimen.
▶ Diagnose	Ausstrichpräparate und kulturelle Anzüchtung. Bei chronischen Prozessen (z. B. Osteomyelitis): Hoher Staphylolysintiter im Serum. Bei „toxic shock-syndrome": Nachweis des spezifischen Toxins.
Differentialdiagnose	Eitrige Entzündungen durch andere Erreger an Haut, Unterhautzellgewebe, Atemtrakt, Knochenmark und bei Sepsis. Bei Enteritis gegen andere Nahrungsmittelvergifter.

■ Therapie	Staphylokokken sind häufig primär oder sekundär gegen Antibiotika resistent. Bei Krankenhausinfektionen ist aus diesem Grunde grundsätzlich ein Antibiogramm anzufertigen. Bis dahin systemischer Einsatz von Erythromycin, Cefalexin, Clindamycin und penicillinasefesten Staphylokokken-Penicillinen (z. B. Flucloxacillin). Lokal Bacitracin oder Neomycin.
Prophylaxe	Keimträger nachgewiesener „epidemischer Stämme" von Entbindungsstationen und anderen Risikoabteilungen fernhalten. Isolierung von Patienten mit offenen Läsionen. Bei epidemiologischen Fragen: Phagentypisierung.

7.7 Infektionen durch Pseudomonas aeruginosa (pyocyanea) und Serratia marcescens

Erreger	Pseudomonas aeruginosa, pigmentbildender, gramnegativer, beweglicher Keim, ubiquitär vorkommend, gegen Desinfektionsmittel sehr widerstandsfähig. Typischer „opportunistischer" Erreger. 96 Subtypen.
Infektionsquelle	Menschlicher und tierischer Stuhl. 10–30% der Krankenhauspatienten scheiden Ps.-Keime aus. Erregerreservoire sind u. a. Ausgüsse, Waschbecken, Abfalleimer, Urinflaschen, Bettpfannen, Narkosegeräte, Katheter, Blumenvasen.
Übertragung	Durch verunreinigte Hände oder mit verunreinigtem Instrumentarium, Kathetergleitmittel, Milch auf in ihrer Resistenz geschwächte Personen.
Krankheitsbild	*Pseudomonas* ruft allein oder in Mischinfektion Hauteiterungen („blauer Eiter"), insbesondere nach Verbrennungen, hervor. Der Keim kann Harn-, Atem- und Gallenwegsinfektionen verursachen. Darminfektionen nehmen als Pyocyaneus-Ruhr,

besonders bei Säuglingen, einen schweren Verlauf. Bei Mastoiditis, Schädeltrauma oder nach Lumbalpunktion kann es zur Ps.-Meningitis kommen. Pseudomonas ist als Hauskeim *(Hospitalismus)* besonders auf Intensivstationen sehr gefürchtet. Eine ähnliche Bedeutung hat in den letzten Jahren der „Opportunist" *Serratia marcescens* (früher Bacterium prodigiosum) erlangt. Sein endemisches Auftreten z. B. in Entbindungsanstalten kann sich insbesondere für Früh- und Neugeborene deletär auswirken.

▶ Diagnose	Ausstrichpräparate und kulturelle Anzüchtung.
■ Therapie	Lokal: Mafenid-Creme, Povidon-Jod (bei Verbrennungen). Systemisch: Tobramycin (0,2-0,3 g tgl.), bei Niereninsuffizienz Dosisbeschränkung. Evtl. Kombination mit Azlocillin (6-9 g tgl.), Ticarcillin, Cefsulodin, Ceftazidim. Bei Infektionen mit Serratia marcescens: Amikacin, Co-Trimoxazol, Cefotaxim.
Prophylaxe	Strenge Antisepsis und Asepsis. Sachgerechte Instrumentensterilisation. Keine gegen Pseudomonas unwirksamen Desinfektionsmittel benutzen.

7.8 Infektionen durch Enterobakterien

Erreger	Escherichia coli, Enterobacter aerogenes, E. cloacae. Klebsiella pneumoniae, Vertreter der Proteusgruppe.
Infektionsquelle	Darminhalt, Respirationstrakt. Proteuskeime sind in der Natur weit verbreitet und kommen auf Haut und Schleimhäuten saprophytär vor.
Übertragung	Schmutz- und Schmierinfektion, künstliche Beatmung, Autoinfektion eines funktionell beeinträchtigten Organs (Mißbildung, Steinleiden, Abwehrschwäche).

| Krankheitsbild | Die Enterobakterien sind als Erreger von Wundinfektionen (postoperativ, nach Verbrennungen, auf Entbindungsstationen) heute in den Krankenhäusern sehr verbreitet, (sog. *„gramnegativer" Hospitalismus*).

Enterotoxinbildende und invasive *Coli*-Infektionen sind auf S. 44 abgehandelt. Die extraenteralen *Escherichiosen* betreffen den Urogenitaltrakt (Zystopyelonephritis, Prostatitis, Epididymitis), die galleabführenden Wege (Cholezystitis, Cholangitis), die Atemwege (Bronchitis, Bronchiektasen, Abszesse) sowie hämatogen-metastatisch Peritoneum (Peritonitis), Meningen (Meningitis) und Endokard (Endokarditis).

Enterobacter und *Klebsiella pneumoniae* treten als Erreger von Wundinfektionen, Bakteriämien und septischen Prozessen auf. Jedoch können auch Pneumonien, Otitiden, Cholezystitiden, Harnwegsinfektionen und Enteritiden besonders bei Säuglingen durch diese Keime hervorgerufen werden. Im Vordergrund der durch Klebsiellen hervorgerufenen Erkrankungen stehen jedoch die prognostisch ernsten Pneumonien. Enterobacterinfektionen betreffen häufig immunsupprimierte Patienten.

Auch *Proteusbakterien* werden in Einkultur oder in Mischflora häufig bei Brandwunden und pyogenen Infektionen der Haut angetroffen. Sie spielen eine oft entscheidende Rolle bei Harnwegs- sowie Atemtrakt- und Gallenwegsinfektionen. Seltener sind Proteussepsis und -meningitis. |
|---|---|
| ▶ Diagnose | Kulturelle Identifizierung des Erregers, Antibiogramme. Evtl. serologische Differenzierung. |
| ■ Therapie | Voraussetzung ist die Kenntnis der Erregerart und deren Empfindlichkeit gegen Antibiotika, die erheblichen Schwankungen unterliegt. Meist müssen die neueren Aminoglykoside oder β-Lactamase-stabile Cephalosporine bzw. Gyrasehemmer eingesetzt werden. |
| Prophylaxe | Laufende Desinfektion und Schlußdesinfektion. Sachgerechte Sterilisation des Instrumentariums, z. B. auch der Respiratoren. Erfassung der Keimträger bei Patienten und Pflegepersonal, Vermeidung der Massenpflege, sorgfältige Hygiene und Pflegeschutz. Streng indizierter Einsatz von Antibiotika bei der Behandlung infektiöser Erkrankungen. |

7.9 Actinomycesinfektionen

Erreger	Actinomyces israelii, Arachnia propionica (pleomorphe grampositive Keime) u.a. plus wechselnde aerobe und anaerobe Begleitflora.
Infektionsquelle	Actinomyceten sind Saprophyten des Menschen. Sie werden zu Krankheitserregern, wenn durch chronisch-entzündliche Prozesse in Mundhöhle oder Darm günstige Bedingungen für anaerobes Wachstum entstehen.
Übertragung	Eine Übertragung von Mensch zu Mensch oder Tier zu Mensch erfolgt nicht. Erregereintritt über eingedrungene Fremdkörper, nach Zahnextraktionen, Kieferbrüchen etc.
Krankheitsbild	In 98% ist Aktinomykose in den Weichteilen des Unterkiefers und Halses lokalisiert. Nach derber, „brettharter" Schwellung und bläulichroter Verfärbung der darüberliegenden Haut kommt es zu Einschmelzung und Fistelbildung mit fötidem Geruch. In 1–2% ist der Sitz thorakal durch primären Lungenbefall: Bronchiektasen, Empyem. Die in 0,5–1% vorkommende abdominale Form pfropft sich meist auf bestehende Entzündungen (Appendizitis, Divertikulitis) auf. Allgemeinerscheinungen und Fieber sind bei Aktinomykose meist gering. Der Aktinomykose-Eiter ist gelb und enthält Drusen („sulfur granules").
▶ Diagnose	Erregernachweis im ungefärbten (Kalilaugen-) oder gefärbten (Methylenblau-, Gram-) Präparat. Biopsie. Anzüchtung.
Differentialdiagnose	Eiterkokkeninfektionen, Nocardiose, Katzenkratzkrankheit, Tularämie.
■ Therapie	Amoxicillin in hoher Dosierung, Doxycyclin, Clindamycin, Metronidazol. Inzision, Drainage.

7.10 Infektionen durch Bacteroidaceae

Erreger	Vertreter der Bacteroides-fragilis-Gruppe, Fusobacterium nucleatum und necrophorum (gramnegative, sporenlose, streng anaerobe Stäbchen).
Infektionsquelle	Bacteroidaceae kommen als normale Kommensale auf der Oropharyngeal-, Darm- und Vaginalschleimhaut des Menschen vor. Die B.-fragilis-Gruppe stellt den wichtigsten Anteil der *Dickdarmflora* des gesunden Menschen.
Übertragung	Endogen. Nicht selten sind Mischinfektionen mit aeroben oder fakultativ aeroben, sauerstoffzehrenden Keimen.
Krankheitsbild	Bacteroidaceae sind häufig festzustellen bei Wundinfektionen nach Laparotomie, Peritonitis, intraabdominalen Abszessen, Appendizitis. Sie können Ursache sein von septischem Abort, Sepsis, Endokarditis, Hirn- und Lungenabszeß, traumatischer Osteomyelitis u. a.
▶ Diagnose	Klinisch liegt der Verdacht auf eine Anaerobierinfektion nahe bei bestimmten Lokalisationen (perityphlitischer Abszeß, Pyosalpinx, Peritonitis) oder bei Eiterungen mit fötidem Geruch. Negative aerobe Kulturen, septische Thrombophlebitis und Unwirksamkeit von Aminoglykosiden sprechen für anaerobe Infektion.
Differentialdiagnose	Aerobe Eiterprozesse. Entzündungen durch anaerobe Kokken (Peptokokken, Peptostreptokokken, Veillonella-Arten).
■ Therapie	Clindamycin, Cefoxitin, Metronidazol.

7.11 Pasteurellosen

Erreger	Pasteurella multocida, selten P. pneumotropica und P. haemolytica. Gramnegative, unbewegliche, kokkoide oder ovoide Bakterien.
Infektionsquelle	Nasen-Rachen-Sekret von Katzen und Hunden, Wild- und Haustierarten, Vögeln.
Übertragung	Biß- oder Kratzwunden, gelegentlich Schmier- oder Tröpfcheninfektion.
Inkubationszeit	2-14 Tage.
Krankheitsbild	In und um oberflächliche oder tiefere Biß- oder Kratzwunden kommt es zu Rötung, Schwellung und starken Schmerzen. Es entwickeln sich phlegmonöse oder abszedierende Entzündungen mit regionaler Lymphadenitis. Unter Fortschreiten können Sehnen, Periost und Knochen einbezogen werden. Seltener sind Infektionen der Atemwege.
Komplikationen	Bei resistenzgeminderten Patienten: Sepsis.
▶ Diagnose	Mikroskopischer und kultureller Erregernachweis.
Differentialdiagnose	Katzenkratzkrankheit, Tularämie, Rattenbißkrankheit. Infektionen mit Staphylokokken oder Streptokokken.
■ Therapie	Penicillin G oder Tetrazykline.
Prophylaxe	Besonders gefährdet sind: Tierhalter, Tierpfleger, Tierärzte, Viehzüchter, Schlachthofpersonal. Hygienemaßnahmen beachten.

7.12 Sexuell übertragene Krankheiten

Sexuell übertragene Krankheiten sind heute eine wichtige Gruppe menschlicher Infektionskrankheiten geworden. In den angloamerikanischen Ländern hat man eigene Behandlungszentren: STD („sexually transmitted diseases")-Kliniken dafür eingerichtet. Neben die „klassischen" Infektionskrankheiten (Tabelle 9) ist – vornehmlich bedingt durch verbesserte Diagnostik, jedoch auch wesentlich infolge veränderten sozialen und sexuellen Verhaltens – eine 2. Generation (Tabelle 10) von häufig sexuell übertragenen Krankheiten getreten. Im folgenden werden nur einige Erkrankungen der 2. Generation ausführlicher dargestellt. Die übrigen Erkrankungen sind an anderen Stellen des Buchs abgehandelt.

Tabelle 9. Sexuell übertragene Krankheitserreger (1. Generation)

	Erreger	Krankheit
Bakterien	Neisseria gonorrhoeae	Gonorrhö
	Treponema pallidum	Syphilis
	Haemophilus ducrey	Ulcus molle
	Chlamydia trachomatis (L 1-3)	Lymphogranuloma venereum
	Calymmatobakterium	Granuloma inguinale
Protozoen	Trichomonas vaginalis	Trichomoniasis
Pilze	Candida albicans	Candidiasis

Tabelle 10. Sexuell übertragene Krankheitserreger (2. Generation)

	Erreger	Krankheit
Viren	Herpes-simplex-Virus	Herpes genitalis
	HTL-III-Virus (HIV)	AIDS
	Hepatitis-B-Virus	Hepatitis B
	Zytomegalovirus	Zytomegalie
	Papillomaviren	Genitale Warzen, Zervixpapillom
Bakterien	Chlamydia trachomatis (D-K)	Okulo-urogenitale Infekte
	Mycoplasma hominis Ureaplasma urealyticum	Urogenitale Infekte
	Gardnerella vaginalis Bacteroides bivius	Kolpitis, Urethritis
	Streptokokken der Gruppe B	Säuglingssepsis, -meningitis
	Shigella spec.	Proktitis
Protozoen	Giardia lamblia	Lambliasis
	Entamoeba histolytica	Proktitis, Vulvitis

7.12.1 Infektionen durch Chlamydien

Erreger	Chlamydien sind obligat intrazellulär gedeihende Bakterien mit einem besonderen Vermehrungszyklus. Sie unterscheiden sich von Viren durch ihren gleichzeitigen Gehalt von DNS und RNS und von Rickettsien durch ihre Defekte im Energiestoffwechsel. Sie sind auf die energieliefernden Enzyme der Wirtszelle angewiesen. Wie Bakterien haben Chlamydien eine Zytoplasmamembran und lassen sich durch Antibiotika hemmen. Chlamydien sind in der Natur weit verbreitet. *Humanpathogen* sind die Arten Chlamydia trachomatis und Chl. psittaci. Die Spezies Chl. trachomatis kann in zahlreiche Serotypen unterteilt werden, die für verschiedene Krankheiten verantwortlich sind (Tabelle 11).

Durch Chl. trachomatis (Serotyp D-K) verursachte okulo-urogenitale Infekte

Erreger	Chl. trachomatis (D-K).
Infektionsquelle	Sekrete aus Urethra, Vagina, Zervix, Rektum Erkrankter bzw. Infizierter.
Übertragung	Geschlechtsverkehr, Schmierinfektion.
Inkubationszeit	1-3 Wochen.
Krankheitsbild	**Beim Mann:** *Urethritis* mit Brennen beim Wasserlassen, Feuchtigkeit am Orificium und serös-glasiger bis trübpurulenter Ausfluß. Bei Homosexuali-

Tabelle 11. Chlamydieninfektionen des Menschen

Spezies	Serotyp	Krankheit
Chl. trachomatis	A-C	Trachom
	D-K	Konjunktivitis, Neugeborenenpneumonie Urogenitale Infekte
	L1-L3	Lymphogranuloma venereum
Chl. psittaci		Ornithose (Psittakose)

tät: *Proktitis* mit brennenden Schmerzen und schleimigem Ausfluß.
Bei der Frau: *Zervizitis* und *Urethritis.* Die Symptomatik ist häufig gering. 30-40% der Infektionen verlaufen symptomlos. Bei zervikaler Infektion kommt es zu mukopurulentem Ausfluß, bei einer urethralen Infektion zu Dysurie. Die chlamydienbedingte *Salpingitis* verläuft meist symptomarm mit nur geringfügigen Schmerzen im Unterbauch und leicht erhöhter Temperatur. Nur gelegentlich wird das Peritoneum *(Perihepatitis)* in den Entzündungsprozeß einbezogen. Um so ernster sind die Folgen: Sterilität, Extrauteringravidität, Totgeburten, erhöhte Säuglingssterblichkeit.
Beide Geschlechter können an einer chlamydienbedingten sog. *Schwimmbadkonjunktivitis* erkranken.
Beim Neugeborenen: Bei Besiedelung des Geburtskanals mit Chlamydien bestehen für das Neugeborene 2 Gefahren: Konjunktivitis und Pneumonie. Die *Neugeborenenkonjunktivitis* hat gegenüber der gonorrhoischen eine längere Inkubationszeit von 6-18 Tagen. Die Credé-Prophylaxe verhindert das Angehen der Infektion nicht. Etwa 30% der *Pneumonien,* die während der ersten 6 Lebensmonate auftreten, sind durch Chlamydien verursacht. Die Krankheit verläuft meist afebril. Kennzeichen sind Stakkatohusten und Tachypnoe.

▶ Diagnose

Erregerdirektnachweis mit fluoreszenzmarkierten, monoklonalen Antikörpern. Gewebekultur. Antikörpernachweis ungewiß. Beweisende Titer finden sich nur bei komplizierten genitalen Infektionen und bei Pneumonien.

■ Therapie

Doxycyclin (1mal 200 mg tgl. für 10-14 Tage) oder Erythromycin (4mal 500 mg tgl., bei Säuglingen 50 mg/kg KG). Gyrasehemmer (Cipro- oder Ofloxacin). Wichtig ist die gleichzeitige Behandlung des oder der Sexualpartner, auch wenn diese keine Symptome aufweisen.

7.12.2 Urogenitaltraktinfektionen durch Mykoplasmen

Erreger	Mykoplasmen sind pleomorphe, unbewegliche, gramnegative Organismen, die in vielen Eigenschaften Bakterien gleichen. Sie unterscheiden sich von diesen durch das Fehlen einer Zellwand, das kleinere Genom und den Cholesteringehalt ihrer Membran. Ihre kleinsten vermehrungsfähigen Einheiten („Elementarkörperchen") sind 100–400 nm groß. Da Mykoplasmen bakteriendichte Filter passieren, sind sie einerseits gegen Viren, andererseits gegen bakterielle, zellwandlose bzw. -defekte L-Formen abzugrenzen. Mykoplasmen wachsen auf unbelebten Nährböden, sofern sie natives Eiweiß enthalten. Sie leben als extrazelluläre Parasiten auf den Schleimhäuten ihrer Wirte. In der Veterinärmedizin spielen Mykoplasmen als Seuchenerreger eine große Rolle. Die häufigsten Mykoplasmaarten beim Menschen zeigt Tabelle 12.

Durch Mykoplasmen verursachte urogenitale Infekte

Erreger	Mycoplasma hominis und Ureaplasma urealyticum.
Infektionsquelle	Genitalsekrete Erkrankter bzw. Infizierter.
Übertragung	Geschlechtsverkehr, Schmierinfektion.
Krankheitsbild	**Beim Mann:** Urethritis und Prostatitis mit Dysurie, weißlich serösem Urethralfluor, Temperatursteigerung.

Tabelle 12. Häufige Mykoplasmaarten des Menschen

Respirationstrakt	M. pneumoniae
	M. orale
	M. salivarium
	M. buccale
Urogenitaltrakt	M. hominis
	Ureaplasma urealyticum
	M. fermentans

Bei der Frau: Bartholinitis, Zervizitis, Zystitis, Salpingitis, Douglas-Abszesse, Pyelonephritis, Proktitis.

▶ Diagnose Erregernachweis. Direkte bzw. über spezielle Transportmedien Beimpfung von Spezialnährböden. Anaerobe Bebrütung für 3-6 Tage. Im Prostatasekret sollten Keimzahlen von $>10^4$ ml nachzuweisen sein. Antikörpernachweis nur als Verlaufskontrolle.

■ Therapie Doxycyclin bzw. Minocyclin (2mal tgl. 100 mg für 10-14 Tage) oder bei Ureaplasma urealyticum: Erythromycin (4mal tgl. 250 mg) bzw. Gyrasehemmer.

Weitere mögliche Erreger einer nichtgonorrhoischen Urethritis sind in Tabelle 13 aufgelistet.

Tabelle 13. Erreger der nichtgonorrhoischen Urethritis (NGU)

1. Chlamydia trachomatis (D-K)
2. Mykoplasmen
3. Trichomonas vaginalis
4. Candida albicans
5. Neisseria subflava u. sicca
6. Herpes-simplex-Virus
7. Papillomavirus
8. Trauma

Bei chronischen Urethroadnexitiden ist immer auch eine Urogenital-Tbc auszuschließen.

7.12.3 Infektionen durch Papillomaviren
(Mitglieder der Papovavirus-Gruppe)

Erreger Humane Papillomaviren (HPV) sind 55 nm große DNS-Viren mit einem kleinen Genom aus doppelsträngiger DNS und einem kubisch-symmetrischen Nukleokapsid aus 72 Kapsomeren. Sie sind in Zellkulturen nicht züchtbar. Im Gewebe sind sie elektronenmikroskopisch nachzuweisen. Die einzelnen Vertreter der HPV-Gruppe sind morphologisch

	identisch, differieren jedoch in der Anordnung der Basen ihrer DNS sowie in ihren äußeren Antigenen.
Übertragung	Die Übertragung der HPV erfolgt durch engen, auch sexuellen Kontakt, indirekt (beim Barfußgehen) und durch Autoinokulation. Die kindlichen Larynxpapillome, die durch eine Verlegung der Atemwege lebensgefährlich werden können, gehen auf eine Infektion während der Passage des Geburtskanals von kondylomtragenden Müttern zurück.
▶ Diagnose	Der *Nachweis* viraler Antigene gelingt mit Hilfe eines gruppenspezifischen Antiserums. Die *Typisierung* der speziellen DNS erfolgt durch Hybridisierung mit radioaktiv markierten Referenzproben. Es werden z. Z. mindestens 26 verschiedene HPV-Typen unterschieden, die bestimmte krankhafte Veränderungen hervorrufen (Tabelle 14).
Krankheitsbild	Vaginale und zervikale Papillome sind häufiger als früher angenommen wurde. Zervixdysplasien sind nicht immer mit dem bloßen Auge zu entdecken, sondern machen eine Kolposkopie erforderlich. Warzen im Perianalbereich kommen bei Männern und Frauen vor. Häufig sind Penis bzw. Vulva, Damm und Analbereich gemeinsam betroffen. In

Tabelle 14. Vorkommen von Papillomaviren

Virus	Typ	Vorkommen
Papilloma	2, 4, 1, 7	Vulgäre Warzen
	1, 2, 4	Plantarwarzen
	3, 10, 26	Plane Warzen
	5, 8, 12, 14, 19, 20, 21, 22, 29, 25, 3, 10, 9, 15, 17, 24	Epidermodysplasia verruciformis
	6, 11, 1, 2, 3	Genitale Warzen (spitze Kondylome)
	6, 11, 16, (18)	Plane Kondylome
	16	Morbus Bowen
	6, 11	Larynxpapillom

der Schwangerschaft können Kondylome erheblich wachsen und zu einem Problem bei der Entbindung werden. HPV-induzierte Tumoren (Zervix- und Larynxpapillome sowie Warzen bei Epidermodysplasie und M. Bowen) können maligne entarten. 90% aller *Zervixkarzinome* enthalten papillomvirusspezifische DNS, in 60% handelt es sich dabei um die Typen 16 und 18. Bei *Hautkarzinomen* auf dem Boden von Epidermodysplasie oder M. Bowen finden sich überwiegend die DNS der HPV-Typen 5 und 8. Empfänger von Nierentransplantaten bekommen infolge Immunsuppression häufig Warzen. Diese Patienten haben ein erhöhtes Risiko, an sonnenbestrahlter Haut ein Plattenepithelkarzinom zu entwickeln, falls sie mit Serotyp 5 des HPV infiziert sind.

■ Therapie

Die *Behandlung* hat zu berücksichtigen, daß Warzen und Papillome oft spontan verschwinden, ohne Narben zu hinterlassen. Bei gewöhnlichen Warzen kann flüssiger Stickstoff, bei anogenitalen Warzen 25% Podophyllin benutzt werden. Auch topische Anwendungen von Adeninarabinosid, Aciclovir oder Interferon werden empfohlen. An chirurgischen Maßnahmen kommen in Frage: Mikrokauter, Diathermie, Kryochirurgie und CO_2-Laser.

7.13 Borrelia-burgdorferi-Infektion (Lyme disease)

Erreger	Borrelia burgdorferi (Familie der Spirochaetaceae).
Infektionsquelle	Wildtiere, Zecken [in Europa: Ixodes ricinus (Holzbock), in USA: I. damini]
Übertragung	Biß von Zeckennymphen und -imagines.
Inkubationszeit	Stadium I (Erythema migrans): Tage bis Wochen. Stadium II (Meningopolyneuritis, Karditis): ca. 5 Wochen.

	Stadium III (Meningoenzephalitis, Arthritis): Monate bis Jahre. Stadium IV (Acrodermatitis chronica atrophicans): Monate bis Jahre.
Krankheitsbild	Das von einer Zeckenbißstelle aus in die Umgebung wandernde Ringform annehmende, juckende bzw. schmerzende *Erythema chronicum migrans* kann mit leichten oder ausgeprägten Allgemeinsymptomen (Abgeschlagenheit, Kopfschmerzen, Myalgien, Lymphadenopathien) einhergehen. Das Erythem ist kombiniert oder gefolgt von Oligoarthritiden und/oder peripheren Neuropathien. Meningoenzephalitis, Myo- und Perikarditis, Arthritis können Wochen und Monate nach dem (oft nicht mehr erinnerten) Zeckenbiß allein - ohne vorausgehendes Exanthem - auftreten. Die *Acrodermatitis chronica atrophicans* beginnt mit einem entzündlichen Erythem und führt zu dermalem Bindegewebsschwund und juxtaartikulären Knoten (Zigarettenpapierhaut). Gelegentlich kommt es zu einer - meist sensiblen - Polyneuropathie.
Komplikationen	Bleibende Polyneuropathien, zerebrale Herdsymptome, Facialisparese, Hemiparesen.
▶ Diagnose	Erregernachweis (Blut, Haut, Liquor, Synovialflüssigkeit) schwierig. Nachweis von IgM- bzw. IgG-Antikörpern in Serum und Liquor mittels Enzymimmunassay (ELISA).
Differentialdiagnose	Andere seronegative Arthritiden. Meningopolyneuritiden anderer Ätiologie.
■ Therapie	Doxycyclin (15-20 Tage 200 mg tgl.) oder Penicillin G (15 Tage 1 Mio. E tgl.). Die Spätmanifestationen kombiniert behandeln: Antibiotika plus Kortikoide.
Prophylaxe	Schutzkleidung. Die Krankheit ist wegen des Überträgers standort- und saisongebunden.

8 Das erworbene Immundefektsyndrom (AIDS)

H. S. Füeßl, F. D. Goebel

Definition

Nach der ursprünglichen Definition der Centers of Disease Control in den USA liegt das erworbene Immundefektsyndrom („acquired immune deficiency syndrome", AIDS) vor, wenn eine Krankheit verläßlich diagnostiziert wird, die einen Defekt der zellulären Immunität wahrscheinlich macht, ohne daß die Ursache des Immundefekts bekannt ist. Typische und heute fast pathognomonische Beispiele für derartige Krankheiten sind das Kaposi-Sarkom, maligne Lymphome des ZNS und opportunistische Infektionen wie die Pneumocystis-carinii-Pneumonie. Diese Definition stammt aus der Zeit vor der Entdeckung des heute als Auslöser dieses Immundefektes bekannten Retrovirus HIV („human immunodeficiency virus"), früher benannt als „human T-cell lymphotropic virus type III" (HTLV III) oder „lymphadenopathy-associated virus" (LAV). Mit der Verfügbarkeit spezifischer Nachweismethoden für Antikörper gegen HIV und dem Befund einer Verminderung der T-Helfer-Lymphozyten konnte die Definition präzisiert werden. AIDS bleibt aber eine klinische Diagnose; der bloße Nachweis von HIV-Antikörpern genügt nicht, ein negatives Testergebnis schließt diese Diagnose nicht zuverlässig aus.

Übertragung

Die Übertragung von HIV erfolgt parenteral, am häufigsten durch den Austausch von Körperflüssigkeiten im Rahmen von Sexualkontakten. Weitere Infektionsmöglichkeiten sind die Übertragung von

Blut und Blutprodukten, die gemeinsame Benutzung kontaminierter Injektionsnadeln und die Ansteckung von Feten und Neugeborenen durch infizierte Mütter.

Epidemiologie Zu den Hauptrisikogruppen gehören männliche, promisk lebende Homosexuelle, i.v. Drogenabhängige und Hämophile. Aber auch bereits nach einmaligem heterosexuellem Kontakt mit einer infizierten Person ist eine Infektion möglich. In der Bundesrepublik sind rund 80% der AIDS-Kranken homo- oder bisexuelle Männer, rund 5% Drogenabhängige und ca. 6% Hämophile. Bis Ende 1986 wurden in den USA über 30000 Fälle von AIDS bekannt, die Inzidenz der Krankheit verdoppelte sich bislang ungefähr alle 10-12 Monate. Die Entwicklung der Häufigkeit in der BRD verläuft mit einer Verzögerung von 3 Jahren parallel zur Ausbreitung der Krankheit in den USA. In Anbetracht des Übertragungsmodus und der langen Latenz von der Infektion bis zum Ausbruch von Krankheitssymptomen ist in den nächsten Jahren mit einer weltweiten epidemischen Ausbreitung der Krankheit zu rechnen. Eine Übertragung des Virus durch übliche soziale Kontakte oder durch blutsaugende Insekten wurde bislang nicht beobachtet.

Ätiologie und Immunpathogenese Als auslösendes Agens für den Immundefekt bei AIDS wird heute das HIV angesehen. Das lympho- und neurotrope Virus dringt vornehmlich in die T_4- oder Helferlymphozyten ein und führt zur quantitativen Abnahme dieser Zellen bzw. zu deren Funktionsverlust. Die Helferlymphozyten besitzen eine Schlüsselstellung für das gesamte Immunsystem, da die übrigen immunkompetenten Zellen von ihren Signalen abhängen. Mit Hilfe der viruskodierten reversen Transkriptase wird Virus-RNA in DNA transkribiert, welche in das Genom der Wirtszelle eingebaut wird. Dort kann diese DNA lebenslang persistieren und bei entsprechender Stimulation der Zellen eine massenhafte Virusneubildung und

Zytolyse herbeiführen. Die Verminderung der Helferlymphozyten bzw. der Abfall des Helfer-Suppressor-Quotienten ist für den Immundefekt charakteristisch und läßt prognostische Aussagen im Hinblick auf die Entwicklung des Vollbilds von AIDS zu. Eine Schwächung der zellulären Immunität führt zu erhöhter Anfälligkeit für Infektionen, vor allem mit Protozoen, Mykobakterien, Pilzen und Viren, bei deren Abwehr die zellvermittelte Immunantwort und die Makrophagen eine wichtige Rolle spielen.

Noch ist unklar, wodurch es bei Infizierten, manchmal erst nach jahrelanger Latenz, zum Immundefekt kommt, doch scheint eine Belastung des Immunsystems durch andere Virusinfekte, wie Mononukleose, Zytomegalie, Herpes simplex und Hepatitis B, als Kofaktor für die Ausbildung von AIDS von Bedeutung zu sein.

Klinik-Verlauf

Kurz nach der Virusinokulation kommt es bei einem Teil der Patienten zu einem akuten Krankheitsbild mit Fieber, Kopfschmerzen, Lymphknotenvergrößerung, Arthralgien, Myalgien und Exanthemen („akute HIV-Krankheit"). Im Verlauf der folgenden 2-6 Wochen treten Antikörper gegen HIV als Zeichen der Serokonversion auf.

Die Möglichkeiten des Verlaufs einer HIV-Infektion sind in Abb. 15 dargestellt.

1. Nach der Inokulation mit dem Virus bleibt ein Teil der Infizierten gesunder Träger von HIV, die Beobachtungsdauer beschränkt sich bislang allerdings auf relativ kurze Zeiträume. Daher sind Aussagen über die Häufigkeit einer Ausbildung von AIDS und seiner Vorstufen bei primär gesunden HIV-Trägern wegen der langen Latenzzeit problematisch und werden mit zunehmender Erfahrung laufend revidiert. Während der Latenzzeit sind die Virusträger zwar klinisch gesund, aber infektiös.

2. Nach einer unterschiedlich langen Latenzzeit treten Vorstadien von AIDS wie Lymphadenopathie-

syndrom (LAS) und „AIDS-related complex" (ARC) auf. Das LAS ist gekennzeichnet durch eine mindestens 3 Monate dauernde, an mindestens 2 extrainguinalen Stellen lokalisierte, schmerzlose Lymphknotenschwellung von wenigstens 1 cm Größe, Splenomegalie ist häufig. Beim ARC liegen zusätzlich weitere unspezifische Symptome wie Fieber, Nachtschweiß, Gewichtsabnahme und Diarrhö vor, die mehr als 3 Monate lang – eventuell auch intermittierend – vorhanden sein müssen.

3. Das Vollbild von AIDS ist erreicht, sobald opportunistische Infektionen, Kaposi-Sarkome oder zerebrale Lymphome auftreten. Obgleich einige dieser opportunistischen Infekte erfolgreich zu behandeln sind, ist die Gesamtprognose in diesem Stadium der Krankheit infaust.

Ein voll ausgeprägtes AIDS kann auch direkt aus der Latenzzeit der HIV-Infektion heraus auftreten ohne daß der Patient die Vorstadien durchläuft.

Da es sich bei HIV um ein auch neurotropes Virus handelt, können während aller Stadien der Infektion zentralnervöse Krankheitsbilder auftreten. Am häufigsten wurden bisher beobachtet: Enzephalopathie, Virusenzephalitis mit Paresen, Parästhesien, epileptiforme Anfälle und psychische Veränderungen. Oft sind diese Erscheinungen klinisch schwer

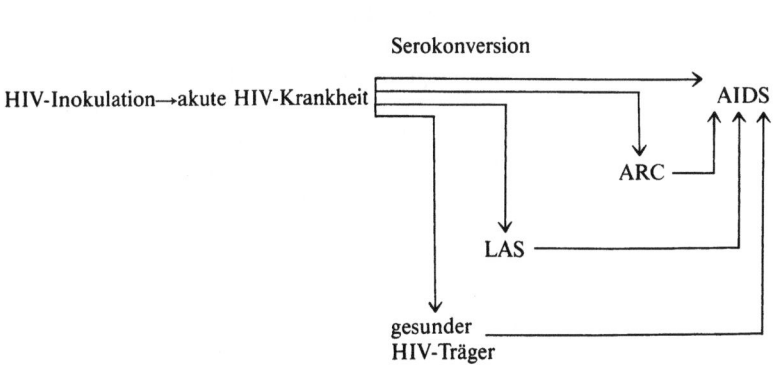

Abb. 15. Phasen der HIV-Infektion

von opportunistischen Infektionen des ZNS und von zerebralen Lymphomen zu unterscheiden.

Klinik – Opportunistische Infektionen

Prinzipiell kann beim AIDS jeder Erreger vorkommen und jedes Organ befallen sein, Prädilektionsorte sind jedoch Lunge, Gastrointestinaltrakt und Gehirn. Protozoen und Pilze rangieren in der Häufigkeit an erster Stelle.

Pulmonale Infekte: 60–80% der AIDS-Kranken erleiden eine durch das Protozoon Pneumocystis carinii verursachte Pneumonie, viele davon als Erstmanifestation der Grundkrankheit. Die typischen Symptome dieser interstitiellen Pneumonie sind Belastungsdyspnoe, trockener Husten, Fieber und ein verminderter Sauerstoffpartialdruck zwischen 40 und 60 mmHg. Obwohl sich der Patient in einem schlechten Allgemeinzustand befindet, sind der Auskultationsbefund und die Röntgenaufnahme des Thorax initial meist unauffällig (Abb. 16a). Im Verlauf weniger Stunden bis Tage beobachtet man unter laufender Zunahme der Diffusionsstörung ein interstitielles Infiltrat (Abb. 16b). Sputumproben führen nur selten zum Erregernachweis, da es sich um eine interstitielle Pneumonie handelt (s. S. 75).

Die Diagnose kann in der Regel nur mit Hilfe der Bronchoskopie gestellt werden. Eine bronchoalveoläre Lavage verbunden mit einer transbronchialen Lungenbiopsie dient zum Nachweis der Parasiten in der Lavageflüssigkeit bzw. im Interstitium der Lunge. Liegt die typische klinische Symptomatik vor, ist auch bei normalem Röntgenbefund der Lunge die sofortige Bronchoskopie notwendig, um die Therapie nicht zu verzögern. Wird rechtzeitig eine hochdosierte Behandlung mit Cotrimoxazol (20 mg/kg KG Trimethoprim und 100 mg/kg KG Sulfmethoxazol i.v.) oder Pentamidin (4 mg/kg KG i.v.) eingeleitet, so ist die Prognose zunächst gut. Allerdings treten in ca. 20% der Fälle Rezidive auf, da der zugrundeliegende Immundefekt mit dieser Maßnahme nicht beseitigt ist.

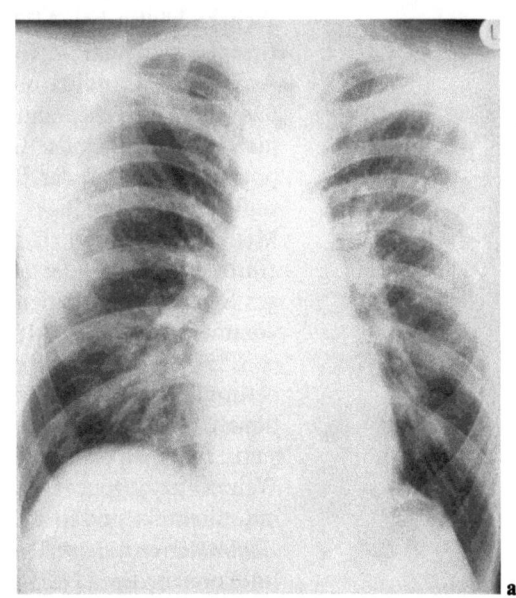

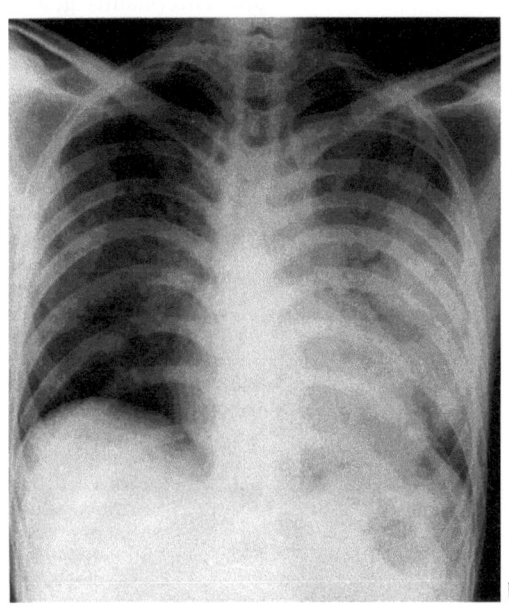

Abb. 16. a Thoraxbild eines Patienten mit trockenem Husten, Fieber bis 40 °C und Dyspnoe; auskultatorisch normal. Kein Infiltrat erkennbar. **b** Thoraxbild desselben Patienten 2 Tage später; deutliche Infiltration beidseits, auskultatorisch kein pathologischer Befund

Weitere häufig bei AIDS auftretende Pneumonie-Erreger sind das Zytomegalovirus, Herpesviren, Aspergillen, Candida und Mykobakterien. Es können aber auch alle anderen bakteriellen Pneumonien einschließlich der Legionellosen auftreten. Die potentielle Vielfalt der Erreger macht in jedem Einzelfall die sorgfältige Keimsuche mit invasiven Methoden erforderlich.

Gastrointestinale Infekte: Durchfälle sind ein häufiges Symptom bei Patienten mit AIDS. Als Erreger kommen vor allem Kryptosporidien in Betracht (s. S. 55). Neben massiven Durchfällen mit lebensbedrohlichem Flüssigkeitsverlust bilden sich Ulzerationen, Fisteln und Abszesse, die extrem schmerzhaft sind. Eine wirksame Therapie ist nicht bekannt. Weitere pathogene Erreger bei AIDS im Gastrointestinaltrakt sind in Tabelle 15 zusammengestellt.

Zentralnervensystem: Unter den opportunistischen Infektionen des ZNS bei AIDS spielen 2 Formen eine wichtige Rolle. Die Kryptokokkenmeningitis bzw. -enzephalitis geht mit Kopfschmerzen, Hirn-

Tabelle 15. Häufige Erreger opportunistischer Infektionen bei AIDS (*Pr* Protozoon; *Pi* Pilz; *V* Virus; *B* Bakterium)

Lunge:	1. Pneumocystitis carinii (Pr)
	2. Candida albicans (Pi)
	3. Cryptococcus neoformans (Pi)
	4. Aspergillus fumigatus (Pi)
	5. Zytomegalovirus (V)
	6. Mycobacterium tuberculosis (B)
	7. Mycobacterium avium intracellulare (B)
	8. Legionella pneumophila (B)
Gastrointestinaltrakt:	Kryptosporidien (Pr)
	Lamblia intestinalis (Pr)
	Entamoeba histolytica (Pr)
	Campylobacter (B)
	Shigellen, Salmonellen (B)
	Zytomegalovirus (V)
ZNS:	Toxoplasma gondii (Pr)
	Cryptococcus neoformans (Pi)

nervenausfällen und später Demenz einher. Im Liquorpunktat kann man eine lymphozytäre Pleozytose und eine geringe Eiweißvermehrung finden. Die Pilze lassen sich im Tuschepräparat nachweisen. Mit der rechtzeitigen Anwendung von Amphotericin B und 5-Flucytosin ist diese zerebrale Infektion beherrschbar.

Eine weitere häufige Form ist die Infektion des Gehirns mit Toxoplasma gondii. Neben einer allgemeinen, unspezifischen Wesensänderung und Kopfschmerzen sind es vor allem lokalisierte Ausfälle, unter Umständen auch Hemiplegien, die zur Verdachtsdiagnose führen können. Da mit Pyrimethamin und Sulfametoxydiazin eine wirksame Behandlungsmöglichkeit zur Verfügung steht, sollte mittels Computertomogramm möglichst frühzeitig nach den typischen multifokalen Zysten gesucht werden. Im Zweifelsfall muß ohne Erregernachweis therapiert werden (s. S. 178).

Klinik – Neoplasien bei AIDS

Das Kaposi-Sarkom ist ein so typisches Symptom für den Immundefekt, daß die Diagnose AIDS gestellt werden kann, sofern ein Patient mit dieser Veränderung HIV-AK-positiv ist. Es handelt sich um einzeln oder disseminiert auftretende bräunlich-violette bis rosafarbene, papulöse Hautefloreszenzen sehr unterschiedlicher Größe, die histologisch einem gefäßreichen, angiosarkomatösen Tumor entsprechen (Abb. 17b). Abgesehen von der prognostischen Bedeutung sind die Kaposi-Sarkome der Haut vorwiegend ein kosmetisches und damit psychisches Problem. Bei intestinaler Beteiligung kann es allerdings zu Blutungen und Passagebehinderungen mit Subileussymptomatik kommen. In seltenen Fällen können diese Sarkome auch in Lunge, Leber und Gehirn auftreten (Abb. 17a).

Patienten mit AIDS erkranken überdurchschnittlich häufig an Lymphomen von hohem Malignitätsgrad. Die Prognose ist sehr schlecht. Die Diagnose erfolgt oft erst postmortal.

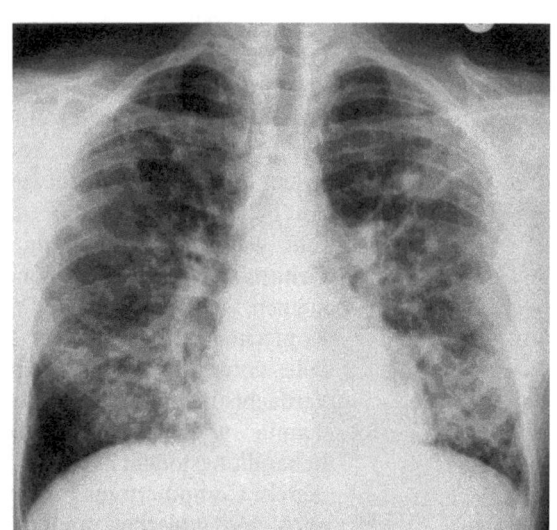

Abb. 17. a Kaposi-Sarkom der Lunge bei AIDS

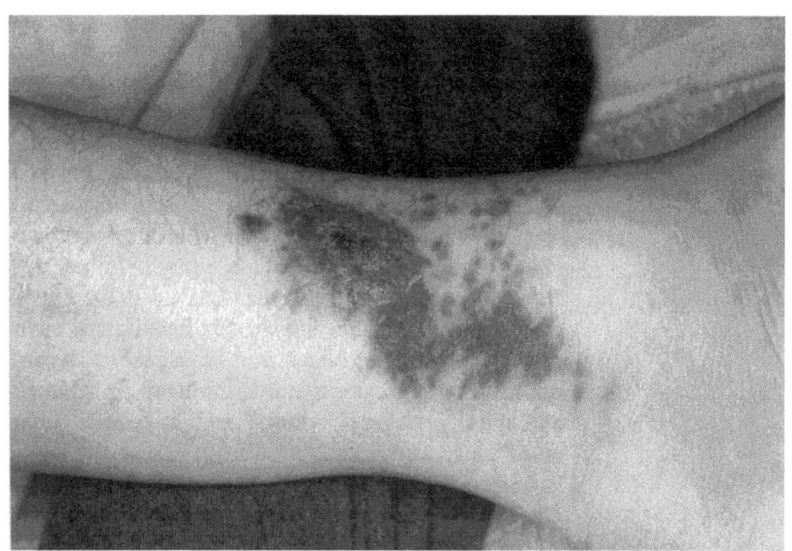

Abb. 17. b Kaposi-Sarkome der Haut bei AIDS

Therapie	Eine etablierte wirksame Therapie und eine Impfprophylaxe der HIV-Infektion gibt es gegenwärtig noch nicht. Bei den meisten in der Behandlung versuchten Substanzen handelt es sich um Hemmstoffe der reversen Transkriptase wie Suramin oder Ribarivin, die zwar einen Einfluß auf die Virusreplikation haben, die inkorporierte Virus-RNA und die Infektiosität des Patienten aber nicht beseitigen können. Im Hinblick auf die Reduktion opportunistischer Infektionen und der Letalität erwies sich in jüngster Zeit Azidothymidin als vielversprechend. Die Entwicklung eines Impfstoffs ist noch nicht geglückt.

9 Bakterielle, rickettsien-, chlamydien- und virusbedingte Tropenkrankheiten

W. D. Germer

9.1 Frambösie (Yaws, Pian)

Erreger	Treponema pertenue (Tr. pallidum nahestehend).
Infektionsquelle	Direkter enger Kontakt. Infektion meist in den ersten 5 Lebensjahren.
Übertragungsart	Schmierinfektion und durch Insekten.
Inkubationszeit	3 Wochen.
Krankheitsbild	Primäraffekt (nässende Papel) bevorzugt am Unterschenkel oder Mund. Mehrere Wochen später Sekundärpapeln (Gesicht, Hals, Anus, Vulva): rötliche, sezernierende, oberflächlich verkrustete Papillome. Gleichzeitig Fieber, Kopf- und Gliederschmerzen, Lymphadenopathie. Später plantare und palmare hyperkeratotische Papeln und schmerzhafte Periostitiden. In der Tertiärperiode gummöse Prozesse an Haut, Schleimhäuten und Knochen. Defektheilung unter Narbenbildung und Kontrakturen.
▶ Diagnose	Im Papselsekret massenhaft Treponemen (Dunkelfeld). Serologie wie bei Syphilis: Mikrohämagglutination mit Tr.-pallidum-Antigen (MHA-TP), Fluoreszenz-Tr.-pallidum-Absorptionstest (FTA-ABS), als Indikator: „solid phase immun adsorption" (SPHA).

Differentialdiagnose Syphilis, Lepra, Mykosen, Osteomyelitis.

■ Therapie	Einmalinjektion von Procain-Penicillin-G-Aluminiummonostereat (PAM): 0,6-1,5 Mega E. Benzathin-Penillicin G. Bei Penicillinallergie: Tetrazyklin.
Prophylaxe	Bei hyperendemischer Frambösie ($\geq 10\%$ der Bevölkerung apparent krank) Massenbehandlung; bei 5-10% Prävalenz Behandlung aller präpubertalen Kinder; bei <5% Befall: Selektivbehandlung der Aktiv- und Kontaktfälle.

9.2 Rückfallfieber („relapsing fever")

Erreger	Borrelia recurrentis (epidemisches Läuserückfallfieber). Borrelia duttonii und Varianten (endemisches Zeckenrückfallfieber).
Infektionsquelle	Der kranke oder latent infizierte Mensch. Vektoren: Läuse und Zecken (Gattung: Ornithodorus).
Übertragungsart	Zerdrücken der infizierten Laus und Übertritt der Hämolymphe in Läusebiß- oder Kratzwunden bzw. via Coxalflüssigkeit oder Speichel der Zecke durch die unversehrte oder versehrte Haut.
Inkubationszeit	7 (4-18) Tage.
Krankheitsbild	Plötzlicher Krankheitsbeginn mit Schüttelfrost, Fieber, heftigen Kopfschmerzen, Bewußtseintrübung. Glieder-, Rücken- und Retrobulbärschmerzen. Häufig Übelkeit, Erbrechen, Husten und Nasenbluten. Hepatosplenomegalie, oft Meningismus. Charakteristischer Fieberverlauf: Bei Läuserückfallfieber Kontinua um 39°C für 5-6 Tage, dann kritischer Abfall. Nach 9 (3-27)tägigem, fieberfreiem Intervall erneuter Fieberschub von 2- bis 3tägiger Dauer. Mehr als 4 Rückfälle sind selten, bis zu 12 sind beschrieben worden. Beim Zeckenrückfallfieber sind Fieberphase und afebriles Intervall kürzer, die Rückfälle jedoch häufiger.

▶ Diagnose	Erregernachweis im Blut mittels a) Dunkelfeld- oder Phasenkontrastmikroskop, b) Ausstrich oder „dicken Tropfen", c) Tierversuch (Maus).
Komplikationen	Myokarditis, Bronchopneumonie, Nephritis, Neuritis.
Differentialdiagnose	Sepsis, Malaria, Typhus, Fleckfieber, Brucellose, Leptospirose.
■ Therapie	Tetrazyklin oder Erythromycin.
Prophylaxe	Persönliche und allgemeine Hygiene. Vektorenbekämpfung. Isolierung der Kranken und Verdächtigen.
Meldepflicht	Bei Verdacht, Erkrankung und Todesfall.

9.3 Lepra (Aussatz)

Erreger	Mycobacterium leprae (obligat intrazellulärer Parasit).
Infektionsquelle	„Offene", lepromatöse Lepra.
Übertragungsart	Direkter, enger und ständiger Kontakt unter ungünstigen hygienischen Bedingungen, Kinder sind empfänglicher als Erwachsene.
Inkubationszeit	Monate bis Jahre.
Krankheitsbild	Man unterscheidet 2 Haupttypen, je nach Abwehrlage: 1. *Lepromatöser Typ*= L-Form, Lepromintest negativ, 2. *tuberkuloider Typ*= T-Form, Lepromintest positiv. Außerdem: a) *indeterminierte Gruppe*= I-Form und b) *Randform oder Borderlinegruppe*= B-Form. Bakterien massenhaft bei der L-Form, viele bei der B-Form, wenige bei der I-Form und keine bei der T-Form. Bei Krankheitsbeginn treten blasse oder bräunlich-rote Flecken im Gesicht, an Rumpf und Extremitäten auf, in deren

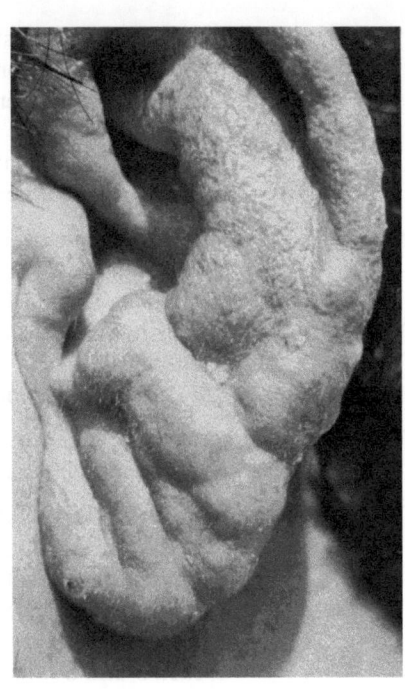

Abb. 18. Leprome am Ohr eines 30jährigen Mannes

Bereich zuweilen schon früh Sensibilitätsstörungen nachweisbar sind.

Bei der **L-Form** finden sich zumeist zunächst im Gesicht diffuse oder knotige Infiltrate. Diagnostisch wichtig sind: chronischer Schnupfen, Nasenbluten, Verdickungen der Ohrmuscheln (Abb. 18), Verlust der Augenbrauen, Vergröberung der Gesichtszüge, Salbengesicht. Auch Mundhöhle und Nasen-Rachen-Raum können befallen sein. Die Ausbreitung auf Rumpf und Extremitäten erfolgt meist symmetrisch. Der Prozeß greift auf Muskel, Sehnen, Knochen und Nerven über und führt zu schweren Verstümmelungen an Händen und Füßen. Auch Lymphknoten, Leber, Milz, Knochenmark und Hoden werden befallen.

Bei der **T-Form** sind die Hautveränderungen begrenzt, meist unilateral und asymmetrisch angeordnet. Die Haut ist rötlich verfärbt und depigmentiert. Frühzeitig kommt es zu Störungen der Oberflächensensibilitäten. Bei stärkerer Beteiligung der peripheren Nerven kommt es zu Analgesien, Parästhesien, Muskelschwund und atrophischen Veränderungen. Die inneren Organe sind nicht befallen.

▶ Diagnose
1. Erregernachweis in Abstrichen aus Nasenschleimhaut, Haut, Drüsenpunktaten und anderen Bioptaten (Ziehl-Neelsen-Präparat).
2. Histologische Untersuchung von Haut und Nerven.
3. Leprominreaktion.

Differentialdiagnose Pityriasis, Acne rosacae, Lues, Frambösie, Lupus, Leishmaniase, Sarkoidose.

■ Therapie
Dapsone (DDS) 400 mg/Woche plus Rifampicin für 2 Wochen, dann DDS allein, oder die Viererkombination: Rifampicin, Isoniazid, Protinamid, Dapson als Isoprodian-RMP. Die Chemotherapie muß bei der T-Form 2-3 Jahre, bei der L-Form zwischen 3 und 8 Jahren durchgeführt werden, manchmal lebenslang. Bei Unverträglichkeit von bzw. Resistenz gegenüber DDS: Lampren in Kombination mit Rifampicin. Rehabilitive Chirurgie. Thalidomid bei Erythema nodosum leprosum.

Prophylaxe
Früherfassung der Kranken. Integration der Leprabekämpfung in die allgemeinen Gesundheitsdienste. BCG-Impfung wird hinsichtlich des präventiven Schutzwertes nicht einheitlich beurteilt.

Meldepflicht
Bei Verdacht, Erkrankungs- und Todesfall.

9.4 Rickettsiosen

Rickettsien gelten als Bakterien mit eingeschränktem Synthese- und Energiestoffwechsel. Sie wachsen mit Ausnahme von R. quintana intrazellulär. Rickettsien sind in der Tierwelt weit verbreitet und streng spezifisch angepaßt. Die Erreger menschlicher Rickettsiosen gedeihen – außer R. quintana – nicht auf künstlichen Nährböden, wohl aber – wiederum mit Ausnahme des Erregers des Wolhynischen Fiebers – im Dottersack des Hühnerembryos, in Gewebekulturen sowie in Meerschweinchen und Maus.

Die *Krankheitsüberträger* (Laus, Floh, Zecke, Milbe) scheiden den Erreger entweder in Kot oder Sputum bzw. Coxalflüssigkeit aus, so daß die Infektion durch kleine Schrunden oder Gelegenheitswunden transkutan bzw. durch Biß erfolgt. Außer Fleckfieber und Wolhynischem Fieber, für die der Mensch allein Reservoir ist, finden sich Rickettsien nur dort, wo ein enzootischer Rickettsien-Kreislauf zwischen Arthropoden und Nagetieren stattfindet.

Tabelle 16 bringt wichtige Merkmale einiger Rickettsiosen bei typischem Verlauf (Fleckfieber s. S. 22, Q-Fieber s. S. 70).

9.5 Lymphogranuloma inguinale (venereum)

Erreger	Chlamydia trachomatis (Serotyp L1-L3) (s. S. 119).
Infektionsquelle	Sekrete infizierter Menschen und symptomfreier Keimträger (nach Chemotherapie).
Übertragungsart	Geschlechtsverkehr.
Inkubationszeit	7-20 Tage.
Krankheitsbild	1. Stadium: Meist rasch abheilende Primärläsion (Bläschen, Papel, Geschwür) an Glans penis, Präputium, Labien, Vagina, Zervix, Urethra, Rektum, Pharynx.
	2. Stadium: Nach 1-2 Wochen meist bilaterale Schwellung der Leisten- oder Beckenlymphknoten mit Abszeß- und Fistelbildung sowie Allgemeinsymptome (Fieber, Kopf-, Gliederschmerzen, Gewichtsverlust).
	3. Stadium: Unter Weiterbestehen der chronischen Entzündung Narbenbildung und Lymphstau mit den Folgen des genito-anorektalen Syndroms (Proktitis, Analfisteln, Rektumstrikturen, Elephantiasis venerea).

Tabelle 16. Die Rickettsiosen des Menschen

Krankheit	Erreger	Erregerreservoir	Überträger	Klinische Besonderheiten	Primärläsion	Exanthem
Felsengebirgsfieber	R. rickettsii	Nagetiere Schildzecke	Schildzecken	Schwerer Verlauf Enzephalitis, Nekrosen	Nicht ausgeprägt	Papulös-hämorrhagisch 3.–4. Tag
Zeckenbißfieber ("fievre boutonneuse")	R. sibirica R. australis R. conorii	Schildzecken	Schildzecken	Leichter Verlauf Lymphadenitis	Stark ausgeprägt	Wie bei F. G. Fieber, aber spärlicher
Q-Fieber	Coxiella burnetii	Zecken, Nager, Schafe, Rinder, Ziegen	Aerogen, oral, selten Zecken	Leichter Verlauf Atyp. Pneumonie	Fehlt	Fehlt
Rickettsienpocken	R. akari	Hausmaus	Milben	Leichter Verlauf	Stark ausgeprägt	Windpockenähnlich
Tsutsugamushi-Fieber	R. tsutsugamushi	Nager, Milben	Milbenlarven	Schwerer Verlauf Enzephalitis Lymphadenitis	Stark ausgeprägt	5.–8. Tag. Nicht hämorrhagisch
Klassisches Fleckfieber	R. prowazekii	Mensch	Läuse	Schwerer Verlauf Enzephalitis	Fehlt	4.–6. Tag, selten an Handtellern u. Fußsohlen, oft hämorrhagisch
Murines Fleckfieber	R. typhi	Nager	Flöhe, Läuse	Leichter Verlauf Selten Enzephalitis	Fehlt	Spärlicher und schwächer als beim Kl. Fleckfieber, nicht hämorrhagisch
Wolhynisches Fieber	Rochelimea quintana	Mensch	Läuse	Leichter protrahierter Verlauf. Jahrelange Persistenz d. Erregers	Fehlt	Fehlt

▶ Diagnose	Immunfluoreszenz, Zellkultur, Komplementbindungsreaktion.
Differentialdiagnose	Lues, Ulcus molle, Granuloma venereum, Tbc, Filariasis, Morbus Hodgkin.
Komplikationen	Narbige Fibrosen und Deformierungen im Inguinal- und Anogenitalbereich.
■ Therapie	Tetrazykline: 2 g/Tag für 3 Wochen; Cotrimoxazol, Ciprofloxacin. Gegebenenfalls chirurgische Eingriffe.
Prophylaxe	Schutz vor venerischer Infektion.

9.6 Trachom

Erreger	Chlamydia trachomatis (Serotyp A-C) (s. S. 119).
Infektionsquelle	Konjunktivalsekret infizierter Menschen.
Übertragungsart	Schmutz- und Schmierinfektion.
Inkubationszeit	6-10 Tage.
Krankheitsbild	Gelegentlich akuter Beginn unter den Symptomen einer heftigen Bindehautentzündung (Lichtscheu, Fremdkörpergefühl, Tränen, schleimig-eitriges Sekret). Häufiger ist die chronische Entzündung. Unter Trübung und Auflockerung der gesamten Konjunktiva - meist beider Augen gleichzeitig - kommt es zur charakteristischen Bildung von Follikeln *(Trachomkörner),* besonders am oberen Tarsus. Der Verlauf wird mitbeeinflußt durch bakterielle Superinfektion. Später bilden sich in der Konjunktiva Narben. Schrumpfungsvorgänge führen zu Entropium und Trichiasis sowie zu Verkrümmungen des Tarsus. Von der oberen Übergangsfalte greift der Prozeß von oben her auf die Cornea über unter dem Bild der subepithelialen Infiltration *(Pannus*

	trachomatosus) und Vaskularisation. Im Endstadium resultiert totaler Pannus mit Austrocknung und Verhornung des Binde- und Hornhautepithels.
▶ Diagnose	Mikroskopischer (Giemsa-Färbung, Immunfluoreszenz) und kultureller (Zellkultur, Dottersack des Hühnerembryos) Erregernachweis. Antikörpernachweis mittels indirekter Immunfluoreszenz, besonders aussichtsreich im follikulären Stadium der Krankheit in Serum oder Konjunktivalsekret.
Differentialdiagnose	Bakterielle Konjunktivitis, Einschlußkonjunktivitis.
Komplikationen	In endemischen Gebieten Erblindungsrate 4-5%. *"Verhütbare Erblindung"* wie bei Onchozerkiasis (S. 201) und Xerophthalmie (Vitamin-A-Mangel).
■ Therapie	Lokale Applikation von 1% Tetrazyklin- oder Erythromycin-Suspension oder -Salbe, 1- bis 4mal tgl. für 3-6 Monate, gleichzeitig orale Gabe von Langzeitsulfonamiden für 6 Wochen. Ab 10. Lebensjahr Tetrazyklin über 21 Tage. Rehabilitive Chirurgie.
Prophylaxe	Verbesserung der Umwelthygiene. Gesundheitserziehung. Eine Schutzimpfung gibt es bisher nicht.
Meldepflicht	Erkrankung und Tod.

9.7 Gelbfieber

Auf Afrika, Mittel- und Südamerika beschränkte, durch Mücken übertragene, akute Viruskrankheit mit zweigipfligem Fieberverlauf, die in schweren Fällen zu degenerativen Nekrosen in Nieren und Leber sowie zu hämorrhagischer Diathese mit blutigem Erbrechen führt. Neben dem *klassischen* gibt es einen *fulminanten* Verlauf, der unter heftigen Blutungen schon am 2.-4. Krankheitstag tödlich endet. Die Mehrzahl der Infektionen verläuft leicht als grippeartige Erkrankung. Man unterscheidet ein urbanes und ein Dschungel- (unter Affen endemisches) Gelbfieber.

Erreger	RNS-Virus (Flavivirus).

Komplikationen	Verbrauchskoagulopathie, Nieren-Leber-Versagen, Enzephalitis.
▶ Diagnose	Erregerisolierung (Moskitozellkulturen). Antikörpernachweis (RIA, ELISA).
Differentialdiagnose	Influenza, Hepatitis, Malaria tropica, Leptospirosen.
Prophylaxe	Vektorbekämpfung. Schutzimpfung mit attenuiertem Gelbfieberimpfstoff (Stamm 17 D). Schutzdauer 10 Tage post vacc. für 10 Jahre (S. 245).
Meldepflicht	Erkrankung und Tod.

9.8 Dengue (Siebentagefieber, „dandyfever")

Durch Aedes-Mücken übertragenes und damit an wärmere Zonen gebundenes, oft in großen Epidemien auftretendes *Sommerfieber,* das mit schwerem Krankheitsgefühl, Kopf-, Rücken-, Glieder- und Gelenkschmerzen sowie Konjunktivits, Retroorbitalschmerz und Schwindel einhergeht. Im Organstadium kommt es zu einem deutlichen Exanthem. Verzögerte Rekonvaleszenz.

Erreger	Dengue-Virus mit 4 Serotypen (Mitglied der Flavivirusgruppe; partielle Kreuzimmunität mit dem FSME- und Gelbfieber-Virus).
Komplikationen	Hämorrhagisches Dengue-Fieber, Dengue-Schocksyndrom. Orchitis, Oophoritis, Meningitis. Mono- und Polyneuritis.
▶ Diagnose	Erregerisolierung (Moskitozellkulturen). Antikörpernachweis.
Differentialdiagnose	Malaria, Rückfallfieber, Leptospirosen, andere Arbovirusinfektionen. Masern, Röteln, ECHO-Virus-Infektionen.
Prophylaxe	Vektorbekämpfung. Ein multivalenter Impfstoff ist in Vorbereitung.

9.9 Pappataci-Fieber (Dreitagefieber, Phlebotomus (Sandfly)-Fieber)

Von Phlebotomen übertragene, in warmen Ländern en- und epidemisch auftretende Krankheit, die durch Fieber, Kopf-, Augen- und Muskelschmerzen, Lichtscheu, Nackensteife, Schwindel und gastrointestinale Störungen gekennzeichnet ist. Gelegentlich treten Haut- und Schleimhautblutungen auf.

Erreger	Phlebovirus mit zahlreichen Serotypen (Familie der Bunyaviren).
Komplikationen	Neuroretinitis, Meningitis.
Differentialdiagnose	Dengue, Malaria, Grippe, Rickettsiosen.
▶ Diagnose	Virusnachweis wegen der Kürze der Virämie schwierig. Antikörpernachweis.
■ Therapie	Symptomatisch.
Prophylaxe	Vektorbekämpfung.

9.10 Virusbedingte hämorrhagische Fieber

9.10.1 Lassa-Fieber

Auf Westafrika beschränkte Zoonose. Klinische und epidemiologische Ähnlichkeit mit den hämorrhagischen Fiebern Südamerikas (s. Tabelle 17).

Erreger	RNS-Virus (Arenavirus). Antigenverwandtschaft mit dem LCM-Virus (s. S. 103).
Infektionsquelle	Kleine afrikanische Ratte (Mastomys natalensis).
Übertragung	Direkter oder indirekter Kontakt mit Rattenurin. Direkter Kontakt mit Blut, Urin und Sekreten infizierter Patienten.

Tabelle 17. Virusbedingte hämorrhagische Fieber

Krankheit	Erreger	Überträger	Reservoir	Vorkommen
Gelbfieber	Flavivirus	Mücken	Affen	Süd- u. Zentral-Amerika, Afrika
Kyasanur-Forest-Krankheit	Flavivirus	Zecken	Affen, Nager Vögel	Indien
Omsker hämorrh. Fieber	Flavivirus	Zecken	Nager	Sibirien
Nephropathia epidemica	Bunyavirus	?	Mäuse, Ratten	Skandinavien, Schottland
Koreanisches hämorrh. Fieber	Bunyavirus	?	Nager	Südostasien, Rußland
Krim-Kongo hämorrh. Fieber	Bunyavirus	Zecken	Huftiere, Vögel	Südrußland, Balkan, Afrika
Lassa-Fieber	Arenavirus	?	Nager	Westafrika
Junin-Fieber	Arenavirus	?	Nager	Argentinien
Machupo-Fieber	Arenavirus	?	Nager	Bolivien
Ebola-Krankheit	Filovirus	?	?	Sudan, Zaire
Marburg-Krankheit	Filovirus	?	?	Ostafrika

Inkubationszeit	5–21 Tage.
Krankheitsbild	Die Mehrzahl der Fälle verläuft subklinisch oder als grippaler Infekt. In 5–10% beginnt die Krankheit als Tonsillopharyngitis mit allgemeinem Krankheitsgefühl, zervikaler Lymphadenopathie und Konjunktivitis. Später kommt es zu einem makulopapulösen Exanthem, zu Hämorrhagien (Hämatemesis, Melana, Metrorrhagie u.a.) sowie zentralnervösen Erscheinungen.
▶ Diagnose	Virusnachweis in Blut, Urin, Liquor sowie Antikörpernachweis.
Differentialdiagnose	Malaria, Typhus abdominalis, Gelbfieber, Leptospirosen, Sepsis.
■ Therapie	Symptomatisch. Versuch mit Ribavirin.

9.10.2 Marburg- und Ebola-Krankheit

Erreger	RNS-Viren von ungewöhnlicher Länge, keine Antigenverwandtschaft.
Infektionsquelle	Zoonosen, ohne daß der tierische Wirt bisher bekannt ist.
Übertragung	Direkter Kontakt mit Blut, Urin und Sekreten (Sperma) infizierter Patienten.
Inkubationszeit	3–9 Tage (Marburg); 4–16 Tage (Ebola).
Krankheitsbild	Plötzlicher Krankheitsbeginn mit hohem Fieber, Kopf- und Gliederschmerzen, Erbrechen, Durchfall. Zwischen 5. und 8. Krankheitstag Auftreten eines makulopapulösen Exanthems. Befall aller parenchymatösen Organe und des ZNS. Hämorrhagische Diathese (Thrombozytopenie). Lange Rekonvaleszenz.
Komplikationen	Enzephalitis, Myokarditis, Niereninsuffizienz, Orchitis.
▶ Diagnose	Erregernachweis aus Blut, Urin und Organmaterial.
Differentialdiagnose	Typhus abdominalis, Sepsis, Leptospirose, Malaria, Gelbfieber.
■ Therapie	Symptomatisch.
Prophylaxe	Strenge Isolierung. Pflege durch geschultes Personal in Schutzbekleidung.

Literatur (zu Kap. 1–9)

Boys JM (1985) Tularemia, P. species, Y. species. In: Mandell GL, Douglas RG, Bennett JE (ed): Principles and practice of infectious diseases, 2nd edn. Wiley, New York, pp 1290–1300

Brandis H, Otte HJ (Hrsg) (1984) Lehrbuch der medizinischen Mikrobiologie. Fischer, Stuttgart

Brüschke G (Hrsg) (1983) Handbuch der Inneren Erkrankungen. Bd. 5: Infektionskrankheiten. Fischer, Stuttgart

Evans AS (ed) (1982) Viral infections of humans, 2nd edn. Plenum, New York
Farthing CF, Brown SE, Shaughton RCD, Crean JJ, Mühlemann M (1986) AIDS, erworbenes Immundefekt-Syndrom. Schwer, Stuttgart
Fields BN (ed) (1985) Virology. Raven Press, New York
Gross R, Schölmerich P (Hrsg) (1987) Lehrbuch der Inneren Medizin, 7. Aufl. Schattauer, Stuttgart
Gsell O, Mohr W (Hrsg) (1967–1973) Infektionskrankheiten, Bd. I–IV. Springer, Berlin Heidelberg New York
Gesell O, Krech U, Mohr W (Hrsg) (1986) Klinische Virologie. Urban & Schwarzenberg, München
Hornbostel H, Kaufmann W, Siegenthaler W (Hrsg) (1985) Innere Medizin in Praxis und Klinik, Band III. Thieme, Stuttgart
Johnson RC (ed) (1976) The biology of parasitic spirochetes. Academic Press, New York
Krauss H, Weber A (Hrsg) (1986) Zoonosen. Dtsch. Ärzte-Verlag, Köln
Lode H (1982) Virale Infektionen der Luftwege. Pharmazeut Z 127: 1627–1632
Lode H (1983) Therapie von unspezifischen Infektionen des Atemtraktes. Aesopus, Basel Wiesbaden
Mandell GL (ed) (1979) Principles and practice of infectious diseases. Wiley, New York
McGee ZA, Kaiser AB (1985) Acute meningitis. In: Mandell GL, Douglas RG, Bennett JE (eds): Principles and practice of infectious diseases, 2nd edn. Wiley, New York, pp 560–572
Mehlhorn H, Piekarski G (1985) Grundriß der Parasitenkunde, 2. Aufl. Fischer, Stuttgart
Modlin JF (1985) Coxsackievirus and ECHOvirus. In: Mandell GL, Douglas RG, Bennett JE (eds): Principles and practice of infectious diseases, 2nd edn. Wiley, New York, pp 814–824
Nahmias AJ, Dowdle WR, Schinazi RF (ed) (1980) The human herpesviruses. Elsevier, s,w York
Simon C, Stille W (1985) Antibiotika-Therapie. Schattauer, Stuttgart
Sturchler D (1981) Endemiegebiete tropischer Infektionskrankheiten. Huber, Bern
Voris LP van, Roberts NJ (1986) Central nervous system infections. In: Reese RE, Douglas RG (eds) A practical approach to infections diseases, 2nd edn. Little, Brown, Boston, pp 123–155
Warren KS, Mahmoud AAF (ed) (1984) Tropical and geographical medicine. McGraw-Hill, New York
WHO Working Group on Rickettsial Diseases: Rickettsioses: A continuing disease problem. Bull. WHO 60: 157–164

10 Tuberkulose

H. Lode

Epidemiologie

Die *Tuberkulose* gilt als eine der am weitesten verbreiteten Infektionskrankheiten in der Welt, die am häufigsten zum Tode führt. Die jährliche Zahl der Erkrankungen an Tuberkulose wurde 1982 auf 7,7 Mio., die Zahl der jährlichen Sterbefälle auf 3,3 Mio. geschätzt.

Inzidenz und *Sterblichkeit* der Tuberkulose in Mitteleuropa sind in den letzten Jahrhunderten und Jahrzehnten kontinuierlich zurückgegangen. Dieser Rückgang wurde in Deutschland jeweils nur am Ende der beiden Weltkriege und danach durch vorübergehende Zunahmen unterbrochen. Der laufende Tuberkuloserückgang beruht in erster Linie auf einer Verbesserung der sozioökonomischen Bedingungen und Wohnverhältnisse sowie der Hygiene, aber auch der Diagnose, Isolierung, Behandlung und Überwachung (nach Radenbach et al. 1985). Die Chemotherapie trägt erst in den letzten 25 Jahren mit zum Rückgang der Tuberkulose bei. Eine *Eradikation* der Tuberkulose wird jedoch auch in Mitteleuropa nicht vor dem Jahre 2030 erwartet.

In der Bundesrepublik Deutschland gab es am Ende des Jahres 1981 36 596 Tuberkulosekranke (ohne Hessen). Neu erkrankten im Jahre 1984 17 137 Menschen und 1338 starben. Gut ein Drittel der Erkrankten ist ansteckungsfähig. Die größte Erkrankungshäufigkeit besteht zur Zeit bei aus dem Ausland kommenden Asylbewerbern, Gastarbeitern und deren Angehörigen.

Die Rate der *tuberkulinpositiven Gesunden,* d. h. der primär Infizierten in der Bevölkerung, ist ein weiterer wichtiger Parameter für die Tuberkuloseepidemiologie. Nur noch schätzungsweise 35% der Gesamtbevölkerung sind tuberkulinreagent. Das aktuelle Infektionsrisiko muß als sehr gering bezeichnet werden, da von 2500 Tuberkulinnegativen nur einer pro Jahr positiv wird.

Erreger

Die Erreger der menschlichen Tuberkulose, *Mycobacterium tuberculosis* und *M. bovis* gehören zum Genus Mycobacterium in der Familie Mycobacteriaceae. Die grampositiven, schlanken Stäbchen von wechselnder Länge zeichnen sich durch das Merkmal der Säurefestigkeit aus. Sie lassen sich nur schwer anfärben, sind aber dann weder durch Säure- noch durch Alkalibehandlung zu entfärben. Tuberkelbakterien sind nur auf Spezialnährböden zu kultivieren (z. B. Eiernährböden und halbsynthetische oder synthetische Nährmedien). Tuberkelbakterien wachsen nur langsam, so daß mit einem positiven Kulturversuch erst nach frühestens 3 Wochen zu rechnen ist. Heute ist zu berücksichtigen, daß *Mycobacterium avium, M. kansasii* und *M. intracellulare* ein ähnliches pulmonales Infektionsbild beim Menschen erzeugen können wie M. tuberculosis. Weitere atypische Mycobakterien wie *M. marinum, M. ulcerans* und *M. scrofulaceum* können Infektionen der Haut und der Lymphknoten wie M. tuberculosis auslösen. Die Häufigkeit derartiger atypischer Mykobakteriosen nimmt insbesondere bei immunsupprimierten Patienten (z. B. AIDS) deutlich zu.

Übertragung

Unter den vielen Übertragungsmöglichkeiten von Mensch zu Mensch sind *aerogene Aerosolinfektionen* bis dahin nicht Infizierter durch Kranke mit offener Tuberkulose vor der Behandlung von größter Bedeutung. Die Inhalation derartiger, massenhaft Tuberkulosebakterien enthaltender Tröpfchen führt bei den Exponierten zur *Primärinfektion.*

Superinfektionen bei bereits infizierten Gesunden können nur ausnahmsweise bei massiver und langer Exposition vermutet werden. Kranke mit primär offener Tuberkulose verlieren aber spätestens innerhalb von 4 Wochen ihre Infektiosität, wenn sie kombiniert medikamentös behandelt werden. Dementsprechend stellen Patienten, bei denen zu Behandlungsbeginn nur kulturell Tuberkulosebakterien im Auswurf nachweisbar sind, keine Infektionsquelle von Bedeutung dar. Aerogene Staubinfektionen gehören ebenso wie Laborinfektionen zu den Ausnahmen. Das gleiche gilt heute auch für Nahrungsmittelinfektionen, z. B. durch Milch, mit den Eintrittspforten Mundschleimhaut, Tonsillen oder Ileozäkalregion des Darms.

Pathogenese

Das Angehen einer Infektion mit Tuberkulosebakterien ist von einer objektiv nicht meßbaren, individuell unterschiedlichen Resistenz des Organismus und von der Anzahl der eingedrungenen Erreger abhängig. An der Eintrittspforte bildet sich oft ein entzündlicher Primärherd aus; die Erreger wandern von hier aus über die entzündlich reagierenden Lymphbahnen zum regionalen Lymphknoten. Hier entsteht immer eine primäre Lymphadenitis. Lungenprimärherd, Lymphangitis und Lymphadenitis eines bronchopulmonalen Lymphknotens stellen den weitaus häufigsten *tuberkulösen Primärkomplex* dar. Der anfangs histologisch unspezifische, später jedoch mit typischem tuberkulösem Granulationsgewebe einhergehende Lungenprimärherd kann sich als lobuläres Infiltrat oder als sublobulärer Herd röntgenmorphologisch manifestieren. Er bleibt aber häufig unter der röntgenologischen Nachweisbarkeitsgrenze. Der Primärkomplex kommt bei 96-98% der Patienten spontan zum Stillstand und damit zur vorübergehenden oder dauerhaften Ausheilung. Lungen- und Lymphknotenherde können sich resorbieren und vernarben; bei Entzündungen mit Verkäsung treten röntgenmorphologisch öfter kalkig-krümelig indurierte Herde in Erscheinung. Die indurierten Herde können infolge jahrzehntelanger persistierender Tuberkulosebakterien bei einer Resistenzminderung des Organismus sich wiederum vermehren und damit jederzeit Ausgangspunkt für eine postprimäre Tuberkulose werden.

Für klinische Belange hat es sich bewährt, zwischen progredienter Primärtuberkulose und postprimärer Tuberkulose zu unterscheiden. Definitionsgemäß wird von *Primärtuberkulose* gesprochen, wenn sich die Krankheit im direkten Anschluß an die Infektion manifestiert. Eine *postprimäre Tuberkulose* wird angenommen, wenn die Krankheit mehr als zwei Jahre nach der Infektion auftritt oder wenn sie sich bei hämatogener Streuung erst nach einer Latenzzeit von mehr als einem Jahr klinisch manifestiert. Charakteristische Ausbreitungswege sind lymphogene Streuung, hämatogene Aussaat, örtliche Kontinuitätsausbreitung sowie kanalikuläre Aussaat.

Disponierende Faktoren für die Erkrankung an Tuberkulose sind ein sehr jugendliches (Säuglings- und Kleinkindes-) sowie ein sehr hohes Lebensalter. Unter den Lungenkrankheiten disponiert die Silikose in besonderem Maße zur Tuberkulose. Weitere disponierende Grundkrankheiten sind Magenresektion, Alkoholkrankheit, höhergradige chronische Niereninsuffizienz, Leberzirrhose und maligne hämatologische Erkrankungen.

Klinik
- Primärtuberkulose

Bei der *intrathorakalen Lymphknotentuberkulose* handelt es sich in der Regel um eine Primärtuberkulose und um einen einseitigen Befall bronchopulmonaler und tracheobronchialer Lymphknoten (Hiluslymphknotentuberkulose). Im Kindesalter kann die Kompression der in dieser Phase noch weichen Bronchien zur Atelektase führen *(Epituberkulose)*. Als Symptom kann die Lymphknotentuberkulose zu trockenem Husten ohne Auswurf führen. Übergreifen einer Lymphknotentuberkulose auf die

Wand großer Bronchien führt zur primären stenosierenden Tuberkulose großer Bronchien. Zerstörung der Bronchialwand, intrabronchiale Granulationen und entzündliche Schleimhautschwellung verursachen Segment- oder Lappenatelektasen. Bronchogene Bakterienaussaat führt zu poststenotischen Streuherden und auch zu Befall anderer Lungenanteile. Mittellappen- und Linguabronchien sind in ihrer ganzen Zirkumferenz von Lymphknoten umgeben, so daß sie häufiger betroffen sind. Lymphknoteneinbrüche in das Bronchialsystem verursachen pneumonische, bronchopneumonische oder kleinknotige Lungentuberkulosen.

Bei der *hämatogenen Lungentuberkulose* kommt es nach Massenaussaat zur allgemeinen *Miliartuberkulose*. Die röntgenmorphologisch etwa hirsekorngroßen, disseminierten Herde in den Lungen, bevorzugt in den oberen und mittleren Partien, sind für die Miliartuberkulose typisch. Je nach Symptomatik und vorherrschendem Organbefall wird von der pulmonalen, typhösen oder meningitischen Form gesprochen. Schwerstes Krankheitsbild, Fieber, Dyspnoe, typischer Röntgenbefund, gelegentlicher Nachweis von Tuberkeln am Augenhintergrund und/oder meningitische Symptomatik führen zur Diagnose. Hämatogene Streuung geringerer Bakterienmengen verursachen eine disseminierte Streuungstuberkulose der Lunge, eine beiderseitige Oberlappenspitzentuberkulose oder auch eine extrapulmonale Organtuberkulose.

Die *Pleuritis exsudativa tuberculosa* tritt überwiegend im jugendlichen und frühen Erwachsenenalter auf und gehört meist ebenfalls zur Primärtuberkulose. Sie beginnt als fibrinöse, trockene Pleuritis, die zumeist relativ schnell in eine ausgedehnte Exsudatbildung übergeht. Gleichzeitig tuberkulosetypische Lymphknoten- oder Lungenminimalherde und positive Tuberkulinreaktion machen die Diagnose wahrscheinlich. Die optimale ätiologische Sicherung sollte heute durch eine Thorakoskopie erfolgen; dabei sind in typischer Weise granulomartige Tuberkel auf beiden Pleurablättern nachzuweisen. Histologisch ergibt sich das typische Substrat von verkästen Epitheloidzellgranulomen mit zumeist auch kulturell positivem Bakteriennachweis. Demgegenüber ist die Menge an Tuberkelbakterien im Pleuraexsudat relativ gering, so daß Kulturen aus der Pleuraflüssigkeit häufig negativ verlaufen.

Klinik
- Postprimäre Lungentuberkulose

Die kleinsten, röntgenologisch erfaßbaren tuberkulösen Lungenrundherde finden sich in typischer Weise multizentrisch in beiden *Oberlappenspitzen,* so daß eine hämatogene Streuherdbildung anzunehmen ist. Kleinere Herde können spontan ausheilen und sich dann kleinknotig fibrotisch darstellen. Sie können sich jedoch auch im Laufe der Zeit schrittweise vergrößern, so daß dann eine meist *beiderseitige knotige und infiltrative Oberlappenspitzentuberkulose* mit allgemeinen und Organsymptomen besteht.

Ein charakteristischer Initialherd in Form einer unizentrischen Pneumonie ist das lobuläre Infiltrat. Er kann sowohl hämatogen als auch lymphadenobronchogen entstanden sein.

Ein weiterer typischer unizentrischer Herd ist das *infraklavikuläre Infiltrat,* bei dessen Pathogenese wahrscheinlich eine hämatogene, isolierte, periphere Bronchialtuberkulose zu vermuten ist. Dieses Infiltrat verursacht häufig Husten, Auswurf und Hämoptysen. Ein derartiger Herd pflegt schnell zentral zu verkäsen, einzuschmelzen und zu kavernisieren. Kommt es zu Rückbildungsvorgängen mit Granulationsgewebe, so wird sich hieraus ein tuberkulöser *Rundherd* entwickeln, bei Bildung einer Bindegewebskapsel wird dieser Rundherd als *Tuberkulom* bezeichnet.

Die Ausbreitung aller genannten primären und postprimären Formen kann schubweise, aber auch mit schneller Progredienz vor sich gehen und zur *doppelseitigen bronchopneumonisch konfluierenden* und *pneumonischen Tuberkulose* führen. Prozesse dieser Art bevorzugen die Oberlappen und die Unterlappenspitzen, können jedoch auch in allen anderen Lungenanteilen vorkommen. Multiple kleinkavernisierte und großkavernisierte Prozesse verursachen eine schwere allgemeine Organsymptomatik mit starkem Husten, großen Mengen Auswurf und Dyspnoe. Im Sputum finden sich bei derartigen Patienten wie in den Kavernen auch massenhaft Tuberkelbakterien.

Klinik
- Klassifikation

Zur optimalen klinischen Beurteilung des Einzelfalles hat sich die Differenzierung in *geschlossene,* nur *kulturell offene* oder *färberisch und kulturell offene* Tuberkulose bewährt. Ersterkrankungen mit Erstbehandlung sind von Wiedererkrankungen mit Wiederholungsbehandlung und schlechterer Prognose zu unterscheiden. Von *chronischer Lungentuberkulose* wird gesprochen, wenn eine Bakterienausscheidung länger als 24 Monate besteht. *Aktivität* der Erkrankung besteht, wenn Bakterien ausgeschieden werden und/oder röntgenologisch Progression oder Regression nachweisbar ist. Hierbei besteht immer Behandlungsbedürftigkeit. *Inaktivität* des jeweiligen Prozesses ist anzunehmen, wenn nach Aktivität und Behandlung eine stabile Sputumkonversion von positiv nach negativ eingetreten und/oder keine Röntgenfilmveränderung im Sinne einer weiteren Rückbildung mehr vorhanden ist.

Klinik
- Extrapulmonale Tuberkulose

Die *postprimäre extrapulmonale Organtuberkulose* entsteht zumeist durch hämatogene Aussaat. Die Latenzzeiten von der Streuung bis zur klinischen Manifestation mit Allgemein- und Organsymptomatik dauern dann Monate, Jahre oder Jahrzehnte. Die häufigsten hämatogenen Organsystemtuberkulosen sind die Urogenitaltuberkulose, die Skelettuberkulose, die Tuberkulose peripherer Lymphknoten, die Hauttuberkulose, die Schleimhauttuberkulose der oberen Luftwege und Kehlkopftuberkulose am Kehlkopfeingang, die tuberkulöse Periproktitis mit Analfistel, die Nebennierentuberkulose mit M. Addison und die grobknotige Milztuberkulose. Latenzzeiten können hier bis zu 25 Jahre bei der Nierentuberkulose und bis zu 30 Jahre bei der Nebennierentuberkulose betragen.

Die Tuberkulose nach *extrapulmonaler Primärinfektion* ist heute sehr selten geworden und besteht aus Tonsillentuberkulose, Halslymphknotentuberkulose, Mesenteriallymphknotentuberkulose, Ileozäkaltuberkulose.

Differential-
diagnose

Bei jeder Erkrankung der Atmungsorgane ist auch an eine Tuberkulose zu denken. Pulmonale Infiltrationen, die für Bronchialkarzinom, unspezifische Pneumonie, Bronchopneumonie, Bronchiektasenkrankheit, Lungeninfarkt, Sarkoidose, Silikose usw. typisch erscheinen, können tuberkulöser Natur sein. Auch an eine Kombination von nichttuberkulösen Lungenkrankheiten mit Tuberkulose sollte gedacht werden. Insbesondere die *Alterstuberkulose* bei Patienten über 70 Jahre nimmt offensichtlich wieder zu und sollte differentialdiagnostisch immer erwogen werden.

Immunologie

Nach der Ausbildung von tuberkulösen Granulationen bildet sich im Organismus eine zelluläre *relative Immunität* aus, die gegenüber Superinfektionen sehr weitgehend ist. Diese verhindert aber nicht, daß in Mitteleuropa rund 8% der Angesteckten entweder im direkten Anschluß an die Infektion (2-4%) an einer progredienten Primärtuberkulose oder im Laufe ihres späteren Lebens (6-4%) an einer postprimären Tuberkulose erkranken. Weiterhin kommt es nach dem Kontakt zu einer Allergie gegenüber *Tuberkulin*. Sie entwickelt sich in einer präallergischen Phase von 2-10 Wochen nach angehender Infektion. Der Übergang von einer Normergie mit negativer Tuberkulinreaktion in eine Allergie (Hyperergie) mit positiver Reaktion wird als *Tuberkulinkonversion* bezeichnet.

In Analogie zur Spontaninfektion wird eine relative

Immunität mit der aktiven *Tuberkuloseschutzimpfung* (s. S. 225) angestrebt. Als Impfstoff werden lebende Keime von Bacillus Calmette-Guérin (BCG), einem in seiner Pathogenität stark abgeschwächten Mycobacterium-bovis-Stamm, verwendet. Der Impfschutz nach dieser Impfung bleibt für 8-15 Jahre erhalten. Allerdings ist die Indikation zur Tuberkuloseschutzimpfung heute umstritten.

Die *Tuberkulinreaktion* stellt den Prototyp der Allergie vom Spättyp (IV) dar. Die Tuberkuline (Tuberkuloproteine) werden aus Kulturfiltraten von Mycobacterium tuberculosis gewonnen. Die Dosierung nach Konzentration ist heute von international definierten Tuberkulineinheiten abgelöst worden (z. B. 0,1 TE). In Deutschland werden für praktische Zwecke fast nur noch die Stempeltests und der Mendel-Mantoux-Test verwendet. Nach abgelaufenem Primärkomplex führt die intrakutane Einbringung von Tuberkulin innerhalb weniger Tage (1-3) zu einer entzündlichen Rötung und tastbaren Hautinfiltration; nur letztere ist für die Beurteilung der Reaktion maßgebend. Bei der *Beurteilung der Reizschwelle* wird eine hohe Tuberkulinempfindlichkeit mit positiver Reaktion bereits bei 0,1 oder 1 TE bzw. stark positiver Reaktion im Stempeltest angenommen. Dies spricht für eine aktuelle Auseinandersetzung des Organismus mit Tuberkulosebakterien bei frischer Tuberkulinkonversion oder wiederholter Superinfektion bzw. Erkrankung an Tuberkulose. Vermindert fällt die Reaktion bei lange zurückliegendem Primäreffekt aus, nach BCG-Schutzimpfung, bei ACTH- oder Kortikosteroidbehandlung, in der Heilungsphase verschiedener Infektionskrankheiten und bei chronischen hämatologischen Erkrankungen.

▶ Diagnose

Anamnestisch werden zunächst eine Familien- und Arbeitsanamnese erhoben sowie generell eine Umgebungsuntersuchung hinsichtlich der Infektionsquelle angestrebt. Patienten mit Minimaltuberkulose bieten wenig Symptome. Bei mäßig oder weit fortgeschrittener Tuberkulose finden sich neben relativ organspezifischen Erscheinungen oft unspezifische Allgemeinsymptome wie Krankheitsgefühl, Inappetenz, Gewichtsabnahme, Nachtschweiß. Auch Magenbeschwerden und subfebrile Temperaturen sind relativ häufig. Im akuten Krankheitsbild ergeben sich die typischen Befunde einer akuten Infektionskrankheit mit Leukozytose mit Linksverschiebung, stark beschleunigter BSG, Vermehrung der α_2-Globuline usw. Die *körperliche Untersuchung* sollte sich nicht nur auf intrathorakale Manifestationen, sondern auch auf extrapulmonale Organreaktionen richten.

Die *radiologische Diagnostik* wird auf den jeweiligen Organbefall ausgerichtet. Stets erforderlich ist eine Thoraxübersichtsaufnahme. Eine *Tuberkulin-Hauttestung* ist aus differentialdiagnostischen Gründen immer indiziert. *Bakteriologisch* sollten je nach Organbefall färberische und kulturelle Untersuchungen angestrebt werden. Ein zusätzlicher *Tierversuch* ist beim Liquor zu empfehlen, bei Harn, Pleuraexsudat und Gelenkpunktat wünschenswert. Bei färberisch wiederholt negativem Ausfall der Sputumuntersuchung werden Trachealspülwasser, Sputum nach Provokationsinhalation mit hypertonischer Kochsalzlösung, Nüchtern-Magensaft sowie gezielt bronchoskopisch abgesaugtes Sekret untersucht. Bei positiver Kultur sind *Typenbestimmung* und *Resistenztestung* unbedingt notwendig.

Bioptisch, durch Probeexzision oder auch operativ gewonnenes Material wird je zur Hälfte ohne Formalin der bakteriologischen Untersuchung und in Formalin der pathologisch-anatomischen Analyse zugleitet. Der morphologisch richtungsweisende Befund einer *epitheloidzelligen Granulomatose* oder einer *Mykobakteriose* hat ebenso wie der färberische Nachweis von Mykobakterien den großen Vorteil, daß er in kürzester Zeit vorliegt.

■ Therapie

Eine gute antituberkulöse Behandlung ist immer eine *kombinierte Chemotherapie*. Die wirksamsten und verträglichsten Regime der Kombinationsbehandlung sind von der Auswahl der Medikamente abhängig. Alle antituberkulösen Mittel wirken in therapeutischen Dosen bakteriostatisch; einige haben außerdem degenerativ-bakterizide Wirkungspotenzen auf proliferierende und/oder ruhende Bakterien. Die Elimination proliferierender Keime wird für die kulturelle Sputumkonversion, die ruhender Erreger für die Rezidivfreiheit als relevant angesehen.

Führende Medikamente unter den Mitteln mit bakterizider Potenz sind *Rifampicin* und *Isoniazid*. Sie sind relativ gut verträglich und wirken sowohl auf extra- als auch intrazelluläre, proliferierende und ruhende Keime degenerativ-bakterizid. Von Bedeutung sind weiter heute folgende Mittel: *Pyrazinamid, Streptomycin, Protionamid* und *Ethambutol*.

Eine optimale antimykobakterielle Chemotherapie beruht auf folgenden Grundsätzen:

1. Monotherapie ist obsolet; dies hängt mit in jeder Bakterienpopulation vorhandenen primär resistenten Mutanten zusammen, deren Selektion und Vermehrung unter Monotherapie zur sekundären Bakterienresistenz mit Therapieversagen führt.
2. *Vierfach- oder Dreifachkombinationsbehandlungen* in der Anfangsphase mindern schnell die Keimzahl.
3. In der Stabilisierungsphase bis zum Behandlungsabschluß sollte eine *Zweifachkombination* eingesetzt werden.
4. *Intensität* und *Gesamtdauer* der Behandlung werden individuell vom Bakterienreichtum, von der Ausdehnung der Tuberkulose und von der Medikamentenwahl abhängig gemacht.
5. Möglichst *angepaßte Chemotherapie* auf der Basis der nachgewiesenen Erregersensibilität (Resistenzverhältnisse der Infektionsquelle, Chemo-

therapieanamnese, Ergebnis der Sensibilitätstestung).
6. *Individuelle Verwendung* der Mittel mit dem besten therapeutischen Index.
7. *Kontinuierliche* und *ausreichend lange Behandlung.*
8. Sorgfältige *Therapieüberwachung auf Nebenwirkungen.*
9. Diese Grundsätze gelten für alle aktiven Tuberkulosen, unabhängig von ihrer Lokalisation und Morphologie.

Kurzzeitchemotherapie von 7-12 Monaten ist heute auf der Basis mehrerer kontrollierten Studien als wirksame Behandlung voll anerkannt. Für den unvorbehandelten Patienten empfehlen sich für die Intensivanfangsphase von 2-3 Monaten folgende, an 6 Tagen der Woche verabreichte Kombinationen (in der Reihenfolge ihrer Wirksamkeit):
1. Rifampicin + Isoniazid + Pyrazinamid + Streptomycin.
2. Rifampicin + Isoniazid + Pyrazinamid + Streptomycin/Ethambutol (letztere alternierend jeden Tag).
3. Rifampicin + Isoniazid + Pyrazinamid.
4. Rifampicin + Isoniazid + Streptomycin/Ethambutol (letztere alternierend jeden 2. Tag).

Für die anschließende Behandlung in der Stabilisierungsphase kommen - nach den Vierfachregimen für weitere 4-5 Monate, nach den Dreifachregimen für weitere 6-9 Monate - folgende Kombinationen in Betracht:
1. Rifampicin + Isoniazid an 6 Tagen der Woche.
2. Rifampicin + Isoniazid strikt überwacht an 2 Tagen der Woche.

Besteht Unverträglichkeit für eines dieser beiden Medikamente, kann statt dessen alternativ in einer Stabilisierungsphase von 9-10 Monaten Rifampicin bzw. Isoniazid mit Ethambutol an 6 Tagen der Woche oder Rifampicin bzw. Isoniazid + Streptomcycin strikt überwacht an 2 Tagen der Woche verabreicht werden.

Die *Langzeitchemotherapie* von 12-24 Monaten ist nur noch erforderlich, wenn eines der zuvor genannten Anfangsregime nicht anwendbar ist und dann mit anderen Kombinationen eine längere Gesamtbehandlung erforderlich wird. In diesen Problemfällen ist meist auch eine Verlängerung der Intensivanfangsphase bis auf 6 Monate notwendig.

Prophylaxe
Primärprävention (Infektionsprophylaxe): Zur Vermeidung von Infektionen in der engen Umgebung offen Tuberkulöser gehören vorübergehende Isolierung und Hustendisziplin des Patienten, Belichtung und Belüftung des Krankenzimmers sowie Desinfektionsmaßnahmen. Am wichtigsten ist jedoch die optimale Therapie dieses Patienten zur schnellen Beseitigung der Ansteckungsfähigkeit. Eine *Impfprophylaxe* (s. S. 225) wird heute nur noch bei Risikogruppen empfohlen, z. B. bei Neugeborenen in Milieus mit hohem Infektionsrisiko, bei ansteckungsgefährdetem, tuberkulinnegativem Pflege- und Laborpersonal sowie Ärzten und Zahnärzten. Die Indikation zur individuellen *Chemoprophylaxe* besteht bei Tuberkulinnegativen, wenn diese in der engeren Umgebung einer massiven Exposition durch offen Tuberkulöse vor deren Behandlung ausgesetzt waren und sich - wahrscheinlich infiziert - in der präallergischen Phase befinden. Diese Patienten erhalten 3 Monate lang Isoniazid.

Sekundärprävention (Erkrankungsprophylaxe): Tuberkulinreagenten (Konversion) haben unter bestimmten Bedingungen ein stark erhöhtes Erkrankungsrisiko. Eine Prävention mit Isoniazid (9 Monate lang in einer Tageseinzeldosis von 5 mg/ kg KG) ist in der Lage, 80% der zu erwartenden Erkrankungen zu verhüten. Hauptindikationen unter individueller Abwägung von Nutzen und möglichen Schäden sind: Frische Infektion mit Tuberkulinkonversion und starker Hautreaktion; Feststellung inaktiver fibröser Lungenherde (gesunde Befundträger); klinische Sondersituation mit starker Resistenzminderung wie bei Silikose, Zustand nach Magenresektion, hämatologischen Grunderkrankungen, Diabetes mellitus, langfristige Kortikosteroidbehandlung, anderweitige Immunsuppression. Wegen der deutlich höheren Frequenz einer *isoniazidinduzierten Hepatitis* im Alter von über 50 Jahren (2,3%) wird eine derartige Prophylaxe bei Patienten ab 35 Jahren nur noch in dringlichen Indikationen empfohlen.

10.1 Atypische Mykobakteriosen

Etwa 2-10% aller mykobakteriellen Infektionen werden in den westlichen Industrieländern durch *atypische Mykobakterien* verursacht. Höhere Infektionsraten durch diese Erreger werden bei Patienten mit Malignomen und bei AIDS-Patienten registriert. Eine gewisse klinische Unterteilung der Erreger ist hinsichtlich ihrer Pathogenität möglich. M. marinum, M. kansasii und M. avium-intracellulare sind üblicherweise pathogen, M. scrofulaceum, M. fortuitum, M. chelonei sind überwiegend pathogen, während M. xenopei und M. gordonae üblicherweise nicht pathogen sind. Eine Übertragung von Mensch zu Mensch soll nicht vorkommen. Die Erreger werden in Abwässern, Staub, bei Tieren usw. nachgewiesen. Die Infektion beim Menschen erfolgt über Inhalation oder Aspiration derartiger kontaminierter Aerosole. Die *Diagnosestellung* ist häufig schwierig und kann eindeutig nur durch positive Kulturen gesichert werden. Das *klinische Bild* wird gekennzeichnet durch Lymphadenitiden und pulmonale Infektionen wie bei M. tuberculosis, die vorwiegend durch M. kansasii und M. avium-intracellulare verursacht werden. Kutane Infektionen mit Neigung zu Ulzerationen und disseminierte Erkrankungen wie bei Miliartuberkulose treten vorwiegend bei immunsupprimierten Patienten auf. Bei AIDS-Patienten können atypische Mykobakterien z. B. in Blutkulturen isoliert werden. Sie sind hier lebensbedrohende Infektionen. Die *Behandlung* ist außerordentlich schwierig, da derartige Mykobakterien normalerweise gegen die üblichen antimykobakteriellen Substanzen resistent sind. Lokalisierte Erkrankungen z. B. einzelner Lymphknoten oder Hautveränderungen sollten durch chirurgische Exzision behandelt werden. Für Lungeninfektionen durch derartige Erreger werden Clofazamin oder Ansamycin empfohlen, zumeist in Kombination mit Isoniazid, Ethambutol, Cycloserin, Pyrazinamid oder neuerdings auch Chinolonen bzw. Amikazin.

Literatur

Jentkens H (1981) Lungentuberkulose. Springer, Berlin Heidelberg New York (Handbuch der inneren Medizin, Band IV/3, 5. Aufl.)
Radenbach KL, Matthiessen W (1985) Tuberkulose. In: Siegenthaler W et al. (Hrsg) Lehrbuch der Inneren Medizin. Thieme, Stuttgart

11 Protozoenerkrankungen

H. C. Huber, G. T. Werner

Neben ubiquitär vorkommenden infektiösen Tropenkrankheiten (sog. „kosmopolitischen Erkrankungen"), die aufgrund der sanierten und kontrollierten hygienischen Verhältnisse in Europa kaum mehr vorkommen, aber heute in den subtropischen und tropischen Gegenden der Erde noch eine große Rolle spielen (Cholera, Salmonellosen, Lepra, Pest, Poliomyelitis u. a.), gibt es unter den Protozoenkrankheiten spezielle Erkrankungen, die durch einen an das tropische Biotop adaptierten Vektor übertragen werden (vgl. Kap. „Wurmkrankheiten": Schistosomiasis, Filariasis, u.a.). Einige der Parasiten sind selbst von bestimmten Umweltbedingungen abhängig, ehe es zur Infektion des Menschen kommen kann. Es ist daher nicht zu erwarten, daß diese Tropenkrankheiten sich in unseren Lebenszonen epidemisch ausbreiten können. Die Gefahr besteht vielmehr darin, daß sie bei uns im Einzelfall nicht oder zu spät diagnostiziert werden. Immerhin besuchen jährlich etwa 2 Mio. Deutsche als Touristen die Subtropen und Tropen, und darüber hinaus sind zahlreiche Angestellte großer Firmen in Übersee tätig. Auch Gastarbeiter, ausländische Studenten und Besucher konfrontieren uns nicht selten mit den medizinischen Problemen der Tropen.
Ein Überblick über Epidemiologie und Klinik der häufigsten tropischen und ubiquitär vorkommenden Protozoenkrankheiten ist daher angebracht.

11.1. Malaria

Die Malaria ist eine der häufigsten Infektionskrankheiten der Welt. Über 2 Mrd. Menschen leben in Gebieten, in denen diese Krankheit noch nicht unter Kontrolle gebracht ist. Nach vorsichtigen Schätzungen kann

man annehmen, daß jedes Jahr etwa 100 Mio. Menschen auf der Welt an Malaria erkranken. In Berichten aus jüngster Zeit findet sich die resignierende Feststellung, daß die Malariasituation sich weltweit in den letzten 15 Jahren nicht verbessert hat (WHO 1986).
Hinzu kommt, daß chloroquinresistentes Plasmodium falciparum (der Erreger der Malaria tropica) mittlerweile in über 40 Ländern Asiens, Afrikas und Südamerikas verbreitet ist und eine weitere Zunahme und Verbreitung dieser Chloroquinresistenz erwartet werden muß.
Die Zahl der Malariaeinschleppungen in die Bundesrepublik Deutschland schwankt seit einigen Jahren um 500 jährlich. Somit ist bei uns Malaria mittlerweile häufiger zu sehen als z.B. Typhus abdominalis und Paratyphus zusammen. Die Zahl der Malariatodesfälle betrug in den Jahren 1981-1984 bei uns 31.

Erreger	Die Bezeichnung „Malaria" ist ein Sammelname für eine Gruppe von Infektionskrankheiten, die durch 4 miteinander verwandte Protozoenarten hervorgerufen werden. Anhand des klinischen Bildes lassen sich 3 Marlariaformen abgrenzen: 1. Malaria tertiana, hervorgerufen durch *Plasmodium vivax* und *P. ovale*. 2. Malaria quartana, hervorgerufen durch *P. malariae*. 3. Malaria tropica, hervorgerufen durch *P. falciparum*.
Infektionsquelle und Übertragung	Die Übertragung der Malariaplasmodien erfolgt durch weibliche Mücken der Gattung Anopheles. Daneben ist auch eine Übertragung durch Blutkonserven, Injektionsnadeln u.a. möglich.
Inkubationszeit	Beträgt bei der Malaria tertiana: meist 10-16 Tage (allerdings werden mitunter auch Inkubationszeiten von mehreren Monaten beobachtet!). Malaria quartana: 20-40 Tage. Malaria tropica: 8-14 Tage.
Krankheitsbild	*Malaria tertiana:* Nach uncharakteristischem Beginn mit Übelkeit, Kopfschmerzen, Abgeschlagenheit, Gliederschmerzen, allmählich Auftreten typischer „Anfälle": Plötzlicher heftiger Schüttelfrost, schweres Krankheitsgefühl, rascher Tempera-

turanstieg auf 40-41 °C. Danach für ca. 3-4 h Hitzestadium mit gleichbleibend hohem Fieber, häufig starke Kopfschmerzen. Danach schnelle Entfieberung (2-3 h) unter profusen Schweißausbrüchen, gefolgt von Mattigkeit und Schlafbedürfnis bei relativem Wohlbefinden. Solche Anfälle wiederholen sich im 48 h-Rhythmus.
Malaria quartana: Anfälle ähnlich wie bei M. tertiana, allerdings typische im 72 h-Rhythmus.
Malaria tropica: Sie bietet gegenüber den anderen beiden Formen ein klinisch sehr viel schwerer zu erkennendes Krankheitsbild. Fieberanstieg oft ohne Schüttelfröste, der Fieberverlauf kann dann einen tertianaartigen Charakter haben, unregelmäßig remittierend sein oder als Kontinua ablaufen. Schwere Infektionen können auch subfebril verlaufen (Schädigung der Wärmeregulationszentren). Bei schweren Verlaufsformen steht oft eine ganz bestimmte Organsymptomatik im Vordergrund (Verstopfung ausgedehnter Kapillargebiete durch parasitenhaltige Erythrozyten):
Zerebrale Form (Somnolenz, Nackensteife, apoplektiforme Zustände).
Kardiale Form (Tachykardie, Extrasystolie, infarktähnliche Bilder).
- Gastrointestinale Form (Durchfälle mit Erbrechen).
- Biliöse Form (epigastrische Schmerzen, Ikterus).
- Pulmonale Beteiligung (Ateminsuffizienz, Lungenödem).

Ein konstanter Befund bei allen Malariaformen ist die Hepatosplenomegalie (jedoch palpabler Milztumor erst in der 2. Krankheitswoche), häufig ferner ein begleitender Herpes labialis.

Komplikationen	Während M. tertiana und M. quartana ohne andere Begleiterkrankungen praktisch niemals tödlich enden, ist die M. tropica immer eine sehr ernst zu nehmende Erkrankung, die unbehandelt innerhalb kurzer Zeit unter dem Bild von Nierenversagen, Hyperpyrexie, disseminierter intravaskulärer Gerin-

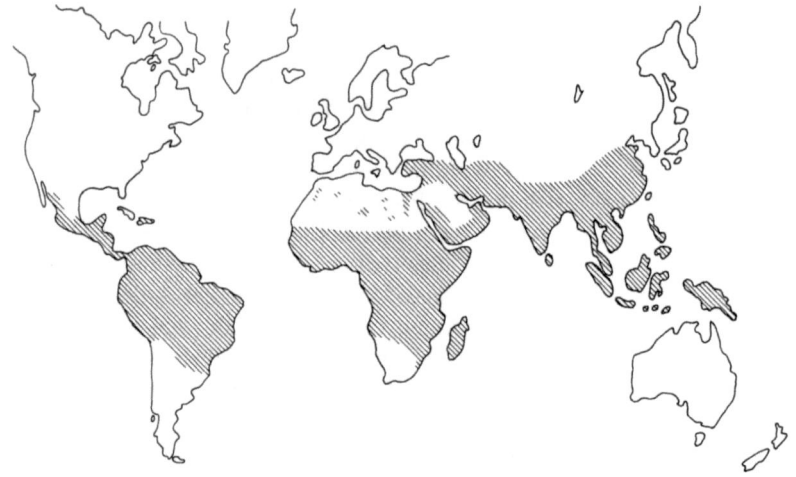

Abb. 19. Malariagürtel der Erde (vereinfachte Darstellung nach WHO 1986)

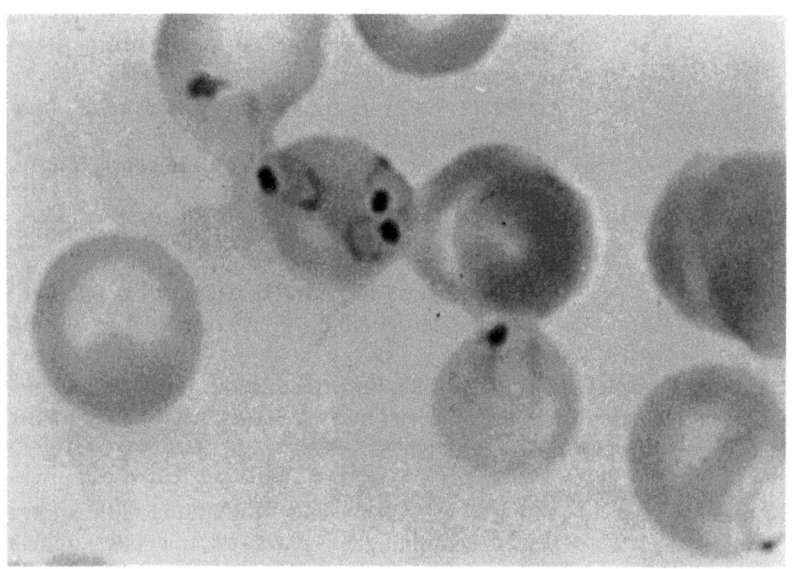

Abb. 20. Plasmodium falciparum

nung, zentralnervösen Erscheinungen u.a. zum Tode führen kann.

■ Diagnose Aufgrund der Anamnese (wo ist der Patient gewesen? s. Abb. 19) und des klinischen Bildes allein kann nur der Verdacht auf eine Malaria geäußert werden. Wichtigste Maßnahme bei Verdacht ist der mikroskopische Parasitennachweis im dicken Tropfen und im Blutausstrich, gefärbt nach Giemsa (s. Abb. 20 und Tabelle 18).

Differentialdiagnose Häufigste Fehldiagnosen bei Malaria tropica sind: grippaler Infekt, Typhus abdominalis, Meningoenzephalitis (besonders bei Kindern!), Gastroenteritis, Cholelithiasis, Pyelonephritis.

■ Therapie Mittel der Wahl bei Malaria tertiana, Malaria quartana, sowie Malaria tropica aus Gebieten, wo noch keine Chloroquinresistenz bekannt ist, ist noch immer Chloroquin (Resochin). Dosierung beim Erwachsenen:
Am 1. Tag als Initialdosis 600 mg Chloroquinbase, 6 h später 300 mg Chloroquinbase. Am 2. und 3. Tag jeweils 300 mg Chloroquinbase. Anschließend daran zur radikalen Ausheilung einer Tertiana und Quartana 14 Tage lang tgl. 1 Tbl. (=15 mg) Primaquine. Beachte: 1 Tbl. bzw. 1 Amp. Resochin enthält 250 mg Chloroquinphosphat, entsprechend 150 mg Chloroquinbase. Bei schweren, bedrohlichen Tropica-Infektionen soll zusätzlich neben der Resochinbehandlung noch Chinin (Chininsulfat oder Chininchlorid, 25 mg/kg KG/24 h in 2-3 Einzeldosen) gegeben werden, am besten als Tropfinfusion.
Bei Malaria tropica aus Gebieten mit bekannter Chloroquinresistenz sollte grundsätzlich *unverzüglich* ein Tropeninstitut oder eine entsprechende kompetente Einrichtung wegen der zweckmäßigsten Therapie konsultiert werden. In Frage kommen derzeit folgende Substanzen: Chinin oder Fansidar (=Pyrimethamin+Sulfadoxin); vorzugsweise

Tabelle 18. Tropische Parasitosen des Menschen, die durch eine mikroskopische Blutuntersuchung nachgewiesen werden können

	Erreger	Überträger	Krankheitsbild
Trypanosomen (Flagellata)	Trypansoma cruzi Trypansoma brucei gambiense Trypansoma brucei rhodesiense	Raubwanzen Tsetse-Fliege Tsetse-Fliege	Chagaskrankheit Schlafkrankheit Schlafkrankheit
Plasmodien (Sporozoa)	Plasmodium vivax Plasmodium ovale Plasmodium malariae Plasmodium falciparum	Weibliche Anophelesmücken	Malaria tertiana Malaria tertiana Malaria quartana Malaria tropica
Filarien (Nematoda)	Wuchereria bancrofti Brugia malayi Loa Loa	Stechmücken Stechmücken Bremsen	Filariasis Filariasis Filariasis

heute Mefloquin (Lariam), in einer Dosierung von 1000–1500 mg.

Prophylaxe Auch derzeit (Stand: Mitte 1986) sollte die medikamentöse Prophylaxe der Malaria im Regelfall weltweit noch mit Chloroquin durchgeführt werden.
Dosierung beim Erwachsenen: 300 mg Chloroquinbase (=2 Tbl. Resochin) wöchentlich
Beginn der Prophylaxe: Bei Einreise in das Malariagebiet. (In der ersten Woche doppelte Dosis, d.h. 4 Tbl. Resochin).
Ende der Prophylaxe: 6 Wochen nach Verlassen des Malariagebiets.
Für Aufenthalte in Ländern mit Chloroquinresistenz wird zusätzlich folgende Empfehlung gegeben: Ständiges Mitführen von Fansidar-Tabletten.
Bei Auftreten von Fieber trotz Chloroquinprophylaxe und mangelnder ärztlicher Untersuchungsmöglichkeit kurative Einnahme von 3 Tabletten Fansidar. Regionen, in denen derzeit Chloroquinresistenz vorkommt, sind Südamerika, Zentral- und Ostafrika sowie Asien östlich vom Iran. Die aktuelle Verbreitung der Chloroquinresistenz, aufgegliedert nach Staaten, kann man der alljährlich erscheinenden WHO-Publikation *Gesundheitsempfehlungen für den internationalen Reiseverkehr* (in deutscher Fassung erhältlich beim Deutschen Grünen Kreuz, D-3550 Marburg) entnehmen.
In Gebieten mit Chlorquinresistenz ist seit neuestem Mefloquin (Lariam) verfügbar. Dosierung: 1 Tbl. pro Woche.
Reisende in Gebiete mit chloroquinresistentem Plasmodium falciparum sollten daraufhingewiesen werden, daß zur Zeit keine sichere Prophylaxe der Malaria tropica möglich ist. Auch die kurative Einnahme von Fansidar schließt in diesen Gebieten eine weiterbestehende Malaria tropica nicht aus, da auch Resistenzen gegen Fansidar bestehen können.
Merke: Bis zu einem Jahr nach Aufenthalt in malariaendemischen Gebieten muß bei Fieber trotz kor-

rekt durchgeführter Prophylaxe eine Malaria tropica durch parasitologische Blutuntersuchung (Blutausstrich oder dicker Tropfen) ausgeschlossen werden.

Die derzeit immer ungünstiger werdende Situation auf dem Gebiet der Chemoprophylaxe hat zur Folge, daß der Expositionsprophylaxe wieder größere Bedeutung zukommt. Durch einfache und unschädliche Maßnahmen wie Tragen geeigneter Kleidung (lange Ärmel, lange Hosen), Benutzung von Moskitonetzen beim Schlafen und Anwendung von Repellents (z. B. Autan, Bonomol) lassen sich die Zahl der Mückenstiche und damit das Infektionsrisiko wirksam vermindern. Die Impfung gegen Malaria befindet sich noch im experimentellen Stadium. Sie wird jedoch von Experten als einzige Möglichkeit gesehen, die Krankheit einmal unter Kontrolle zu bringen.

11.2 Kala-Azar (viszerale Leishmaniase)

Nur eine relativ kleine Zahl von Tropenrückkehrern oder Immigranten aus tropischen Ländern erkrankt an viszeraler Leishmaniase (Kala-Azar). Da es sich jedoch um ein ernstes Krankheitsbild handelt, sei hierauf näher eingegangen.

Von besonderer Bedeutung für die Bundesrepublik ist die Tatsache, daß endemische Herde der viszeralen Leishmaniase im Mittelmeerraum und auf dem Balkan (Abb. 21) bestehen. Von dort wird die Erkrankung gelegentlich nach Mitteleuropa eingeschleppt. Schon ein Kurzurlaub in einem Endemiegebiet reicht aus, um die Krankheit zu erwerben.

Erreger	*Leishmania donovani.* Verbreitungsgebiet: Mittelmeerraum, Balkan, tropisches Afrika, Süd- und Ostasien, Südamerika.
Infektionsquelle	Neben dem Menschen kommen Hunde als Infektionsreservoir in Frage.

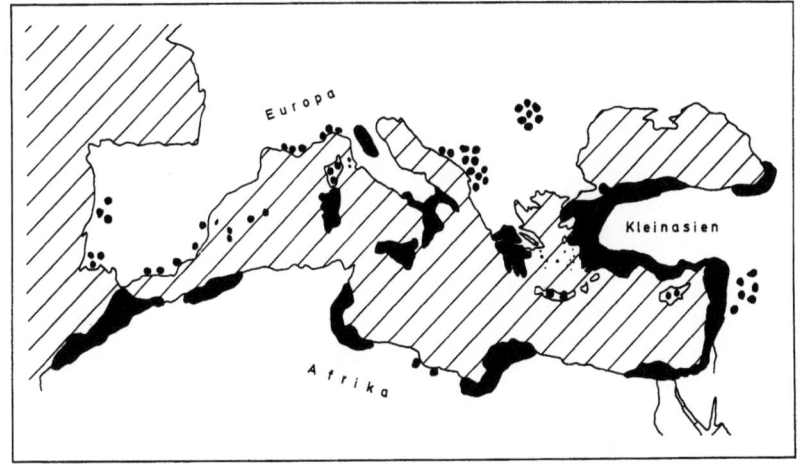

Abb. 21. Vorkommen der visceralen Leishmaniasis (Kala-Azar) im Mittelmeer-Raum. (Nach G. T. Werner und H. Stickl, Fortschr. Med. **93**, 561–567, 1975)

Übertragung	Durch Mücken (Phlebotomen).
Inkubationszeit	Mehrere Wochen bis Monate.
Krankheitsbild	Undulierendes Fieber (häufig zweigipflig), Leukopenie, Milztumor, Lebervergrößerung, Hyperpigmentierung der Haut, schließlich Kachexie; führt unbehandelt in den allermeisten Fällen nach 1–3 Jahren zum Tode. Die Anfangssymptome sind uncharakteristisch: langdauerndes Fieber, Mattigkeit, Kopfschmerzen; eine Splenomegalie tritt als erste Organmanifestation auf. Mohr (1971) berichtet über die verschiedensten Diagnosen bei Patienten mit Kala-Azar: Retikulose, Septikämie, Fieber unklarer Genese, Splenomegalie mit Knochenmarkdepression. Es ist nicht erstaunlich, daß die Krankheit oft nicht erkannt wird. Fälle mit letalem Ausgang in Mitteleuropa werden immer wieder mitgeteilt.
▶ Diagnose	Parasitennachweis (Giemsa-Färbung) aus Milz-, Leber- und Knochenmarkpunktat (s. Abb. 22). Fer-

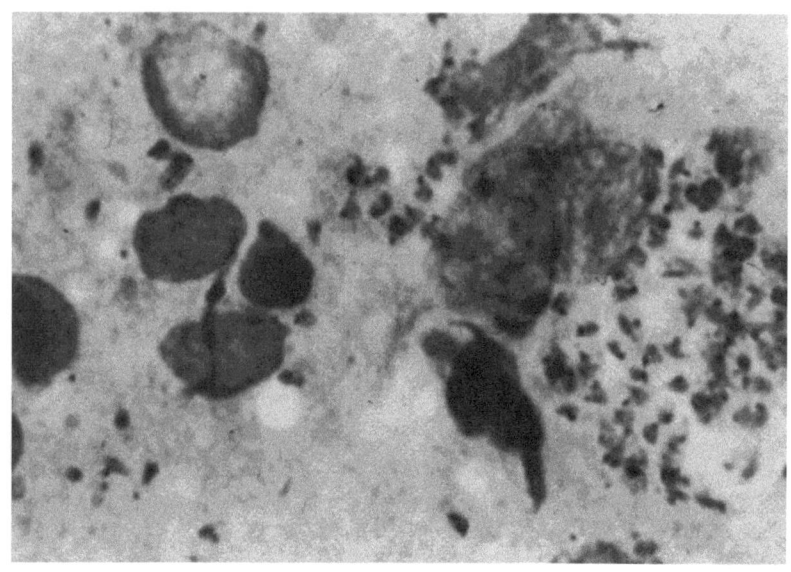

Abb. 22. Leishmania donovani (Leberpunktat)

ner Immundiagnostik (KBR, indirekter Immunfluoreszenztest).

Differentialdiagnose	Brucellose, Tuberkulose, Typhus, Malaria, M. Addison.
■ Therapie	5wertige Antimonpräparate (Pentostam).
Prophylaxe	Überträgerbekämpfung.

11.3 Orientbeule (kutane Leishmaniase)

Die Hautleishmaniase wird meist bei Gastarbeitern beobachtet. Das hervorstechende Symptom ist eine chronische Ulzeration der Haut.

Erreger	*Leishmania tropica,* Verbreitung wie L. donovani.
Infektionsquelle	Mensch (L. tropica var. minor) und Nagetiere (L. tropica var. major).

Übertragung	Durch Phlebotomenstiche.
Inkubationszeit	2 Wochen bis mehrere Monate.
Krankheitsbild	An der Infektionsstelle (meist Gesicht oder Extremitäten) zunächst Papel, dann subkutaner Knoten, der meist oberflächlich ulzeriert und mit silbrigen Schuppen bedeckt ist; nicht schmerzhaft. Heilt nach ca. 1 Jahr spontan ab unter Hinterlassung einer strahligen Narbe. Infektionen mit L. tropica var. minor verlaufen protrahierter („trockene" Form) als die Infektionen mit L. tropica var. major („feuchte" Form mit rascher Geschwürsbildung).
Komplikationen	Sekundärinfektion: „Metastasierung".
▶ Diagnose	Material vom Geschwürsrand entnehmen und Ausstrich nach Giemsa färben.
Differentialdiagnose	Mykose, Lues, Lepra.
■ Therapie	Neben Lokalbehandlung: Camolar, 1–2 Injektionen i. m.
Prophylaxe	Überträgerbekämpfung.

11.4 Amerikanische Haut- und Schleimhautleishmaniase

Erreger	*Leishmania brasiliensis, Leishmania mexicana.*
Infektionsquelle	Mensch und Tier (Nager, Faultiere).
Übertragung	Durch Phlebotomenstiche.
Inkubationszeit	Wochen bis Monate.
Krankheitsbild	Zunächst Hauterscheinungen wie bei der Orientbeule; später per continuitatem Schleimhautbefall (Nase, Mundhöhle, Larynx) mit ulzerativer Gewebsdestruktion. Bei Infektion mit L. mexicana wird bevorzugt die Ohrmuschel betroffen („Chiclero-Geschwür"). Die Erkrankung heilt – Gegensatz zur Orientbeule – nicht von selbst aus.

Komplikationen	Sekundärinfektion, Dysphagie, Verhinderung der Nasenatmung, Verstümmelung.
▶ Diagnose	Wie bei der Orientbeule. Auch serologische Verfahren (KBR, indirekter Immunfluoreszenztest) sind geeignet.
Differentialdiagnose	Blastomykose, Mykose, Lupus vulgaris, Lues, Frambösie.
■ Therapie	5wertige Antimonverbindungen (Pentostam) oder Pyrimethamin (Daraprim), bei reinen Hautläsionen auch Camolar. In verzweifelten Fällen: Amphotericin B.
Prophylaxe	Übertragerbekämpfung.

11.5 Chagas-Krankheit

Erreger	*Trypanosoma cruzi*. Vorkommen in Mittel- und Südamerika.
Infektionsquelle	Der infizierte Mensch, daneben auch Erregerreservoir in Säugetieren.
Übertragung	Durch Raubwanzen (Gattung Triatoma). Die mit dem Wanzenkot ausgeschiedenen Parasiten gelangen über Stich- und Kratzwunden in den menschlichen Organismus. Auch durch Bluttransfusionen ist eine Erregerübertragung möglich.
Inkubationszeit	2–4 Wochen.
Krankheitsbild	An der Infektionsstelle entzündliche Lokalreaktionen, dann Fieberschübe, Lymphknotenschwellungen, Exantheme, Abklingen des akuten Krankheitsbildes nach einigen Wochen.
Komplikationen	Durch Zerstörung von Ganglienzellen können in verschiedenen Organsystemen Spätfolgen manifest werden.

	Herz: Kardiomegalie mit Rhythmusstörungen und Symptomen einer chronischen Myokarditis. *Verdauungstrakt:* Megaösophagus, Megakolon. *ZNS:* Vielfältige neurologische Ausfälle.
▶ Diagnose	Direkter Erregernachweis im gefärbten Blutausstrich mißlingt häufig, inbesondere im chronischen Stadium. Bei fehlendem Parasitennachweis und dringendem klinischem Verdacht ist die Antikörperbestimmung (KBR, IHA, indirekter Immunfluoreszenztest) berechtigt. Indirekter Parasitennachweis durch Xenodiagnose (Anreicherung der Trypanosomen in Raubwanzen, die Blut vom Patienten aufgenommen haben).
■ Therapie	Lampit oder Rodanil.
Prophylaxe	Bekämpfung der Raubwanzen.

11.6 Schlafkrankheit

Erreger	*Trypanosoma brucei gambiense* und *T. brucei rhodesiense*. Vorkommen nur im tropischen Afrika etwa zwischen 20° nördlicher und südlicher Breite.
Infektionsquelle	Der infizierte Mensch; daneben auch Erregerreservoir in Großtieren (Rinder, Antilopen).
Übertragung	Stich der Tsetsefliege (Glossina-Arten).
Inkubationszeit	Zwischen Stich und Beginn der Parasitämie vergehen 2-4 Wochen.
Krankheitsbild	An der Stichstelle zunächst furunkelartiger „Primäraffekt". Allgemeine Krankheitserscheinungen mit dem Einsetzen der Parasitämie, wobei sich die Infektionen mit T. rhodesiense durch einen schnelleren und maligneren Verlauf auszeichnen: Fieberschübe, Lymphknotenschwellungen (besonders ausgeprägt im Halsbereich), Kopfschmerzen, peri-

phere Polyneuritiden, bei T. rhodesiense-Infektionen auch Polyserositis und Myokarditis. Später zentralnervöse Symptome: Apathie, Schlafrhythmusstörungen, Psychosen. Unbehandelt führt die Schlafkrankheit im allgemeinen zum Tode. Krankheitsdauer bei Infektion mit T. rhodesiense 4-6 Monate, bei Infektion mit T. gambiense bis zu einigen Jahren.

▶ **Diagnose** Direkter Erregernachweis aus Blut, Lymphknotenpunktat oder Liquor (Färbung nach Giemsa oder Nativpräparat). Bei fehlendem Parasitennachweis und dringendem klinischem Verdacht auch immunobiologischer Nachweis durch Antikörperbestimmung (indirekter Immunfluoreszenztest).

■ **Therapie** Suramin (Germanin) bzw. bei Liquorveränderungen Melarsoprol (Arsobal).

Prophylaxe Eine individuelle Chemoprophylaxe mit Suramin (1 g i.v.) ist möglich. Schutzdauer 3 Monate.

11.7 Toxoplasmose

Erreger *Toxoplasma gondii*, ein weltweit verbreitetes Protozoon mit breitem Wirtsspektrum.

Infektionsquelle Meist Katzenkot, der Toxoplasmaoozysten enthält, oder Fleisch infizierter Tiere (z. B. Schwein, Rind), das Zysten enthält.

Übertragung Durch Genuß von rohem oder ungenügend gekochtem Fleisch oder durch den Verzehr von Lebensmitteln, die durch Katzenkot verunreinigt sind. Beim Menschen sind auch intrauterine Infektionen möglich, wenn sich die Mutter während der Schwangerschaft *erstmals* mit Toxoplasmen infiziert.

Inkubationszeit 2-3 Wochen.

Krankheitsbild	Gemessen an der hohen Durchseuchung der Bevölkerung, die bei den Erwachsenen über 50% liegt, kommt es beim Immunkompetenten nur selten nach Toxoplasmainfektionen zu subjektiv und objektiv faßbaren Krankheitserscheinungen. Die meisten Infektionen bleiben unbemerkt. Bei klinischen Erscheinungen sind folgende Lokalmanifestationen bevorzugt: Lymphknotentoxoplasmose (Lymphknotenschwellungen), Augentoxoplasmose, Meningoenzephalitis (Kinder!) und Myokarditis. Ausgeprägte Krankheitserscheinungen werden vor allem bei Immunsupprimierten beobachtet. So kommt es bei AIDS-Patienten nicht selten zu einer prognostisch ungünstigen Meningoenzephalitis (s. S. 133).
Komplikationen	Eine Gefährdung der Frucht droht, wenn sich eine Mutter während der Schwangerschaft *erstmals* mit Toxoplasmen infiziert. Folgen können sein: Abort, Totgeburt oder die klassische Trias: Hydrozephalus, intrazerebrale Verkalkung, Chorioretinitis.
▶ Diagnose	Direkter Parasitennachweis sehr schwierig. Bedeutsamer ist der Nachweis spezifischer Antikörper (Ausnahme: direkter Toxoplasmennachweis aus Biopsiematerial beim Immunsupprimierten). Komplementbindungsreaktion (KBR), Farbtest nach Sabin und Feldmann (SFT) sowie der indirekte Immunfluoreszenztest (IIFT gleichwertig mit dem SFT). Toxoplasmosespezifische IgM. Zur Interpretation serologischer Ergebnisse seien nach Piekarski folgende Anhaltspunkte gegeben:

1. SFT bis 1:256, KBR bis 1:5: Latente Toxoplasmose ohne Krankheitswert. Bestehen verdächtige klinische Symptome (Lymphknotenschwellungen, subfebrile Temperaturen, Krankheitsgefühl) ist eine Wiederholungsuntersuchung in 2-3 Wochen angezeigt. Falls Titeranstieg: Wie unter 2.
2. SFT 1:1000 und höher. KBR 1:10 und höher: Therapie nur bei entsprechender Symptomatik

erforderlich. Auch bei Schwangeren keine Gefährdung der Frucht, keine Therapie erforderlich, es sei denn, daß eine Erstinfektion vorliegt (SFT zum Zeitpunkt der Konzeption negativ).
3. Titerschwankungen auch um das Vierfache (z. B. 1:64 bis 1:256) dürfen ohne weitere Überprüfung durch wiederholte Untersuchungen noch nicht als echte Erhöhung oder Absinken des Antikörpertiters gedeutet werden. Zusätzlich stehen mit dem indirekten Hämagglutinationstest (IHAT) und dem IgM-ELISA zwei Verfahren zur Verfügung, mit denen sich bei Interpretationsschwierigkeiten der „klassischen" serologischen Tests (z. B. bei erstmaliger serologischer Untersuchung in der Schwangerschaft) der Infektions*zeitpunkt* besser als bisher abschätzen läßt.

Differentialdiagnose	Mononucleosis infectiosa, Lymphdrüsen-Tbc, Sarkoidose, unspezifische Lymphadenitis, maligne Lymphome.
■ Therapie	Sulfonamide kombiniert mit Pyrimethamin (Daraprim), bei Schwangeren Spiramycin (Selectomycin); bei Meningoenzephalitis im Gefolge von AIDS Pyrimethamin, Spiramycin und Clindamycin (Sobelin).
Prophylaxe	Seronegative Schwangere sollten kein rohes Fleisch essen und engen Kontakt mit Tieren (besonders Katzen) vermeiden.

11.8 Balantidienruhr

Erreger	*Balantidium coli,* ein Ziliat, der bei Schweinen und Affen vorkommt. Vegetative Formen bis 150 µm, Zysten bis 60 µm groß.
Infektionsquelle	Zystenhaltiger Schweinekot. Übertragung auf den Menschen wird gelegentlich beobachtet. Gefährdet

sind vor allem bestimmte Personengruppen: Schweinehalter, Metzger, Tierärzte. Magen- und Darmstörungen fördern das „Haften" der Balantidien im menschlichen Darm.

Inkubationszeit	Meist nicht bestimmbar, da die Balantidien auch beim Menschen bevorzugt als harmlose kommensale Parasiten im Darmlumen leben.
Krankheitsbild	Bei gegebener Disposition (bakterielle Enteritiden, Wurmbefall, Kolitiden anderer Genese) werden die Balantidien zur Invasion der Dickdarmwand befähigt. Es resultiert ein Bild, das sehr der Amöbenruhr gleichen kann: Schleimig-blutige Durchfälle, Leibschmerzen, Tenesmen; chronische Verläufe sind häufig.
Komplikationen	Bei kachektischen Patienten möglicherweise Darmperforationen.
▶ Diagnose	Mikroskopische Untersuchung einer frischen Stuhlprobe. Erreger infolge ihrer Größe und rotierenden Bewegung leicht erkennbar.
Differentialdiagnose	Amöben- oder Bakterienruhr.
■ Therapie	Tetrazykline kombiniert mit Metronidazol (Clont, Flagyl).
Prophylaxe	Vermeidung von Schmier- und Kontaktinfektionen.

11.9 Lambliasis (Giardiasis)

Erreger	*Lamblia (Giardia) intestinalis,* ein Darmflagellat, weltweit verbreitet. Größe 10–20 µm. Vegetative Form lebhaft beweglich (8 Geißeln), daneben 4 kernige Dauerformen (Zysten).
Infektionsquelle	Stuhl, der Lambliazysten enthält.
Übertragung	Orale Aufnahme durch Schmutz- und Schmierinfektion oder verunreinigte Lebensmittel.

Krankheitsbild	Häufig asymptomatischer Befall. Unter bestimmten Bedingungen, z. B. kohlenhydratreicher Kost, gestörter Magensaft- und Fermentproduktion, bakteriellen Begleitinfektionen oder Resistenzminderung, können klinische Erscheinungen auftreten. Hauptsymptome sind: Durchfälle (Dünndarmstühle ohne Blut- oder Schleimbeimengungen), Bauchschmerzen, Meteorismus, Völlegefühl.
Komplikationen	Treten an inneren Organen nicht auf.
▶ Diagnose	Mikroskopischer Nachweis: im Nativpräparat einer Stuhlprobe oder von Duodenalsaft sind die beweglichen vegetativen Formen gut zu erkennen. Die Zysten lassen sich im nach Heidenhain gefärbten Stuhlausstrich gut darstellen.
Differentialdiagnose	Durchfälle anderer Genese. Bei Tropenrückkehrern ist die Lamblia-Infektion häufig mit Amöben- oder Wurmbefall oder Infektionen mit pathogenen Enterobakterien vergesellschaftet.
■ Therapie	Ornidazol (Tiberal) 5-10 Tage lang 2mal 1 Tbl. tgl. oder Tinidazol (Simplotan), 2 Tbl. als Einmaldosis.
Prophylaxe	Nahrungsmittelhygiene. Behandlung von Sub- und Anazidität oder Fermentstörungen.

11.10 Amöbiasis

Unter Amöbiasis versteht man allgemein die Infektion mit Entamoeba histolytica, ganz gleich ob eine klinische Symptomatik vorliegt oder nicht.

Erreger	*Entamoeba histolytica.* Weltweit verbreitet, kommt im menschlichen Körper in 3 Formen vor: 1. Vegetative Darmlumenform oder Minutaform (apathogen). Größe 10-20 μm. 2. Dauerform oder Zyste. Größe 10-15 μm.

3. Vegetative Gewebsform oder Magnaform (pathogen). Größe 20-40 µm.

Infektionsquelle	Stuhl von Amöbenträgern, der zeitweise große Mengen von Zysten enthalten kann.
Übertragung	Orale Aufnahme infektionsfähiger Zysten mittels Trinkwasser, Obst, Salat etc., Verschleppung der Zysten durch Fliegen auf Lebensmittel ist möglich!
Inkubationszeit	Nicht bestimmbar. Eine asymptomatische Darmlumeninfektion kann u. U. jahrelang bestehen, ehe es zu einer klinisch manifesten Erkrankung kommt.
Krankheitsbild	Die Gründe für die Entwicklung einer Amöbenruhr aus einer asymptomatischen Darmlumeninfektion, also die Umwandlung der Minutaform in die pathogene Gewebsform, sind noch nicht geklärt. Sicher ist, daß dies fast nur während oder nach einem Aufenthalt in tropischen oder subtropischen Ländern geschieht. Autochthone Fälle von Amöbenruhr (oder Amöbenleberabszeß) in Mitteleuropa sind eine extreme Seltenheit. Als begünstigende Faktoren für die Entstehung einer Amöbenruhr werden diskutiert: - Bakterielle Darminfektionen, die Schädigungen der Darmwand schaffen; - Klimatische Faktoren (aggressivere Amöbenstämme in den Tropen?, Häufung von Darminfektionen in tropischen Ländern); - Allgemeine Resistenzsenkung (z. B. *cave* Kortisonmedikation bei Tropenrückkehrern!). Beginn der Amöbenruhr ist schleichend. Meist nur bis zu 10 Entleerungen pro Tag. Charakteristische Blut- und Schleimbeimengungen („himbeergeleeartig") am Höhepunkt der Ruhrerscheinungen. Kolon druckempfindlich. In unkomplizierten Fällen kein Fieber. Bei spontaner Heilung Neigung zu Rezidiven.
Komplikationen	Amöbom, ein lokal begrenzter entzündlicher Tumor im Dickdarmbereich (D. D.: Karzinom!), Darmperforation, massive Darmblutungen. Extraintestinale

Komplikationen: Amöbenleberabszeß (auch ohne nennenswerte vorausgegangene Darmstörungen möglich!): hochakutes Krankheitsbild mit Fieber, heftigen Schmerzen, Lebervergrößerung, Übelkeit und Erbrechen. Selten durch hämatogene Ausbreitung (Abszeßbildungen in Lunge, Gehirn, u. a.

▶ Diagnose Nachweis der Entamoeba histolytica in Stuhl, Gewebe oder Abszeßpunktat. Stuhl sollte noch im körperwarmen Zustand untersucht werden. Neben Nativpräparaten sollten stets auch Ausstrichpräparate fixiert und zur Darstellung der typischen Kernstrukturen nach Heidenhain gefärbt werden. Notfalls kann eine frische Stuhlprobe mit einem vielfachen Volumen Sublimatalkohol (1 Teil 96%iger Äthylalkohol + 2 Teile gesättigte Sublimatlösung) vermischt und dann an ein Speziallabor zur Untersuchung verschickt werden. Die Diagnose „Amöbenruhr" darf nur gestellt werden, wenn sich im Stuhl mit Erythrozyten beladene Gewebs- oder Magnaformen der Entamoeba histolytica nachweisen lassen (s. Abb. 23). Wertvolle Hilfen in der Diagnose des Amöbenleberabszesses sind Sonographie (vor allem auch zur Verlaufskontrolle) und die Computertomographie; unerläßlich ist auch die Serologie. Bei extraintestinaler und invasiver Amöbiasis fallen Antikörperbestimmungen (indirekte Immunfluoreszenz, KBR, indirekte Hämagglutination, Latexagglutination) in einem hohen Prozentsatz positiv aus.

Differentialdiagnose Amöbenruhr: Salmonellosen, bakterielle Ruhr, Darmbilharziose. Asymptomatische Darmlumeninfektion: Andere, obligat apathogene Darmamöben des Menschen.

■ Therapie Metronidazol (Clont), 7 Tage lang 4mal 500 mg tgl., oder Ornidazol (Tiberal) 5–10 Tage lang 2mal 500 mg tgl. Reine Darmlumeninfektionen können auch mit Diloxanid furoat (Furamide, Boots) behandelt werden. Beim Amöbenleberabszeß kon-

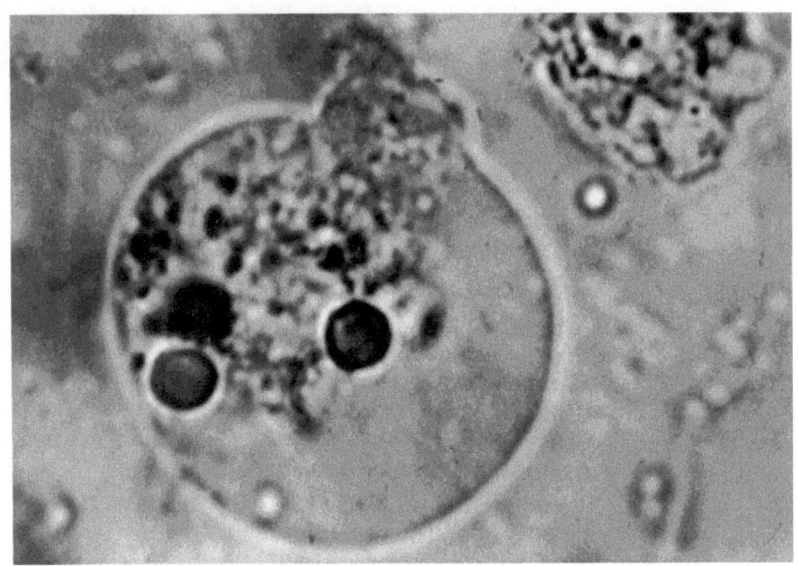

Abb. 23. Entamoeba histolytica, Magnaform

	servatives Vorgehen: Dehydroemetin i. m. kombiniert mit Metronidazol oder einem anderen Nitroimidazolpräparat und Chloroquin (Resochin).
Prophylaxe	Allgemeine Hygiene. Eine medikamentöse Prophylaxe ist nicht praktikabel.

11.11 Trichomonadeninfektion

Erreger	*Trichomonas vaginalis;* ein Flagellat, weltweit verbreitet. Größe 10–30 µm.
Infektionsquelle	Der infizierte Mensch. Da die Trichomonaden außerhalb des Wirtsorganismus rasch absterben, dürfte die Übertragung in den meisten Fällen beim Geschlechtsverkehr erfolgen. Andere Ansteckungs-

	möglichkeiten (z. B. via Badewasser, Handtücher) sind nicht auszuschließen.
Krankheitsbild	Die Symptome bei akuten Infektionen sind uncharakteristisch und von wechselnder Intensität. *Frau:* Vaginaler und urethraler Fluor, Dysurie. *Mann:* Brennen in der Harnröhre und Ausfluß. Chronische Infektionen ohne auffällige Symptomatik sind häufig.
Komplikationen	Eine Beteiligung von T. vaginalis beim Zustandekommen von Adnexitis und Prostatitis ist nicht erwiesen.
▶ Diagnose	Im frischen (!) Nativpräparat von Vaginal- und Urethralabstrichmaterial oder Urinsediment bereitet die Erkennung der lebhaft beweglichen begeißelten Parasiten keine Schwierigkeit. Ist eine sofortige Untersuchung nicht möglich, sollte das Material auf einem Objektträger ausgestrichen und nach Giemsa gefärbt werden. Die sicherste Nachweismethode, vor allem bei spärlichem Parasitenvorkommen, ist die Anzüchtung in Spezialnährmedien.
Differentialdiagnose	Urethritiden durch Neisseria gonorrhoeae, Chlamydia trachomatis, Ureaplasma urealyticum; Kolpitiden durch Sproßpilze oder Bakterien (Gardnerella, Anaerobier) (s. S. 122).
■ Therapie	Metronidazol (z. B. Clont, Flagyl) 6 Tage lang tgl. 2mal 250 mg oder Ornidazol (z. Tiberal) 3 Tbl. à 500 mg als Einmaldosis oder Tinidazol (z. B. Simplotan) 2 Tbl. à 1000 mg als Einmaldosis. Es ist immer erforderlich, den Geschlechtspartner gleichzeitig mitzubehandeln.
Prophylaxe	Wie bei anderen sexuell übertragenen Krankheiten (s. S. 117).

Literatur

Berning H (1981) Die Chagas-Krankheit und ihre Bedeutung für Mittel- und Südamerika. MMW 123: 23-26
Boller K (1970) Afrikanische Schlafkrankheit in der Schweiz. Schweiz Med Wochenschr 107: 1706-1708
Braveny I, Disko R (1980) Die Serologie der Toxoplasmose im Rahmen der Schwangerenbetreuung. Gynäkol Prax 4: 593-598
Bundesgesundheitsamt (1986) Empfehlungen zur Laboratoriumsdiagnostik der Amöbiasis, Giardiasis, Kryptosporidiose und weiterer Kokzidiosen. Bundesgesundhbl 29: 194-198
Despommier DD (1981) The laboratory diagnosis of Entamoeba histolytica. Bull NY Acad Med 57: 212-216
Deutsche Tropenmedizinische Gesellschaft (1980) Prophylaxe und Therapie der Malaria - Stand 1983. Dtsch Ärzteblatt 77: 35-40
Fouts AC, Kraus SJ (1980) Trichomonas vaginalis. Reevaluation of its clinical presentation and laboratory diagnosis. J Inf Dis 141: 137-143
Garcia-Lavende A, De Bonilla L (1975) Clinical trials with metronidazol in human balantidiasis. Am J Trop Med Hyg 24: 781-783
Gyr K (1983) Parasitäre Durchfälle. Fortschr Med 101: 343-392
Höfler W (1980) Hinweis zur parasitologischen Diagnose der Amöbendysenterie. Dtsch Ärztebl 77: 367-368
Janitschke K, Senk U, Reinhold A, Lichy S (1986) Marktübersicht und Bewertung kommerzieller Reagenzien zum Nachweis von Antikörpern gegen Parasiten. Lab Med 10: 48-51
Knobloch J, Funke M, Bienzle U (1980) Autochthonous amoebic liver abscess in Germany. Tropenmed Parasit 31: 414-416
Mannweiler E, Lederer I, zum Felde I (1978) Das Antikörperbild bei Patienten mit Leishmaniosen. Zbl Bakt Hyg I, Abt Orig A 240: 397-402
Martinez-Palomo A (1978) The biology of Entamoeba histolytica. Res Studies Press, Chichester
Mau G, Piekarski G (1978) Toxoplasmainfektion und Schwangerschaft. Dtsch Ärztebl 75: 77-80
Merks C, Werner H (1983) Neue Möglichkeiten zum Nachweis einer Chagas-Krankheit mittels künstlicher Xenodiagnose. Lab Med 7: 367-369
Mohr W (1971) Über die Bedeutung des zunehmenden Flugverkehrs für die Einschleppung von Tropenkrankheiten. Hefte Unfallheilk 107: 202-209
Mohr W, Schuhmacher HH, Weyer F (1975) Lehrbuch der Tropenkrankheiten. Thieme, Stuttgart
Mohr W (1983) Therapie der Toxoplasmose im Erwachsenenalter. Internist Prax 23: 99-101
Peters M, Dietrich M, Bienzle U, Kern P, Mannweiler E (1979) Amoebic liver abscess: A retrospective clinical evaluation of twenty-seven cases. Tropenmed Parasit 30: 409-416
Piekarski G (1975) Medizinische Parasitologie. Springer, Berlin Heidelberg New York
Piekarski G (1978) Trichomonas vaginalis. Dtsch Med Wochenschr 103: 1099-1100
Rast HP, Marti HR (1986) Kala-Azar aus Jugoslawien. Schweiz Med Wochenschr 116: 252-254

Sauter R, Thurner J (1974) Untersuchungen über die Ansteckungsmöglichkeit durch Trichomonas vaginalis. Wien Klin Wochenschr 86: 46-49

Schimitschek E, Werner GT (1985) Malaria, Fleckfieber, Pest. Hirzel, Stuttgart

Sonnenburg F von, Löscher T, Nothdurft HD, Prüfer L (1986) Komplizierte Malaria tropica: spezifische und supportive Therapie bei importierten Erkrankungen. Dtsch Med Wochenschr 111: 934-938

Thalhammer O (1981) Toxoplasmose. Dtsch Med Wochenschr 106: 1051-1053

Thompson JH (1985) Parasites. In: Washington JA (ed) Laboratory procedures in clinical microbiology. Springer, Berlin Heidelberg New York

Walther H (1973) Die Infektion mit Trichomonaden in ihrer Klinik, Therapie und Bedeutung für Fertilität und Sterilität. Z Hautkr 48: 553-562

Werner GT (1982) Amöbiasis. Fortschr Med 100: 1137-1142

WHO: Vaccination Certificate Requirements and Health Advice for International Travel. Ausgabe in deutscher Sprache. Deutsches Grünes Kreuz, Marburg 1986

WHO (1986) World Malaria Situation 1984. Wkl Epidem Rec 61: 133-137

Williamson J (1976) Chemotherapie of African Trypanosomiasis. Trop Dis Bull 73: 531-542

Wurbs D, Classen M (1976) Lamblia intestinalis als Krankheitserreger. Dtsch Med Wochenschr 104: 1156-1157

12 Wurmerkrankungen des Menschen

G. T. Werner, H. Stickl

12.1 Spulwurm (Ascaris lumbricoides)

Erreger Der 20–40 cm lange Wurm lebt im Jejunum. Sein Endwirt ist fast ausschließlich der Mensch. Ein Weibchen legt bis zu 150000 Eier/tgl. (plump-ovale Form bis 60 µm groß) (Abb. 24). Die Eier sind extrem widerstandsfähig.

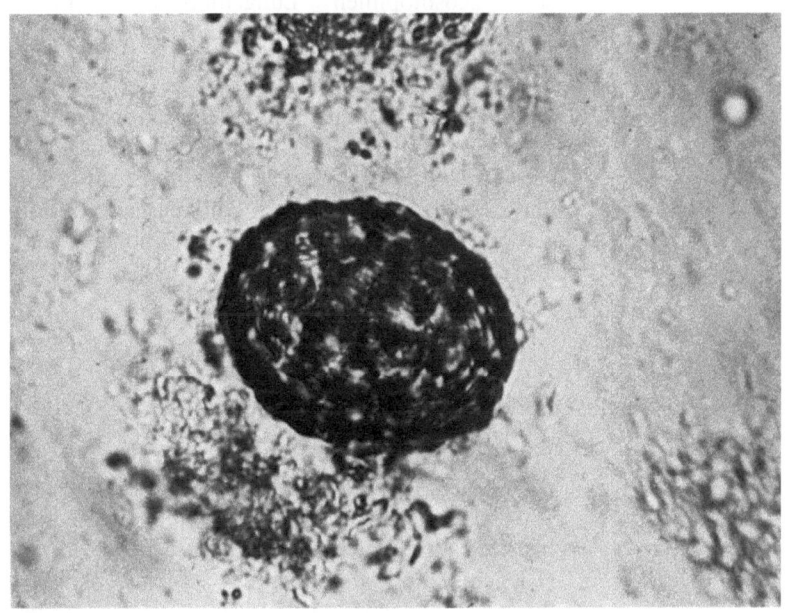

Abb. 24. Ei von Ascaris lumbricoides im Stuhl (Vergrößerung 600:1)

Infektionsquelle	Infizierter Mensch. 25% der Erdbevölkerung sind infiziert. Man rechnet mit 1 Mio. klinisch manifester Erkrankungen pro Jahr und 20 000 Todesfällen/Jahr infolge von Komplikationen.
Übertragung	Die Eier benötigen 2-8 Wochen (je nach Temperatur) zur Entwicklung im Boden. Kinder werden durch Spielen auf verseuchtem Gebiet infiziert; außerdem kann eine Übertragung durch Genuß von rohem Gemüse und von Salaten nach Kopfdüngung stattfinden. Die jungen Würmer werden im Darm frei, gelangen über die Pfortader in die Leber, ins rechte Herz und in die Lungenkapillaren; von dort werden sie passiv in den Schlund transportiert und verschluckt. – Der Spulwurm kommt in allen Erdteilen vor.
Krankheitsbild	Leichte und mittlere Infektionen bleiben symptomlos. Während der Lungenpassage kommt es zum sog. „eosinophilen Lungeninfiltrat" (Husten, Dyspnoe). Ein schwerer Befall bewirkt Leibschmerzen, Übelkeit und allgemeine Unruhe.
Komplikationen	Sind selten, z.B. Ileus, infolge eines Konglomerats von Würmern. Bei einer Resistenzminderung können einzelne Würmer in Peritonealhöhle, Appendix und in Gallenwege oder den Pankreasgang eindringen und zu Peritonitis, Pankreatitis, Cholangitis etc. führen.
▶ Diagnose	Nachweis der Eier im Stuhl, notfalls nach Konzentration. Abgang von Spulwürmern im Stuhl.
Differentialdiagnose	Andere Wurmerkrankungen.
■ Therapie	Piperazinderivate sollten heute nicht mehr verwendet werden. Pyrantelpamoat (Helmex), Erwachsene 750 mg als Einmaldosis (3 Kautabletten), Kinder bis 12 Jahren 500 mg, unter 6 Jahren 250 mg (1 Kautablette bzw. 1 Teelöffel Suspension). Unter 2 Jahren 125 mg. Mebendazol (Vermox, 2mal 100 mg über 3 Tage.)

Prophylaxe	Sauberkeit, adäquate Fäkalienbeseitigung; rohe Gemüse gut reinigen; kein Genuß von kopfgedüngten Salaten (Behandlung mit Desinfizienzien ist zwecklos).

12.2 Hundespulwurm (Toxocara canis)

Infektionsquelle	Infizierte Hunde, vorwiegend junge Tiere im Alter bis zu 6 Monaten.
Übertragung	Erfolgt durch Hundekot, z.B. in Parkanlagen oder Kinderspielplätzen, durch verunreinigten Boden oder Sand; enge Wohngemeinschaft mit Hunden bei mangelnder Hygiene. Die Larven durchbohren die Darmwand und können im „falschen" Wirt in alle Organe gelangen *(viszerale Larva migrans)*. Sie haben besondere Vorliebe für das Zentralnervensystem und das Auge.
Krankheitsbild	Beim Eindringen der Larven ins Auge kommt es zu Iridozyklitis, Sekundärglaukom, Granulombildung der Retina. Im Gehirn können sie zu Krampfanfällen, Hirndruckzeichen, zentralnervösen Ausfallerscheinungen bis zur Atemlähmung führen.
▶ Diagnose	Schwierig, nur Verdachtsdiagnose. Im Blutbild besteht starke Eosinophilie. In Exzisionen können Erreger nachgewiesen werden. Von den serologischen Untersuchungen ist der Mikropräzipitationstest sehr zuverlässig (großer Arbeitsaufwand, aber hohe Spezifität).
■ Therapie	Versuch mit Tiabendazol (z.B. als Minzolum); zur Dämpfung entzündlicher Vorgänge Kortikosteroide.
Prophylaxe	Regelmäßige Entwurmung der Hunde; Fernhalten der Tiere von Kinderspielplätzen; Hygiene bei Hundehaltern.

12.3 Madenwurm (Enterobius vermicularis)

Erreger	Der bis zu 12 mm lange Fadenwurm ist der häufigste Parasit des Menschen; er ist weltweit verbreitet. Der Parasit lebt im Zäkum und Kolon.
Übertragung	Die Weibchen legen die Eier auf der Analhaut ab (bis zu 10000 täglich); die Weiterverbreitung der Eier erfolgt durch Schmierinfektion, infizierte Unterwäsche oder Bettzeug und durch Staub (Eier können auch mit der Luft verbreitet werden; so resultieren Familieninfektionen oder Schulinfektionen).
Krankheitsbild	Lästiger, vor allem abendlicher Juckreiz am After, Hautreizung, Schlaflosigkeit. Selten: Wandern der Würmer in die Vagina (Fluor bei jungen Mädchen).
▶ Diagnose	Einachweis. Ein Zellophanstreifen wird auf den After aufgedrückt; die Eier bleiben kleben. Der Streifen wird abgezogen, auf einen Objektträger gelegt und mikroskopiert. - Häufig befinden sich auch Würmer im Stuhl.
■ Therapie	Pyriviniumembonat (Molevac) als Einmaldosis. 5 mg/kg (Erwachsene 6-8 Dragees, Kinder 5-10 ml Suspension je nach Gewicht); auch Pyrantelpamoat (Helmex) oder Mebendazol (Vermox) sind wirksam.
Prophylaxe	Körperliche Sauberkeit. Bei Wurmbefall eines Kindes ist Untersuchung und ggf. Behandlung der gesamten Wohngemeinschaft unerläßlich.

12.4 Peitschenwurm (Trichuris trichiura)

Erreger	Bis 5 cm langer Wurm, der vorwiegend in den warmen Ländern vorkommt.

Übertragung	Durch verunreinigte Nahrung oder Schmierinfektion werden die Eier aufgenommen; sie entwickeln sich im Ileum, heften sich im Zäkum und Kolon an die Mukosa und werden zu geschlechtsreifen Würmern. Direkte Entwicklung im Menschen ohne Zwischenwirt ist möglich.
Krankheitsbild	Meist symptomlos. Bei schwerem Befall sowie verminderter Resistenz Durchfälle, Tenesmen, Appetitlosigkeit, Abmagerung. Vereinzelt wird ein Colitis-ulcerosa-ähnliches Bild beschrieben.
▶ Diagnose	Einachweis im Stuhl (typische zitronenförmige Gestalt) (Abb. 25), Konzentrationsmethoden.
■ Therapie	Tiabendazol (Minzolum, Kautabletten 2mal 50 mg/kg für 3 Tage), wirksamer ist Mebendazol (Vermox): 2mal 100 mg für 3 Tage; evtl. wiederholte Gabe.

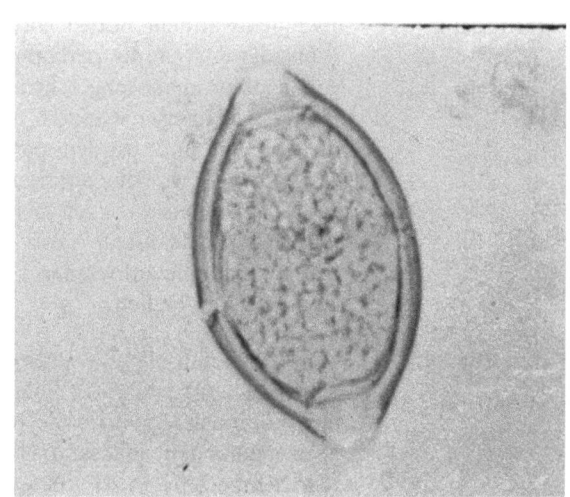

Abb. 25. Ei von Trichuris trichiura (Peitschenwurm) im Stuhl (Vergr. 650:1)

12.5 Hakenwurm (Ancylostoma duodenale, Necator americanus)

Erreger	8–12 mm lange Würmer, die heute fast ausschließlich in den Tropen vorkommen (früher bei uns in Bergwerken). Ancylostoma ist besonders in Afrika und Asien beheimatet. Necator in Afrika und Amerika. Die klinischen Erscheinungen sind identisch, daher ist eine Differenzierung in der Praxis unnötig. Etwa 1 Mrd. Menschen sind weltweit mit Hakenwürmern verseucht. Die Infektion betrifft häufig Kinder und hat enorme Bedeutung für ihre gesundheitliche Entwicklung.
Infektionsquelle	Infizierter Mensch. In den Tropen große Infektionsgefahr, da der Stuhl oftmals im Freien abgesetzt wird.
Übertragung	In feuchtwarmem Boden entwickeln sich aus den Eiern die Larven, die perkutan eindringen (barfußgehen; thermotaktische Wirkung der menschlichen Haut). Die Erreger wandern mit dem Blutstrom in die Lungen und werden passiv in den Schlund transportiert, wo sie verschluckt werden. Mittels eines Hakenpaares setzen sich die Würmer in der Dünndarmschleimhaut fest, wo sie Blut und Schleimhautteile aufnehmen. Ein Weibchen legt bis zu 10 000 Eier täglich.
Krankheitsbild	Geringer Befall bleibt symptomlos. Bei starker Verwurmung unbestimmte Leibschmerzen, Verdauungsstörungen; hypochrome Anämie mit allen Folgeerscheinungen (Blässe, Müdigkeit, Schwindel, Kopfschmerzen). In schwersten Fällen kommt es zu Ödemneigung, Kachexie und Verfall. Der Hundehakenwurm (Ancylostoma brasiliensis) kann bei „versehentlicher" Infektion des Menschen das Bild des *„Hautmaulwurfs"* hervorrufen (jukkende Hautveränderungen).

Komplikationen	Bei Resistenzminderung treten schwere Infektionen hinzu (z.B. Malaria, tödlich verlaufende Masern, Tuberkulose).
▶ Diagnose	Einachweis im Stuhl, notfalls nach Konzentration. Wichtige Hinweise sind eine hypochrome Anämie (in schweren Fällen bis unter 4 g%) und Hypalbuminämie.
■ Therapie	In schweren Fällen zuerst Behandlung der Anämie und des Allgemeinbefindens (notfalls Transfusionen, Eisenpäparate). Wirksam gegen beide Arten ist Tetrachloräthylen (Neo-Bedermin); ist jedoch toxisch, kein gleichzeitiger Fettgenuß; als Nebenwirkungen Schwindel, Übelkeit. Atoxisch das Bephenium hydroxynaphthoate (Alcopar): bei Erwachsenen und größeren Kindern morgens nüchtern 5 g tgl. für 3 Tage, Kleinkinder 2,5 g. Wirksam sind ferner Pyrantelpamoat (Helmex), Tiabendazol (Minzolum) und Mebendozol (Vermox): 2mal 100 mg für 3 Tage.
Prophylaxe	Fachgerechte Beseitigung der Fäkalien, Tragen von Schuhen.

12.6 Zwergfadenwurm (Strongyloides stercoralis)

Erreger	In warmen Ländern häufig, bis zu 2 mm lang, lebt im Jejunum.
Infektionsquelle	Infizierter Mensch.
Übertragung	Die Larven entwickeln sich innerhalb des Körpers aus den Eiern; sie können perkutan durch die Analhaut eindringen; außerdem erfolgt eine getrennt-geschlechtliche Entwicklung außerhalb des Körpers. Durch Autoinfektion ist hartnäckiger Befall möglich.

Krankheitsbild	Dermatitis beim Eindringen der Larven. Werden Larven tierischer Strongyloidesarten aufgenommen, entsteht die „creeping eruption" *(Hautmaulwurf)*; die Parasiten sterben nach einiger Zeit ab. Starker Wurmbefall erzeugt krampfartige Bauchschmerzen, Übelkeit, Gewichtsverlust sowie Durchfälle im Wechsel mit Verstopfung. Treten komplizierende Erkrankungen hinzu, kommt es zu Malabsorption, zunehmendem Verfall und Kachexie. Disseminierte Infektion bei gestörter Abwehr.
▶ Diagnose	Einachweis im Stuhl (schwierig), Anreicherungsverfahren zum Nachweis der Larven sind notwendig. Nachweis der Würmer im Duodenalsaft. Regelmäßig Eosinophilie im Blutausstrich.
■ Therapie	Tiabendazol (Minzolum), 50 mg/kg täglich für 3 Tage (beim Erwachsenen 2mal 1 Kautablette tgl., Kinder ½ Tablette). Von guter Wirkung sind auch Mebendazol (Vermox), und Tetramisol (Decaris).
Prophylaxe	Sauberkeit, Beseitigung der Fäkalien, Tragen von Schuhen.

12.7 Trichinen (Trichinella spiralis)

Erreger	Kleinster Wurmparasit des Menschen, 1,5 mm lang.
Infektionsquelle	Natürliches Reservoir sind Ratten, Füchse und Dachse; diese übertragen den Parasiten auf das Schwein. Die Infektion des Menschen erfolgt durch rohes, zystenhaltiges Schweinefleisch bzw. infiziertes Fleisch vom Wildschwein oder Bären.
Übertragung	Trichinen sind wirtsunspezifisch. Im Dünndarm entwickeln sich geschlechtsreife Würmer, die Larven gebären (vivipar!). Diese dringen in die Muskulatur des Körpers ein, bevorzugt Zwerchfell, Kaumuskeln; dort erfolgt der Einschluß in die Trichinellenkapsel.

Krankheitsbild	Bauchbeschwerden, erhebliche Muskelschmerzen; in schweren Fällen allergische Erscheinungen, Lidödeme, hohes Fieber. Bei massiver Infektion sind Todesfälle durch Myokarditis und Lungenkomplikationen möglich.
▶ Diagnose	Beim Tier Fleischbeschau; beim Menschen ist sehr selten der Larvennachweis im Blut möglich. Die bisher üblichen Untersuchungen (Intradermaltest, KBR, Hämagglutination) sind wenig spezifisch. Einen Fortschritt bedeutet die Mikropräzipitation an der lebenden Larve: Larven werden mit Patientenserum inkubiert, nach einigen Stunden bilden sich im positiven Fall „Präzipitate" an den Körperöffnungen der Larve. Es besteht eine hochgradige Bluteosinophilie; Muskelenzyme im Serum (LDH, CK) steigen an.
■ Therapie	Tiabendazol (Minzolum) 500 mg/tgl. für 3-4 Tage. Symptomatische Therapie (Antihistaminika, Kortikosteroide). Versuchsweise Mebendazol (Vermox).

12.8 Bandwürmer (Taenia saginata, Taenia solium, Hymenolepis nana, Diphyllobothrium latum)

Erreger	Bis zu 10 m lange (Rinderbandwurm, Taenia saginata) bzw. 4 m lange (Schweinebandwurm, Taenia solium) Parasiten; der Zwergbandwurm (Hymenolepis nana) ist 20-40 mm lang, der Fischbandwurm (Diphyllobothrium) kann bis zu 20 m lang werden. Vorkommen weltweit, die Zysticercose ist vor allem in Lateinamerika verbreitet.
Übertragung	Erfolgt durch Genuß oder Verarbeitung von rohem finnenhaltigem Schweine- oder Rindfleisch. Der Mensch ist der Endwirt. Der Wurm setzt sich im Dünndarm fest (Ansaugen mittels Scolex) und bildet die Glieder (Proglottiden). Die larvale Entwicklung des Schweineband-

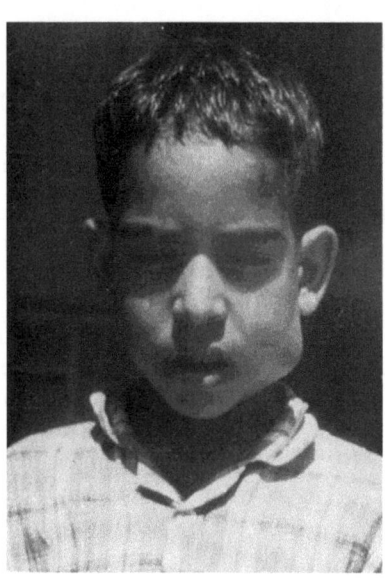

Abb. 26. Indischer Junge mit Zystizerkus im Bereich des M. masseter links

wurms kann im menschlichen Organismus ablaufen. Die Larven durchbohren die Darmwand und dringen in Organe ein (Leber, Herz, Gehirn): *Zystizerkose,* die lebensbedrohliche Funktionsstörungen hervorrufen kann (Abb. 26), z. B. epileptiforme Krämpfe, erhöhten Hirndruck.

Krankheitsbild — Anfangs meist keine Symptome; gelegentlich unklare Bauchbeschwerden, Übelkeit, Gewichtsverlust.

▶ Diagnose — Manchmal durch Einachweis im Stuhl möglich (Abb. 27), häufig bemerkt der Patient Proglottiden im Stuhl. Bei Zystizerkose serologische Diagnose.

■ Therapie — Niclosamid (Yomesan), beim Erwachsenen 4 Tbl. zu 0,5 g als Einmaldosis; bei Kleinkindern 2 Tbl. Auch Mebendazol (Vermox) und Praziquantel (Cesol) sind wirksam. Cesol: 10 mg/kg KG als Einmaldosis (beim Erwachsenen 5 Tbl.). Auch bei der Zystizerkose ist Praziquantel erfolgversprechend.

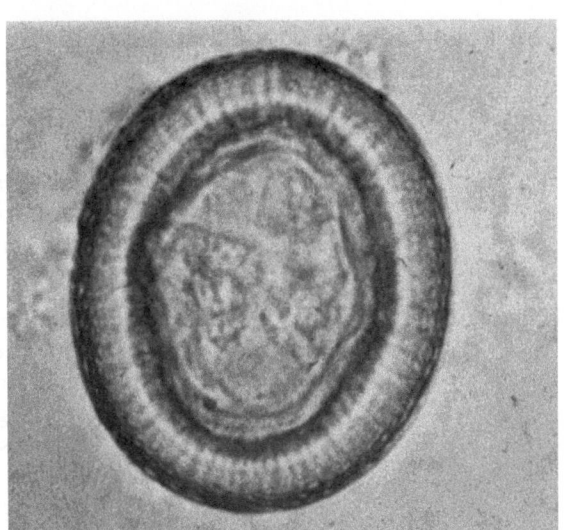

Abb. 27. Ei von Taenia saginata (Rinderbandwurm) aus dem Stuhl (Vergr. 750:1)

Der *Fischbandwurm* wird durch Genuß ungekochten Fischfleisches erworben. Der Wurm entzieht dem Menschen Vitamin B 12 (Anämie vom Perniziosatyp). Therapeutisch ist Niclosamid von guter Wirkung.

Der *Zwergbandwurm* kommt bevorzugt in warmen Ländern vor, Infektionen überwiegen bei Kindern, sind aber auch bei Erwachsenen möglich. Die Diagnose erfolgt durch Einachweis (Konzentration). Wegen der Eigenart der Entwicklung (das Finnenstadium kann sich im Zwischenwirt auch ohne Wirtswechsel bilden) ist längere Behandlung mit Niclosamid notwendig, auch Praziquantel (Cesol) ist aussichtsreich: 15 mg/kg KG als Einmaldosis.

12.9 Echinococcus (Hundebandwurm)

Erreger — Weltweit verbreitet. *Echinococcus cysticus* in der DDR, auf dem Balkan, im östlichen Mittelmeer und Südamerika. *Echinococcus multilocularis* ist endemisch in umschriebenen Gebieten Süddeutschlands, in der Schweiz, in Italien, Kanada, USA und Rußland.

Übertragung — Beim E. cysticus sind Hund, Fuchs oder Wolf der Endwirt, als Zwischenwirt dienen Schaf, Schwein, Rind oder Rotwild. E. multilocularis (alveolaris) hat als Endwirt den Fuchs, gelegentlich den Hund; Zwischenwirt ist die Feldmaus. Der Mensch kann jeweils anstelle des natürlichen Zwischenwirtes infiziert werden. Die Übertragung auf den Menschen geschieht durch Kontakt mit dem Kot infizierter Hunde und Füchse oder durch verunreinigte Gegenstände.

Krankheitsbild — Finnen (Hydatiden) können sich beim E. cysticus (granulosus) unilokulär in Leber, Lunge oder Gehirn entwickeln. Diese wachsen verdrängend und bleiben oft lange Zeit symptomlos. Das Finnenstadium von E. multilocularis hat kleinbasige Struktur; die Zysten wachsen infiltrierend und zerstören das befallene Organ.

▶ Diagnose — Eine Eosinophilie im Blutausstrich kann der erste Hinweis auf eine Echinokokkose sein. Gesichert wird die Diagnose durch die Serologie. Die bisher geübten Verfahren (Intradermaltest nach Casoni und KBR) sind wenig empfindlich und unspezifisch. Hochspezifisch sind der Hämagglutinations- und Immunfluoreszenztest. Beim E. cysticus sind jedoch negative serologische Befunde trotz ausgedehnten Organbefalls möglich. E. multilocularis erzeugt infolge seines infiltrierenden Wachstums regelmäßiger Antikörper.

Zur Lokalisation einer Zyste müssen oft alle Möglichkeiten der klinischen Diagnostik ausgeschöpft werden: röntgenologische Methoden (Sonographie, konventionelle Tomographie, Angiographie, Computertomographie, Kernspinverfahren).

■ Therapie   Chirurgische Entfernung der Zysten unter größtmöglicher Vorsicht (beim Platzen Weiterverschleppung der Infektion). Mebendazol (Vermox) über lange Zeit hemmt das Parasitenwachstum, die bisherigen klinischen Erfahrungen sind ermutigend. Aussichtsreich erscheint Albendazol.

12.10 Filariasen

Erreger   Filarien sind Fadenwürmer, die mit Hilfe blutsaugender Insekten übertragen werden. Beim Menschen am häufigsten Wuchereria bancrofti (Afrika, Südamerika, Südasien), Brugia malayi (Fernost), Loa-loa (Zentralafrika), Onchocerca volvulus (Mittelamerika nördliches Südamerika und Westafrika). Erwachsene Würmer von Wuchereria und Brugia leben in den Lymphgefäßen, die von Loa-loa und Onchocerca im Bindegewebe. Die Larven erscheinen im Blut (Ausnahme: Onchocerca).

Übertragung   Durch den Stich bestimmter Mückenarten. Die Larven (Mikrofilarien) von Wuchereria und Brugia treten nachts im Blut auf (Anpassung an die Lebensweise der Überträgermücken). Loa-loa wird durch tagsüber aktive, bremsenartige Insekten (Chrysops sp.), Onchocerca durch Simulien übertragen. Infektionen nach kurzdauerndem Aufenthalt im Verbreitungsgebiet sind selten (s. Abb. 28), Infektionsgefährdung besteht bei längerem Kontakt; die Durchseuchung der Einwohner ist hoch.

Krankheitsbild   Oftmals keine Symptome. In anderen Fällen Lymphadenitiden mit Fieber; die Lymphwege werden verlegt, in Endstadien resultieren Elephantiasis

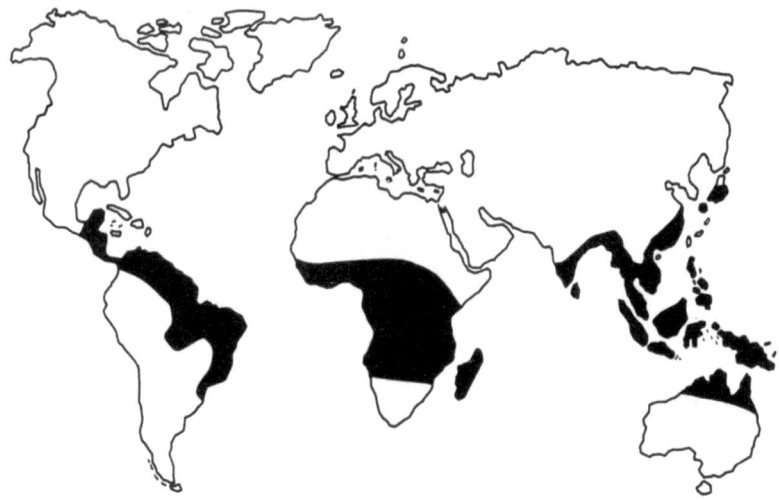

Abb. 28. Länder, in denen mit dem Vorkommen von Filariasis gerechnet werden muß

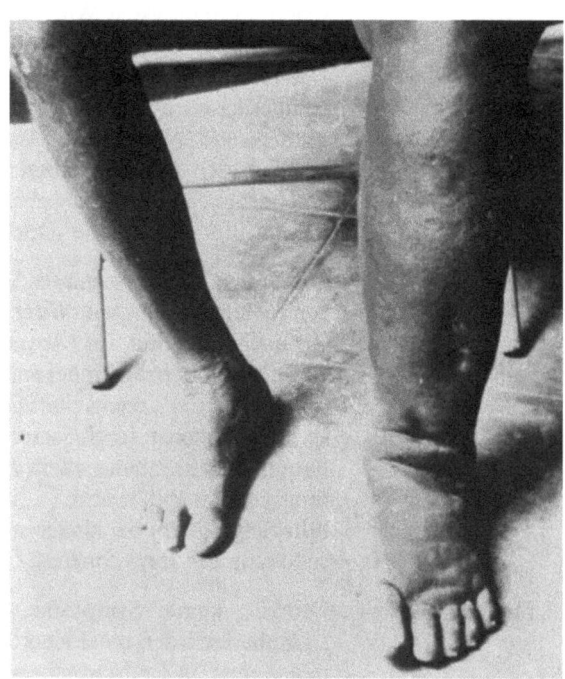

Abb. 29. Elephantiasis des linken Beines bei Filariase, Beobachtung aus Südindien

von Extremitäten, Skrotum oder der weiblichen Brust (Abb. 29).
Bei Onchozerkiasis Knotenbildung unter der Haut (initial Dermatitis, dann subkutane Knotenbildungen und Verdickung der Haut). Hornhauttrübungen und Iritis durch Einwandern von Mikrofilarien ins Auge sind ein häufiger Grund der Erblindung in Endemiegebieten.

▶ Diagnose   Aus dem Blutausstrich, der bei Wuchereria und Brugia nachts zwischen 21 und 2 Uhr entnommen wird; bei spärlichem Parasitenbefall dicker Tropfen (s. Abb. 30); bei Onchocerca erfolgt der Erregernachweis im Hautexzidat. Serologisch sind die KBR, die indirekte Hämagglutination und der indirekte Immunfluoreszenztest am geläufigsten (keine Artspezifität). Erster Hinweis auf eine Filariasis kann eine oft extreme Eosinophilie sein.

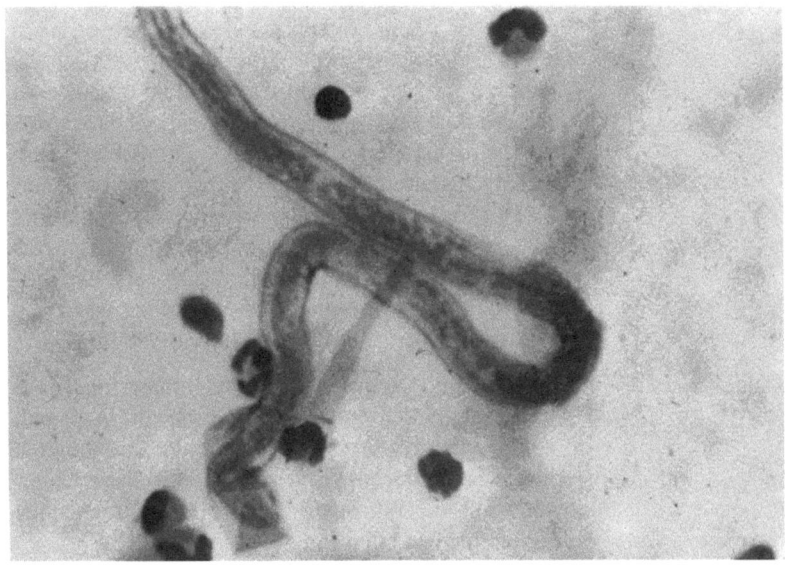

Abb. 30. Microfilaria Loa-loa von der Konjunktiva (Vergr. 700:1)

■ Therapie	Diäthylcarbamazin (Hetrazan) tötet die Mikrofilarien und schädigt erwachsene Würmer. Vor allem bei der Loa-loa-Infektion muß vorsichtig einschleichend dosiert werden. Bei allen Infektionen machen oft toxisch-allergische Reaktionen eine Kortikosteroidtherapie notwendig. Als therapeutische Alternative zum Diäthylcarbamazin zeichnet sich Ivermectin (in klinischer Prüfung) ab. Bei Onchozerkiasis wirkt Suramin (Germanin) gegen die adulten Würmer.
Prophylaxe	Überträgerbekämpfung.

12.11 Dracunculus medinensis (Guinea- oder Medinawurm)

Längster Fadenwurm des Menschen. Er kommt in Zentralafrika, im Nahen Osten sowie in Mittel- und Südindien vor.

Übertragung	Die Infektion erfolgt durch den Genuß von Trinkwasser, in dem infizierte kleine Krebse leben (Cyclops leuckartii). Die Wurmlarve wird durch die Verdauungssäfte frei, durchdringt die Darmwand und wandert ins subkutane Bindegewebe, bevorzugt ist die untere Extremität. Die Entwicklung zum geschlechtsreifen Wurm (Präpatenzzeit) dauert 10–14 Monate; die kleinen Männchen sterben bald ab, die Weibchen werden bis zu 1 m lang. Das Weibchen durchbricht die Haut und setzt die Larven ab. Dieser Vorgang wird ausgelöst, wenn die Hauttemperatur sinkt (Abkühlung in Wasser).
Krankheitsbild	Juckreiz und Brennen der Haut, dann Blasenbildung, schließlich entsteht ein Geschwür, in dessen Mitte der Wurm sitzt. Komplikationen sind möglich durch Sekundärinfektionen des Wurmbetts, oder wenn sich die Wurmeier innerhalb des Organismus entleeren (Abszeßbildung), vgl. Abb. 31.
▶ Diagnose	Durch direkten Nachweis des Wurmes.

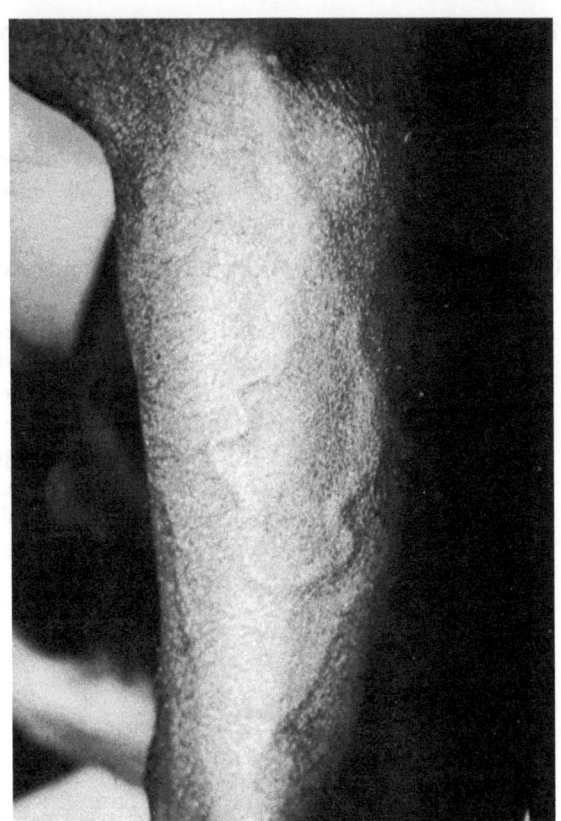

Abb. 31. Medinawurm (Dracunculus medinensis) im Subcutangewebe des Unterschenkels, Beobachtung aus Südindien

■ Therapie   Der Wurm wird von den Patienten meist selbst entfernt (allmähliches Herausziehen); in manchen Fällen chirurgischer Eingriff nötig. Niridazol (Ambilhar) oder Tiabendazol (Minzolum) verringern die lokale Entzündung und sollen den Krankheitsverlauf abkürzen.

12.12 Schistosomiasis – Bilharziose (Pärchenegel)

Erreger	*Schistosoma haematobium* in Afrika und im Nahen Osten, *Sch. mansoni* in Zentral- und Westafrika und Südamerika, *Sch. japonicum* in Ostasien (s. Abb. 32).
Übertragung	Die Eier gelangen aus infiziertem Kot oder Urin ins Wasser. Aus den Eiern schlüpfen Larven (Miracidium), die in Wasserschnecken als Zwischenwirte eindringen, wo sie sich zu Zerkarien (Abb. 33) entwickeln. Diese gelangen aus der Schnecke ins Wasser und können den Menschen infizieren, wobei sie durch die Hautwärme angezogen werden. Über die Hautvenen gelangen sie in den Kreislauf. Sch. haematobium lebt in den Venenplexus der Harnblase, die anderen Arten in den Mesenterialgefäßen sowie in Lebervenen. Die klinischen Erscheinungen wer-

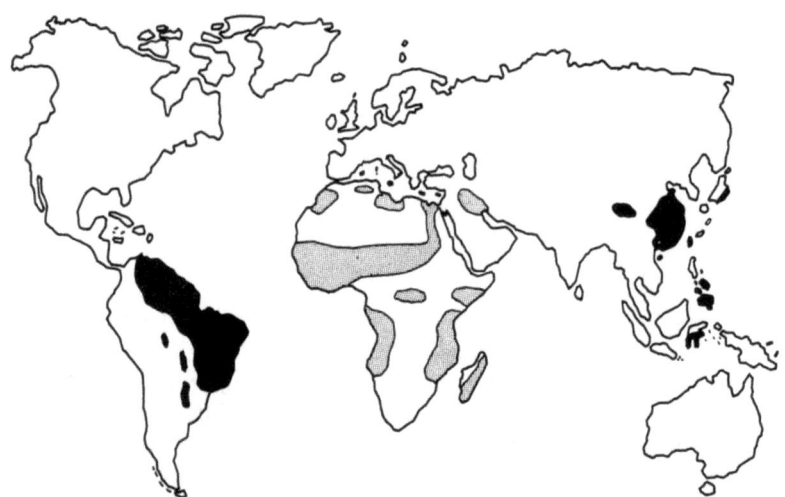

Abb. 32. Geographische Verbreitung der Schistosomiasis
■ in Südamerika: Schistosoma mansoni, in Ostasien: Sch. japonicum;
▦ in Afrika: Sch. haematobium und Sch. mansoni (das Verbreitungsgebiet beider Arten deckt sich etwa)

	den durch die abgelegten Eier hervorgerufen (vgl. Abb. 34).
Krankheitsbild	Bei Sch. haematobium kommt es zu Blasenblutungen und chronischer Zystitis; in Spätstadien drohen Fibrosierungen der Blase mit nachfolgender Hydro- und Pyonephrose. Nach langjährigem Befall sind

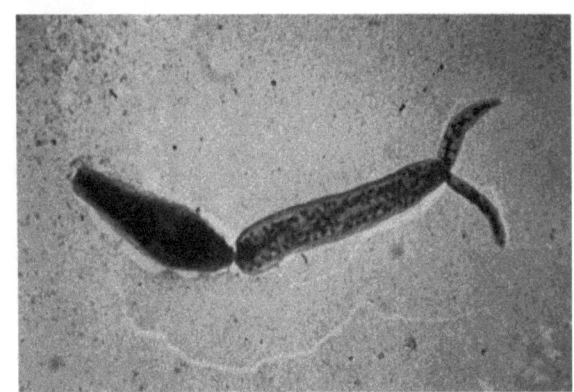

Abb. 33. Larve (Zercarie) von Schistosoma haematobium

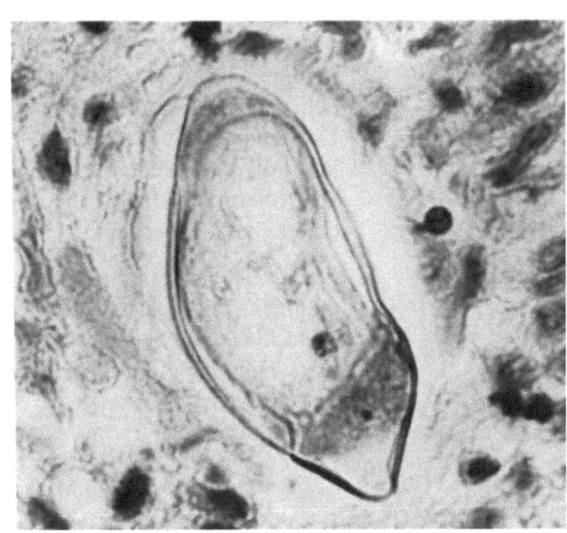

Abb. 34. Ei von Schistosoma mansoni in der Leber (Biopsiepräparat; (Vergr. 650:1)

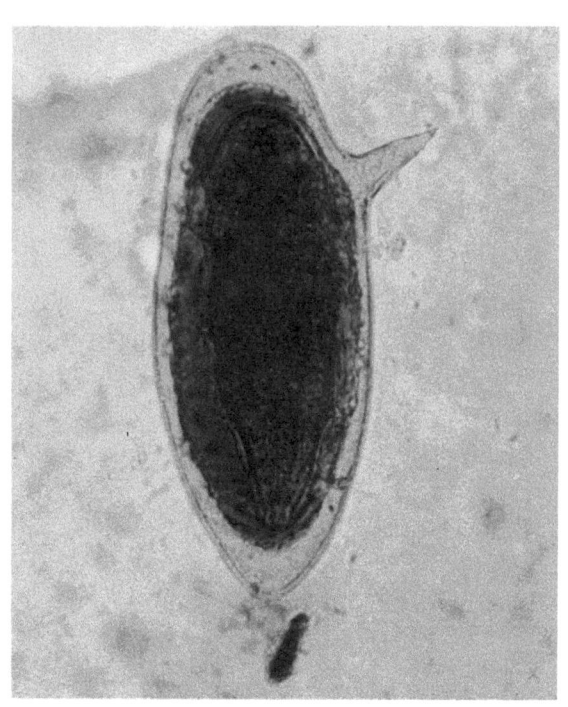

Abb. 35. Ei von Schistosoma mansoni mit dem typischen Seitenstachel (Vergr. 650:1)

maligne Tumoren der Blase beobachtet worden. Sch. mansoni und japonicum verursachen die Darmbilharziose mit blutig-schleimigen Durchfällen, Polyposis, später treten eine Leber- und Milzvergrößerung auf, im Spätstadium entwickelt sich eine Leberzirrhose.

▶ Diagnose Nachweis der Eier im Stuhl oder Urin (Abb. 35) möglich, bei spärlichem Befall der Miracidienschlüpfversuch. Serologisch sind die KBR, die indirekte Hämagglutination und besonders der Immunofluoreszenztest nützlich. Im akuten Stadium besteht eine hochgradige Eosinophilie.

Die Zerkarienhüllenreaktion ist hochspezifisch. Sie ist an Speziallabors gebunden, die infizierte Schneckenstämme halten.

- **Therapie** Gegen Sch. haematobium und mansoni ist Niridazol (Ambilhar) wirksam. Dosierung: 25 mg/kg über 7 Tage. Oftmals sind 2-3 Behandlungszyklen notwendig. Als Einmaldosis kann Hycanthon (Etrenol) gegeben werden: 100-200 mg i.m. Auch Metrifonat (Bilarcil) ist nach einmaliger Gabe vor allem gegenüber Sch. haematobium wirksam: 7,5-19 mg/kg oral. Hochwirksam gegen alle Schistosomenarten ist Praziquantel (Biltricide), das auch zur Massenbehandlung geeignet ist. Bei Sch. haematobium und mansoni 40 mg/kg KG als Einmaldosis. Erfolgsquote 70-100%. Bei Sch. japonicum 2mal 30 mg/kg als Eintagesbehandlung; Erfolgsquote 60-76%.

12.13 Seltenere Trematodenerkrankungen beim Menschen

12.13.1 Fasciolopsis buskii (großer Darmegel)

Kommt ausschließlich in Ostasien vor. Der Mensch ist der Endwirt, als Zwischenwirte dienen Wasserschnecken; in diesen entwickeln sich Zerkarien, die frei werden und sich an Wasserpflanzen *(Wassernuß)* festsetzen. Beim Genuß gelangen die Erreger in den Menschen. Der Darmegel hält sich im Dünndarm auf, führt zu Durchfällen und bei schwerem Befall zu Kachexie, Ikterus und Aszites. Die Diagnose erfolgt durch den Einachweis im Stuhl (Abb. 36). Therapeutisch sind Niclosamid (Yomesan) und Hakenwurmpräparate wirksam.

12.13.2 Fasciola hepatica (großer Leberegel)

Hauptvorkommen im vorderen Orient, Ostasien, Mittel- und Südamerika. Ist bei Schafen, Ziegen, Rindern und anderen Pflanzenfressern zu finden. Als Zwischenwirte dienen Schnecken, die Übertragung auf den Menschen erfolgt durch den Genuß von rohen Wasserpflanzen *(Wasserkresse)*. Nach oraler Aufnahme dringen die Leberegel durch die Dünndarmwand und gelangen in die Leber, wo sie sich in den Gallengängen festsetzen. Die ersten klinischen Symptome sind Krankheitsgefühl, Fie-

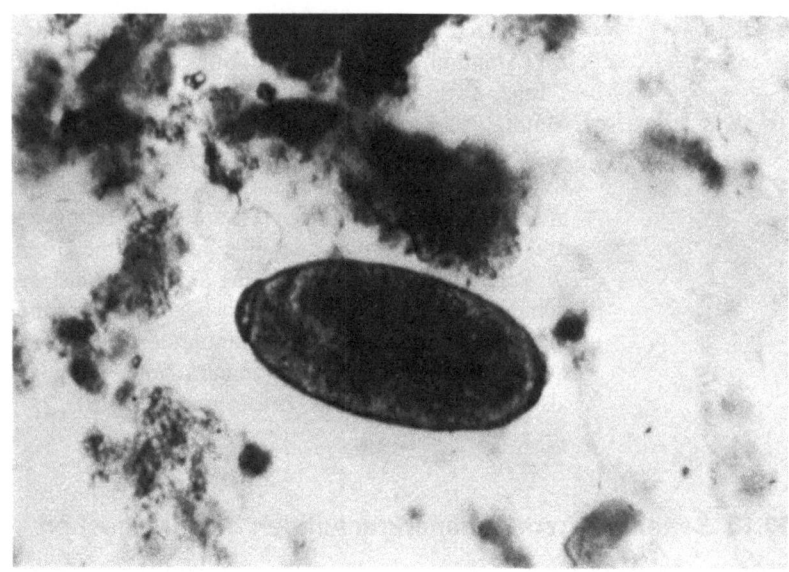

Abb. 36. Eier von Fasciolopsis buskii im Stuhl (Vergr. 580:1)

ber, Appetitlosigkeit und krampfartige Bauchschmerzen, später kommt es zur Hepatomegalie mit zunehmendem Ausfall von Leberfunktionen. Die Diagnose wird durch den Einachweis im Stuhl oder Duodenalsaft gestellt, immunologische Untersuchungen (KBR und indirekter Immunfluoreszenztest) geben gewisse Hinweise, zeigen aber oft Kreuzreaktionen. Oft besteht eine hochgradige Eosinophilie. Therapeutisch ist Dehydroemetin in intravenöser Gabe wirksam; auch Chloroquin wird empfohlen.

12.13.3 Dicrocoelium dendriticum (kleiner Leberegel)

Parasit der Wiederkäuer, der in seltenen Fällen auch den Menschen befallen kann (Zufallswirt). Klinische Erscheinungen treten nur bei Massenbefall der Leber auf; zur Therapie bewähren sich Emetin und Chloroquin (Resochin).

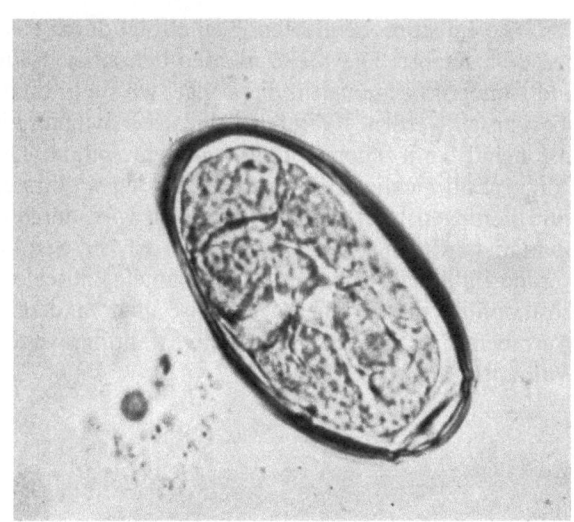

Abb. 37. Ei von Paragonimus westermanii aus dem Sputum (Vergr. 600:1)

12.13.4 Clonorchis sinensis

Der chinesische Leberegel und der nahe verwandte Opisthorchis viverrini kommen in China, Korea, Thailand, Vietnam und Japan vor; Opisthorchis felineus, der Katzenleberegel, ist auch in Nordeuropa und Rußland zu finden. Die Zerkarien dieser Egel dringen aus ihrem ersten Zwischenwirt, bestimmten Wasserschnecken, in Süßwasserfische ein (2. Zwischenwirt) und werden durch den Genuß rohen Fischfleisches auf den Menschen übertragen. Die Durchseuchung in manchen Endemiegebieten ist außerordentlich hoch. Sie wandern in die Gallenwege und führen zur Cholangitis. Mögliche Spätfolgen sind eine Leberzirrhose und Gallengangskarzinome. Die Eier können im Stuhl oder Duodenalsaft nachgewiesen werden (Konzentrationsverfahren). Therapeutisch werden Tetrazykline oder Ampicillin gegen die Sekundärinfektion eingesetzt; einen echten Fortschritt der spezifischen Behandlung stellt Praziquantel dar (Bilticide; 3mal 25 mg/kg KG).

12.13.5 Paragonimus westermanii

Paragonimus westermanii, uterobilateralis u. a. Sp.-Lungenegel, werden in Ostasien, Lateinamerika bzw. in Afrika (Nigeria, Kongo, Kamerun) gefunden. Die Infektion beim Menschen erfolgt durch das Essen roher Krabben oder Krebse. Die Metazerkarien bohren sich durch die Darmwand und wandern bevorzugt in die Lunge, wo sie in bindegewebigen Zysten abgekapselt werden. Führendes klinisches Symptom ist eine hartnäckige „Bronchitis" mit zähem, blutig-tingiertem Sputum. Diagnostisch gibt das Röntgenbild wichtige Hinweise (fleckförmige Infiltrate, Höhlenbildungen, Fibrosierungen); der klinische Verdacht wird durch den Einachweis im Sputum bewiesen (Abb. 37). Wertvoll ist die Serologie. Therapeutisch werden Bithional (Bitin) und Praziquantel (Biltricide) empfohlen.

Eosinophilie im peripheren Blut ist unter anderem ein Hinweis auf Wurmbefall. In Tabelle 19 werden Erfahrungswerte bei verschiedenen Wurmarten angegeben.

Tabelle 19. Erfahrungswerte der Eosinophilie im peripheren Blut (%) bei Parasitenbefall

Parasit	Eosinophilie in %	Bemerkungen
Hakenwurm	0-15	Hoch während Lungenpassage. Auffallende hypochrome Anaemie
Askariden	0-12	Hoch während Lungenpassage
Strongyloides	20-50	Meistens hohe Werte über 40%
Trichinen	10-40	Niedrig nach Verkapselung
Filarien	20-50	Bei Wuchereria bankrofti und Brugia malayi auffallender Anstieg der Eosinophilie am frühen Abend
Schistosomen	20-50	
Echinococcus	0-15	Bei längerem Befall nicht selten normale Eosinophilenzahl
Cysticercus	0-15	Bei längerem Befall nicht selten normale Eosinophilenzahl

Der „normale" Anteil eosinophiler Leukozyten an den weißen Blutzellen beträgt 0-5%, wobei in der Regel in den späten Nachmittagsstunden (17.00-19.00 Uhr) gegenüber den Morgenstunden (5.00-11.00 Uhr) ein Anstieg zu vermerken ist. Bei Befall mit Parasiten, besonders des Darmes, schwanken die Werte stark, je nach dem Entwicklungsstadium im menschlichen Organismus.

Tabelle 20. Parasitologische Untersuchungen bei Tropenrückkehrern, Gastarbeitern und Einheimischen in der Bundesrepublik und in der DDR (modifiz. nach Werner und Stickl)

Autor	Personenkreis	Zahl der Untersuchten	Positive Befunde alle Parasiten	Amöbiasis	Lambliasis	Hakenwurm	Spulwurm	Peitschenwurm	Bandwurmarten	Madenwurm	Strongyloides stercoralis	Zahl der Untersuchten, Bemerkungen
Mohr (1968)	Tropenrückkehrer BRD	2084	284 (13,6%)	92	104	43		47			12	39, Blutparasiten
Peters (1969)	Gastarbeiter Einheimische (Nordbaden)	897	165 (16,3%)			16	49	93	6			Unausgewähltes Kollektiv
Müller (1970)	Tropenrückkehrer DDR	87	46 (52,8%)	4	4					3		17, darunter apathogene Amöben
Flentje (1972)	Tropenrückkehrer DDR	3303	898 (27,5%)	296	182	3	54	96	6			213, darunter 150 apathogene Amöben
Peters (1972) ausgewähltes Kollektiv	Gastarbeiter Einheimische	234 443	73 (31,1%) 29 (6,5%)		7 1	9 1	57 7					
Eigene Untersuchungen (1980)	Tropenrückkehrer BRD	1330	197 (14,7%)	68	76	9	14	52	3	6	3	28, darunter 15 Fälle mit Blutparasiten

Literatur

Cheng TC (1973) General parasitology. Academic Press, London New York
Crompton DWT (1985) Ascariasis and its public health significance. Taylor & Francis, London Philadelphia
Disco R (1977) Epidemiologie, Diagnose und Therapie der Echinokokkose. Ther Gegenw 116: 226
Flisser A (1982) Cysticercosis. Present state of knowledge and perspectives. Academic Press, London New York
Frank W (1976) Parasitologie. Ulmer, Stuttgart
Hoeprich PD (ed) (1972) Infectious diseases. 2nd edn. Harper & Row, Hagerstown New York San Francisco London
Mohr W, Schumacher HH, Weyer F (1975) Lehrbuch der Tropenkrankheiten, 2. Aufl. Thieme, Stuttgart
Piekarski G (1973) Medizinische Parasitologie. Springer, Berlin Heidelberg New York
Warren KS, Mahmoud AAF (1984) Tropical geografical medicine. Mac Graw Hill, New York
Werner GF (1981) Kleine Touristik- und Tropenmedizin. Dt Apothekerverlag, Stuttgart
WHO (1981) Intestinal protozoan and helminthic infections. WHO Techn Report Series 666, Genf

Teil 2
Schutzimpfungen

13 Schutzimpfungen – Einführung und Grundlagen

H. Stickl

Schutzimpfungen dienen der Vorbeugung von Infektionskrankheiten, gegen deren Erreger es noch keine anderweitige Therapie gibt, oder bei denen die Behandlung zu spät käme. So ist z. B. eine Antibiotikatherapie gegen den Erreger der Diphtherie und des Keuchhustens wirksam, kommt jedoch meistens zu spät. Gegen Viren steht noch keine zuverlässige Chemotherapie zur Verfügung. *Aktive Immunisierung (= Schutzimpfungen)* bringt den Körper mit den Leibessubstanzen der Erreger, ihren Stoffwechselprodukten und Giften in Kontakt und induziert die Bildung von humoralen Antikörpern, überwiegend der Immunglobulin-G-Klasse, und führt außerdem zur zellulär-geweblichen Reaktionsbereitschaft (Allergie vom verzögerten Typ, zelluläre Immunität). Eine aktive Immunitätsbildung kann prophylaktisch und therapeutisch erfolgen. Im letzteren Fall tritt die Immunisierung rascher ein, als die Dauer der Inkubationszeit der betreffenden Infektionskrankheit beträgt (z. B. Tollwut, Masern). Bei der *passiven Immunisierung bzw. Immuntherapie* werden die spezifischen, bereits von einem Spender gebildeten Antikörper dem Menschen zugeführt. Die passive Immunisierung beschränkt sich daher nur auf den humoralen Anteil der Immunität und ist überwiegend gegen bakterielle Toxine (Tetanustoxin, Diphtherietoxin) gerichtet bzw. bezweckt ein Abfangen der virämischen Phase einer Virusinfektion (z. B. Masernprophylaxe mit Gammaglobulinen nach Degkwitz).

13.1 Epidemiologie

Seit 2–3 Jahrzehnten ist eine zunehmende Spätmanifestation ehemaliger „Kinderkrankheiten" zu verzeichnen. Dadurch kommt es bei bestimmten Infektionskrankheiten zu einer altersabhängigen Häufung von Komplikationen: Die Manifestation der Masern in der Vorpubertät und Pubertät führt zu einer altersspezifischen Zunahme postinfektiöser Enzephalitiden mit bleibenden hirnorganischen Schäden; gleiches gilt für Mumps, der außerdem bei Knaben zur Orchitis führen kann. Zuerst wurde die Spätmanifestation bei der Kinderlähmung deutlich: eine Zunahme schwerer Erkrankungen mit Lähmungen. Bei Röteln führt die Spätmanifestation zur Erkrankung in der gestationsfähigen Zeit der Frau und gefährdet dadurch das Kind (Rötelnembryopathie) im Mutterleib.

13.1.1 Das soziale Interesse an Impfungen

Schutzimpfungen sind ärztliche Präventivmaßnahmen, die den einzelnen vor bestimmten Infektionskrankheiten und die Allgemeinheit vor Seuchen bewahren sollen. Zu Beginn des Jahrhunderts war die Kindersterblichkeit infolge Infektionskrankheiten (Diphtherie, Keuchhusten, Masern) besonders bei den ärmeren Bevölkerungsschichten sehr hoch. Wenn heute die Kindersterblichkeit bei allen sozialen Bevölkerungsschichten gleich niedrig ist, geht dies auf Schutzimpfungen zurück. Da außerdem in einem Sozialstaat die Allgemeinheit für den schutz- und hilfebedürftigen Einzelnen ihre Hilfe anbietet, ergibt sich für Schutzimpfungen neben dem kollektiven auch ein soziales Interesse: Dieses setzt bereits vor Eintritt einer Erkrankung und Schädigung ein, die mit einer gewissen statistischen Wahrscheinlichkeit in Regionen hoher Siedlungsdichte und bei weltweiter Fluktuation zu erwarten sind. Das Interesse des Staates im Sinne eines *Schutzes der Allgemeinheit* (§ 14 BSeuchG) drückt sich durch „öffentliche Empfehlungen" für Schutzimpfungen (Impfung gegen Masern, Röteln, Diphtherie und Tetanus u.a.) aus.
Im Fall von *Impfkomplikationen* kann bei diesen Impfungen der Staat die Entschädigung für eventuelle Kosten und die Rehabilitation übernehmen (§§ 51 u. 52 BSeuchG).

13.2 Impfindikation und Impfplan (s. S.219 u. 264)

Das Abwägen epidemiologischer, sozioökologischer und gesundheitspolitischer Gesichtspunkte, von Wirksamkeit und Verträglichkeit der Impfungen und ihrer Praktikabilität, führte zu verschiedenen „Impfkalendern". Sie enthalten Vorschläge über den zeitlichen Ablauf und die Reihenfolge von Schutzimpfungen, so wie sie augenblicklich zur Verfügung stehen und für die in einem bestimmten Biotop lebenden Menschen zweckmäßig erscheinen (Impfpläne S. 264-266).

13.2.1 Begrenzte Impfindikationen

Die Indikation für eine Schutzimpfung kann nicht für jeden Menschen gültig dargestellt werden: So ist die Gelbfieberimpfung bei Säuglingen, besonders innerhalb der ersten 6-9 Lebensmonate mit einer höheren Rate an zerebralen Komplikationen belastet; humorale, von der Mutter auf das Kind diaplazentar übertragene Antikörper stellen innerhalb der ersten 12 Lebensmonate die Masernimpfung in Frage; die Keuchhustenimpfung wird gegen Ende des 2. Lebensjahrs in zunehmendem Umfang schlecht vertragen; für die Diphtherieimpfung mit dem höher dosierten Impfstoff der Grundimmunisierung gilt dies ab etwa 10.-12. Lebensjahr. Je nach Gesundheitszustand werden manche Impfungen gegen Ende des 6. Lebensjahrzehnts schlechter vertragen und sind mit einer höheren Rate an Komplikationen belastet: Von der Freistellung von Impfungen im internationalen Reiseverkehr sollte daher nach Möglichkeit ab dem 70. Geburtstag großzügig Gebrauch gemacht werden. Die Rötelnimpfung ist im ursprünglichen Sinne z. B. nur für Mädchen indiziert, und die Mumpsimpfung, die im ersten Lebensjahr für alle Kinder vorgeschlagen wird, ist ab dem 7. Lebensjahr hauptsächlich für Knaben indiziert. Die Indikationen für Schutzimpfungen erfahren somit geschlechtsspezifische Eingrenzungen und sind ferner hinsichtlich ihrer altersspezifischen Verträglichkeit eingeschränkt.
Sperrfristen s. S. 258.

13.3 Wirkdauer aktiver Schutzimpfungen (s. auch S. 260)

Unterschiedliche, in optimaler Weise durchgeführte Schutzimpfungen haben eine verschieden lange Wirkdauer. Auch nach Ablauf dieser Zeit ist die Wirksamkeit noch nicht vollkommen erloschen: Sie kann durch eine Auffrischimpfung in kürzester Zeit zum Optimum der Schutzhöhe angehoben werden. Das Ende der *„optimalen Wirkzeit"* einer Impfung markiert lediglich den Zeitpunkt, zu welchem eine Auffrischimpfung wünschenswert wäre. So nimmt man bei der Impfung gegen Tuberkulose eine Wirkdauer von 6-9 Jahren, bei der Diphtherieimpfung von 2-5 Jahren, bei der Tetanusimpfung von 10 Jahren, bei der Choleraimpfung von nur 6 Monaten an. Die Masernlebendimpfung schützt dagegen länger als 10 Jahre, wahrscheinlich lebenslang, ebenso die Impfung gegen Mumps. Die Wirkdauer bei der Polioschluckimpfung ist noch nicht bekannt, in jedem Fall aber länger als 8-10 Jahre. Bei der Pockenimpfung wurde z. B. ehemals aufgrund der „internationalen Gesundheitsvorschriften" (IGV) der Weltgesundheitsorganisation (WHO) eine Wiederimpfung im Zeitabstand von 3 Jahren gefordert; die Wirksamkeit der Impfung beträgt 10-20 Jahre. Nach den IGV ist die Gelbfieberimpfung alle 10 Jahre zu wiederholen; wahrscheinlich wirkt sie um viele Jahre länger.

13.4 Impfreaktionen und paraspezifische Wirkungen von Impfungen

Die Auseinandersetzung des Organismus mit virulenzabgeschwächten, lebenden Erregern („attenuierten" Bakterien, z. B. BCG, oder Viren, z. B. Masern-Röteln-Lebendimpfstoff) sowie mit Impfstoffen, die entgiftete Toxine, Stoffwechselprodukte oder die endotoxinhaltige Leibessubstanzen von Bakterien enthalten, führt neben dem gewünschten Schutzeffekt gegen die Erkrankung durch diese Erreger auch zu mehr oder weniger starken *Impfreaktionen* bis zur sog. *Impfkrankheit* (z. B. bei der früheren Pockenimpfung mit fieberhafter Impfreaktion). Der Übergang von einer Impfreaktion zur Komplikation kann stufenlos verlaufen. Die letztere ist durch bleibende Schäden gekennzeichnet. Eine *paraspezifische Wirksamkeit* im Sinne einer Immunmodulation kann mehreren Impfungen (z. B. der BCG-Impfung) zugesprochen werden. Interferoninduktion und Immunstimulation können als positiv zu bewertende „Impfreaktionen" bei der Masernimpfung zum Schwinden von Warzen, bei der Grippe- und bei der Pockenimpfung zur günstigen Beeinflussung des Zoster führen. Auf der Basis dieser Beobachtungen wurden in der letzten Zeit gut wirksame und unschädliche „Parammunitätsinduktoren" entwickelt. Sie führen zu einer intensiven, funktionellen Stimulation des zellulären Abwehrsystems, zur Steigerung der Phagozytose, zur Bildung von Inter-

feron und zur Freisetzung von lysosomalen Fermenten („Abderhalden-Abwehrfermente") u. a. Paraspezifische Nebenwirkungen von Impfungen können andererseits auch an unliebsamen Nebenwirkungen und Komplikationen beteiligt sein.
Kontraindikationen s. auch S. 261-262.

13.5 Passive Immunisierung (s. S. 284-287)

Serumprophylaxe und Therapie: Das Serum eines Spenders, der bereits Antikörper gebildet hat, kann einem noch zu schützenden Menschen injiziert werden: Diese „passive" Immunisierung kann mit Seren, die vom Tier stammen (heterologe Immunisierung) oder mit menschlichen Seren (homologe Immunisierung) vorgenommen werden. Tierische Seren führen aufgrund des Gehalts an artfremden Proteinen zu einer Sensibilisierung des Organismus und können bei wiederholter Gabe zur Überempfindlichkeitsreaktion vom Soforttyp (anaphylaktischer Schock) oder zu Allergieerscheinungen mit Urtikaria und kutanvaskulärem Syndrom (Arthus-Phänomen) führen. Bei wiederholten Gaben heterologer Antiseren ist daher der Serumspender (Pferd, Rind, Hammel, Kaninchen) jeweils zu wechseln. Anamnese und biologische Vorprobe (intrakutane Testinjektion von 0,1 ml des 1:100 verdünnten Serums) und Ophthalmoreaktion sollen den *anaphylaktischen Schock* infolge wiederholter artgleicher Seren verhüten helfen. Dennoch sind bei jeder Injektion artfremder Seren zur Schockbehandlung Adrenalin (z. B. Suprarenin 1:1000), Calcium-Glukonat-Lösung und ein i.v. zu injizierendes Kortisonpräparat bereit zu stellen. 8-14 Tage nach Injektion heterologer, tierischer Seren kann es zur sog. *„Serumkrankheit"* (Urtikaria, Nephritis, Serumpolyneuritis, Gelenkschwellungen u. a.) kommen.

Heterologe Seren sind heute noch die antitoxischen Seren gegen Diphtherie, Botulismus, Gasbrand, Digitoxinvergiftung, Skorpiongift und gegen Schlangengifte. Besonderheiten und Dosierung siehe bei den einzelnen Krankheiten.

Homologe, vom Menschen stammende Seren mit speziellem Immunglobulinanteil gegen bestimmte Erkrankungen (s. dort) führen nicht zur Überempfindlichkeitsreaktion. Diese Seren können wiederholt injiziert werden und haben im Organismus eine längere Verweil- und Wirkdauer

Tabelle 21. Antikörper im menschlichen Immunglobulin G (Gammaglobulin)

Gegen Virusinfektionen	Gegen Bakterieninfektionen
Poliomyelitis (Typ I, II, III)	Staphylokokken (a-Toxin, Leucocidin und Koagulase)
Masern	Streptokokken (Streptolysin O, Strepto-
Influenza	kinase, Streptodornase, Hyaluronidase)
Mumps	
Varizellen	E. coli (Agglutinine)
Herpes simplex	Pneumokokken
Röteln	Diphtherie
Infektiöse Mononukleose	Pertussis
Infektiöse Hepatitis (A)	S. typhi O, H.
Vaccinia-Virus	Paratyphus
Ornithose	Tetanus
Coxsackie-Viren A und B	(Brucellose)
ECHO-Viren	
Adenoviren u.a.	Gegen Isoagglutinogene und Allergene
LCM-Virus	

(durchschnittlich 3-4 Wochen). Homologe spezielle Antiseren sind Seren mit hohen Antikörpertitern gegen Wundstarrkrampf, Masern, Röteln, Mumps, Hepatitis A und Hepatitis B, FSME, Varizellen/Zoster, sowie gegen Tollwut (s. auch S. 285 u. 286).

13.6 Aktive Immunisierungen
(Schutzimpfungen; Immunprophylaxe)

Impfindikation: Aktive Schutzimpfungen sind dann sinnvoll, wenn sie wirksam, notwendig und gefahrlos sind. Die Wirksamkeit einer Impfung wird durch die Schutzquote und die Schutzdauer bestimmt. Eine Risikominderung bei bestimmten, mit Unverträglichkeitserscheinungen belasteten Schutzimpfungen ist durch flankierende Maßnahmen (Vorimpfung, Serumapplikation) sowie durch Beachtung von Kontraindikationen anzustreben.

! **Kontraindikationen** von Schutzimpfungen sind alle akuten Erkrankungen, insbesondere Infektionskrankheiten, ferner in der Regel Erkrankungen und Schädigungen des Zentralnervensystems und - mit einigen Ausnahmen - des Immunapparats (Immuninsuffizienz, Antikörpermangelsyndrom) (s. auch S. 280).

Impfstoffe für aktive Immunisierungen können aus lebenden, in ihrer Virulenz abgeschwächten Erregern (z. B. Polioschluckimpfung, BCG-Impfung gegen Tuberkulose, Masernimpfung, Mumpsimpfung, Rötelnimpfung, Varizellenimpfung, Gelbfieberimpfung), ferner aus abgetöteten Erregern (Keuchhustenimpfung, Choleraimpfung, Typhus-Paratyphus-Impfung, Pestimpfung) oder aus giftabgeschwächten Toxinen und Stoffwechselprodukten von Erregern (Diphtherietoxoid, Tetanustoxoid u. a.) bestehen. Der Organismus muß sich mit diesen ihm zugeführten Antigenen selbst auseinandersetzen, und das eigene Immunsystem wird zur Produktion von humoralen und zellsessilen Antikörpern angeregt (= „aktive" Immunisierung).

Impfabstände: Bei der aktiven Immunisierung ist eine Häufung bestimmter Impfungen ohne Erhöhung des Komplikationsrisikos nicht möglich. So soll z. B. zwischen der BCG-Impfung und der Pertussisimpfung ein Mindestzeitraum von 4-6 Monaten liegen. Die Kombination bestimmter Impfstoffe ist dagegen möglich, so z. B. beim Impfstoff gegen Diphtherie mit demjenigen gegen Tetanus und Keuchhusten. Andere Impfungen können **simultan** durchgeführt werden, so z. B. die Polioschluckimpfung (Lebendimpfung mit attenuierten Impfviren) mit der DT-Impfung (Totimpfstoffimpfung).

Impfdurchbrüche: Kaum eine Schutzimpfung führt bei kollektiver Auswertung zum vollständigen Schutz aller Geimpften. Bei vielen Impfungen kommt es außerdem nicht zum Schutz der Geimpften im Sinne einer „neutralisierenden Immunität": Die BCG-Impfung schützt so z. B. nicht sicher vor der tuberkulösen Infektion, doch beeinflußt sie den Ablauf der Erkrankung und verhindert die prognostisch ungünstigen Erkrankungsformen der Miliartuberkulose und der Meningitis tuberculosa. Die Keuchhustenimpfung schützt nur 12-24 Monate vor dem Angehen der Infektion; jedoch verliert der Keuchhusten für die nächsten 4-8 Jahre im Infektionsfall seinen quälenden Charakter.

Unter **Impfdurchbrüchen** versteht man eine Erkrankung trotz Schutzimpfung. Die Ursachen eines Versagens der Impfung können in unzureichender Impftechnik, in mangelhafter Qualität oder in der fehlerhaften Handhabung des Impfstoffes sowie seitens der zu impfenden Person in mangelhafter immunologischer Reaktionsbereitschaft (ca. 1-4% aller

Geimpften sind sog. „Schwachreagenten"), in Immunmangelerkrankungen und systemischen Erkrankungen des Immunapparats liegen. Bei der Polioschluckimpfung können interkurrierende Durchfallerkrankungen den Erfolg der Impfung in Frage stellen. Bei der Masernimpfung können noch vorhandene mütterliche Antikörper innerhalb der ersten 9–12 Lebensmonate das Angehen der Impfung verhüten. Hinsichtlich der Exposition können Impfdurchbrüche, wie z.B. nach der Typhus-/Paratyphusschutzimpfung, der Choleraschutzimpfung oder der Tuberkuloseimpfung durch eine hohe Infektions- und Belastungsdosis der Erreger zustande kommen.

Impfdurchbrüche belasten überall dort den Ruf der Impfung, wo die Impfungen auf freiwilliger Basis durchgeführt werden, und wo gleichzeitig ein hohes Sicherheitsbedürfnis besteht. So hat in den letzen Jahren (1975) das Vorkommen von Impfdurchbrüchen nach Masernlebendimpfung der Bereitwilligkeit, einen Impfschutz aufzubauen, bei nicht wenigen Ärzten und bei der Bevölkerung Abbruch getan. Vielfach werden aber auch in Impfungen Erwartungen gesetzt, die sie nicht erfüllen können, sowohl hinsichtlich ihrer prinzipiellen Wirksamkeit, wie auch der Dauer des Impfschutzes (z.B. bei der Tuberkuloseschutzimpfung u.a.).

14 Standardimpfungen

H. Stickl

14.1 Tuberkulose (s. S. 150)

Indikation: Bei der augenblicklich günstigen Seuchenlage in der Bundesrepublik Deutschland ist die BCG-Impfung trotz ihrer unbestrittenen Wirksamkeit nicht mehr so dringlich wie früher. Sie ist heute eine Individualimpfung für Kinder, die einem besonderen Expositionsrisiko ausgesetzt sind, und bei denen der Hausarzt aufgrund seiner Kenntnis der Familiensituation sowie einer regionalen Häufung an Tuberkuloseerkrankungen eine Impfindikation sieht. Ganz besonders Neugeborene in tuberkulosebelastetem Milieu sowie Berufstätige (Pflegeberufe) mit besonderer Tuberkulosegefährdung sollten die BCG-Impfung erhalten (sorgfältige Tuberkulinaustestung vor Impfung!). Eine zwingende Indikation zur BCG-Impfung besteht ab einer Inzidenz von 60/100 000 Einwohner (1985 in der BRD 28/100 000).

Impfstoff: Durch langjährige Passagen auf künstlichen Nährböden wurden bovine Tuberkulosebakterien in ihrer Virulenz abgeschwächt („attenuiert" = Bacille Calmette Guérin). Der jetzt zugelassene Impfstoff (St. Kopenhagen) ist gut verträglich, sorgfältige Applikation vorausgesetzt.

Applikationsart: Streng intrakutane Injektion von 0,1 ml (= 80 000–200 000 Keime) der standardisierten Keimaufschwemmung, vorzugsweise am Oberschenkel unterhalb der Crista iliaca links.

Zeitpunkt der Impfung: Neugeborenenperiode bis einschließlich 6. Lebenswoche (Ausnahme: Neugeborene nach Austauschtransfusion und Frühgeborene unter 2700 g KG). Bei Impfungen in späteren Lebensjahren ist eine Tuberkulinaustestung nach Mendel-Mantoux vor Durchführung der Impfung zu empfehlen: Nur Negativ-Reagenten sollten geimpft werden.

Impfreaktion und Verträglichkeit: Die Verträglichkeit ist sehr gut, Allgemeinreaktionen fehlen in der Regel, und die Lokalreaktionen in Form eines kleinen Knötchens, das unter Narbenbildung abheilt, sind gering. Gelegentlich kommt es zu Impfulzera und zu einer Schwellung örtlicher Lymphknoten (1/600). Extrem selten sind BCG-Osteomyelitiden (1/80000); sie haben eine günstige Prognose.

Die Tuberkulinproben werden 6-8 Wochen nach der Impfung positiv, bei Neugeborenen manchmal auch erst nach 4 Monaten (Tuberkulinkontrollaustestung daher erst im 4.-6. Lebensmonat).

Wirksamkeit und Dauer des Impfschutzes: Die Wirksamkeit drückt sich in der Persistenz einer positiven Reaktivität auf Tuberkulin und vor allem in einer Modifikation des Erkrankungsverlaufs der Tuberkulose aus: Er ist leicht und die existenziell bedrohlichen Formen der Miliartuberkulose und tuberkulösen Meningitis kommen praktisch nicht vor. Die Dauer dieses Schutzes beträgt etwa 9-15 Jahre.

Gegenindikationen: Angeborene oder erworbene Immundefekte, akutentzündliche Erkrankungen, manifeste Allergosen, schon vorhandene Tuberkulinallergie u.a. Bei Kindern mit angeborener HIV-Infektion (auch ohne manifestes AIDS-Syndrom) ist die BCG-Impfung nicht möglich.

14.2 Diphtherie (s. auch S. 26)

Indikation: Noch im Jahre 1948 wurden 135000 Diphtherie-Erkrankungen in der Bundesrepublik Deutschland registriert. Wenige Jahre danach war die Diphtherie fast erloschen, um neuerdings (seit 1975) wieder leicht anzusteigen. Die Indikation zur Impfung ist damit gegeben.

Impfstoff: Das Toxin der Diphtheriebakterien wird mit Formalin entgiftet (Formoltoxoid). Die Grundimmunisierung erfolgt, kombiniert mit dem Impfstoff gegen Wundstarrkrampf, im 4. und 6. Lebensmonat (6- bis 8wöchiges Intervall; s. S.264 u. 270). Auffrischimpfung nach Jahresfrist sowie bei Schuleintritt im 7. Lebensjahr. Auffrischimpfungen ab dem 8. Lebensjahr im Zuge einer Seuchenbekämpfung sollten nur mit Diphtherieimpfstoff von 5 IE (mit 0,02% der Kleinkinderdosis) durchgeführt werden. Der Diphtherie-Impfstoff „d" mit niedriger Antigendosis kann monovalent und kombiniert mit Tetanusimpfstoff als „Td" auch im Erwachsenenalter für Auffrischimpfungen eingesetzt werden. - 1 Dosis (0,5 ml) des Adsorbat-Diphtherie-Toxoids (monovalent) für die Grundimmunisierung enthält 75 internationale Toxoideinheiten (Auffrischimpfungen im Jugendlichen- und Erwachsenenalter mit 5 Toxoideinheiten). Im kombinierten Diphtherie-Tetanus-Impfstoff sind in 0,5 ml (= 1 Dosis) 50 IE des Diphtherieantigens enthalten.

Wirksamkeit: Die Infektion durch Diphtheriebakterien kann durch Impfung nicht verhütet werden. Dagegen kommt es nicht zur toxischen Form der Diphtherie: Die Antitoxine (IgG) neutralisieren das bakterielle Gift. Die Schutzdauer der Impfung wird im Kindesalter mit 5-10 Jahren geschätzt.

Gegenindikationen: Erkrankungen der Niere, Allergosen, Inkubation an Diphtherie; ferner entzündliche Erkrankungen des ZNS, Myokarditiden und postmyokarditisches Syndrom; Blutgerinnungsstörungen.
Die Diphtherieschutzimpfung ist bis zum abgeschlossenen 12. Lebensjahr in allen Ländern der Bundesrepublik Deutschland eine „öffentlich empfohlene" Schutzimpfung für Kinder.

14.3 Tetanus (s. auch S. 105)

Indikation: Auch Bagatellverletzungen können zum Tetanus führen. Daher besteht ab Kriechalter die Indikation für die Tetanusschutzimpfung. Der Impfschutz soll über das ganze Leben hindurch, im Kindesalter alle 5-8, später alle 10 Jahre, aufgefrischt werden.

Impfstoff: Etwa die 50fach letale Toxindosis wird mit Formalin entgiftet (Formaltoxoid) und liefert das Antigen für eine Impfinjektion. Überstehen von Tetanus führt nicht zur Immunität. Auch Tetanusrekonvaleszenten müssen folglich geimpft werden.

Applikationsrhythmus: s. S. 269.

Die Verträglichkeit der Tetanusimpfung ist in allen Altersgruppen sehr gut. Allergische Begleitreaktionen bei versehentlich zu häufigen Impfinjektionen sind außerordentlich selten und prognostisch günstig.

Die Wirksamkeit der Impfung hinsichtlich Schutzhöhe und -dauer ist ausgezeichnet. Bei Geimpften führt die Tetanusinfektion durch Neutralisation des von den Tetanusbazillen sezernierten Giftes nicht zur Erkrankung. Auffrischimpfungen nach Abschluß des Kindesalters alle zehn Jahre; bei besonderer Tetanusbelastung alle 5-10 Jahre (z. B. Reitsport). Werden nach Abschluß des Kindesalters 2 Injektionen mit Tetanustoxoid im Abstand von 4 Wochen bis zu 4 Monaten durchgeführt (Grundimmunisierung), so führt während des gesamten Lebens eine Auffrischimpfung (Booster, Weckinjektion) zu einer ausreichenden antitoxischen Schutzschwelle von über 0,02 Antitoxineinheiten pro ml Serum (s. S.269).

Ausnahmen: Größere Blutverluste, Verbrennungen mit Plasmaverlust. Immunsuppression.

Hat sich ein Ungeimpfter verletzt, so kann das schutzlose Intervall durch Applikation eines homologen, antitoxischen Serums überbrückt werden: Die **simultane passiv-aktive Impfung** besteht aus
1. 250 antitoxischen Serumeinheiten, simultan mit einer Injektion von 0,5 ml monovalentem Tetanus-Formol-Toxoid (getrennte Injektionsstellen).
2. 14 Tage später Wiederholung der aktiven Tetanusimpfung mit 0,5 ml Formoltoxoid.
3. 6 Wochen bis 12 Monate später Auffrischung mit 0,5 ml Formoltoxoid.

! **Kontraindikationen:** Praktisch keine (Ausnahme: extrem seltene Allergie gegen Tetanusimpfstoff). Auch Kinder mit angeborener HIV-Infektion können gegen Wundstarrkrampf geimpft werden.

Die Tetanusimpfung ist in allen Ländern der Bundesrepublik Deutschland eine „öffentlich empfohlene" Schutzimpfung nach § 14 BSeuchG.

14.4 Keuchhusten (s. S.72)

Indikation: Die Keuchhustenschutzimpfung sollte nicht vor dem 3. Lebensmonat begonnen werden; der volle belastungsfähige Impfschutz setzt erst nach dem 7. Lebensmonat ein. Die ersten 6 Lebensmonate sind jedoch die durch Keuchhusten am meisten gefährdete Lebensspanne (14% aller an Keuchhusten erkrankten Kinder sind Säuglinge und ⅔ aller an Keuchhusten verstorbenen Kinder sind nicht älter als 6 Monate), und diese kann durch Impfung nicht geschützt werden. Sie ist daher nicht optimal. Die Keuchhustenepidemiologie wird durch die Impfung nur unwesentlich beeinflußt (keine neutralisierende Immunität). Die Impfung kann immerhin für 3-5 Jahre das Vorkommen des Keuchhustens beim Geimpften verhindern bzw. den Verlauf des Keuchhustens mitigieren. Geimpfte Kinder erkranken - sofern überhaupt - später an Keuchhusten (5.-8. Lebensjahr) als ungeimpfte (2.-4. Lebensjahr). Der hohe Endotoxingehalt des die inaktivierten Pertussisbakterien enthaltenden Impfstoffs schränkt seine Verträglichkeit ein. Die Impfung ist heute vor allem für Kinder in besonderer Situation indiziert: Kinderreiche Familien, Kinder in Kinderheimen und in schlechten sozialen Verhältnissen, Kinder mit Mukoviszidose und angeborenen Herzfehlern, Kinder nach Hydrozephalusoperation (Spitz-Holter-Ventil). Nach dem 12. Lebensmonat sollte die Grundimmunisierung nicht mehr begonnen werden; nach dem 24. Lebensmonat sollten keine Auffrischimpfungen gegen Keuchhusten mehr erfolgen.

Impfstoff: Hitze-abgetötete, endotoxinhaltige Keuchhustenbakterien. Angriff der Endotoxine an den Kapillaren (Komplikation: Keuchhusten-Impfenzephalose mit Inkubationszeit von 6-48, maximal 72 h.)

Nebenwirkung: Als Immunadjuvans Verstärkung allergischer Manifestationen, der Unverträglichkeit simultan und parallel einwirkender Allergene auf den Organismus (so auch der DT-Komponente des kombinierten DPT-Impfstoffs). Passagere Blutzuckersenkung post vaccin.

! Kontraindikationen: Akute und chronische entzündliche Erkrankungen; Blutgerinnungsstörungen; angeborene und erworbene Erkrankungen des ZNS; Allergosen jeglicher Art. Kinder mit perinatal von der Mutter übertragener HIV-Infektion dürfen nicht geimpft werden.

Bei den geringsten **Unverträglichkeitserscheinungen,** wie Tag-Nacht-Umkehr, unmotivierter Unruhe, Fieberanstieg und Lymphknotenschwellungen, schrillem Aufschreien u. a., ist die Impfserie abzubrechen. Dies gilt besonders beim Auftreten sog. „Okkasionskrämpfe" unmittelbar im Anschluß an die Impfung. Kinder mit schwerem Geburtsverlauf, Austauschtransfusionen, in der Dreimonatsfrist nach operativen Eingriffen u. a. sind von der Impfung auszuschließen. Die gefürchtete *Enzephalose* nach Pertussisimpfung wird mit einer Frequenz von 1:30000 bis 1:200000 Impfungen angenommen (England 1:80000 bis 1:320000).

14.5 Poliomyelitis (s. S. 83)

Indikation: Durch Einführung der Schluckimpfung konnte die Kinderlähmung aus Europa verbannt werden. Sie vermochte jedoch nicht das Kursieren des „Wildvirus" vollständig zu unterbinden. Daher ist die Durchführung der Polioschutzimpfung nach wie vor notwendig. Sichere Schutzwirkung über Jahre, gute Verträglichkeit und fast vollkommenes Fehlen von Komplikationen machen die Polioschutzimpfung mit dem attenuierten Impfvirus nach Sabin zur besten der modernen Impfungen.

Impfstoff: Durch Attenuierung über Zellkulturpassagen gelang es Sabin, Cox und Koprowski ein attenuiertes Impfvirus aus allen 3 Poliovirusstämmen herzustellen. Der trivalente Kombinationsimpfstoff wird oral zugeführt und kann ab dem 3. Lebensmonat verabreicht werden. Die *Grundimmunisierung* besteht aus 3 Schluckimpfgängen, die im Abstand von mindestens 6-8 Wochen vorgenommen werden. Längere Zeitabstände sind günstig, kürzere stellen den Impferfolg in Frage. Auffrischimpfungen nach 8-10 Jahren. Im Erwachsenenalter können Auffrischimpfungen beliebig und zu jeder Zeit, z.B. anläßlich von Tropenreisen, durchgeführt werden. Auch Rekonvaleszente nach Kinderlähmung, die in der Regel nur gegen einen Poliovirustyp immun sind, sollten an der Schluckimpfung teilnehmen.

Bei dem „Salk-Impfstoff" handelt es sich um einen aus inaktivierten Viren bestehenden Impfstoff; er ist wieder im Handel. Kurze Wirkdauer und unzureichende Wirksamkeit schränken seine Indikation auf diejenige Patientengruppe ein, bei denen eine Kontraindikation (s. unten) für die orale Polioimpfung vorliegt. Mit dem SALK-Impfstoff ist eine Art „Vorimpfung" bei Erwachsenen möglich, die erstmals mit dem Schluckimpfstoff geimpft werden.

! Kontraindikationen der Schluckimpfung gegen Kinderlähmung sind alle Formen der medikamentösen und physikalischen Immunsuppression, angeborene Immunmangelkrankheiten, systemische Erkrankungen des Immunapparats. Weitere Gegenindikationen sind akute, fieberhafte Erkrankungen, Durchfallerkrankungen, Erkrankungen des Zentralnervensystems, insbesondere Traumen und entzündliche Gehirnerkrankungen. Kinder mit angeborener HIV-Infektion sollten nur die Polioimpfung nach SALK erhalten.

Obwohl die Impfung während der *Schwangerschaft* nicht ausdrücklich empfohlen wird, stellt die Schwangerschaft keine Kontraindikation dar.

Embryopathien durch den attenuierten Polioschluckimpfstoff sind bisher nicht bekannt geworden.

Komplikationen: In sehr seltenen Fällen kam es zu Krankheitserscheinungen, die weitgehend denjenigen einer „minor illness" der Poliomyelitis entsprechen. Passagere periphere Lähmungen mit guter Prognose treten nach Polioimpfungen mit einer Frequenz von 1:1 Mio. bis 1:2 Mio. auf. Eine pathogenetische oder auslösende Rolle der Polioschluckimpfung bei der multiplen Sklerose ist unbewiesen und unwahrscheinlich. Sog. „nichtpoliomyelitische Erkrankungen" nach Polioimpfung, wie z. B. Enzephalitiden oder Polyneuritiden, gehen nicht auf die Polioschluckimpfung zurück.

Die Polioschluckimpfung ist in allen Ländern der Bundesrepublik Deutschland eine „öffentlich empfohlene" Schutzimpfung nach § 14 BSeuchG.

14.6 Masern (s. S.3)

Indikation: Die zunehmende Spätmanifestation der Masern und das gehäufte altersspezifische Auftreten von zerebralen Komplikationen nach Masernerkrankung zwangen zur Einführung der Schutzimpfung.

Impfstoff und Durchführung der Impfung: Das Masernvirus wird durch muliple Zellkulturpassagen attenuiert, so daß es seine ursprüngliche Virulenz einbüßt, seine Immunogenität jedoch behält. Der Impfstoff muß injiziert werden. Er ist gegenüber Wärme und Lichteinwirkung hoch empfindlich. Geimpfte Personen können das Impfvirus nicht auf empfängliche übertragen. Bei 3-5% aller Impflinge kommt es zwischen dem 5. und 7.Tag zu einer leichten Impfreaktion mit Temperaturanstieg und evtl. einem diskreten Masernexanthem. Der günstigste Zeitpunkt der Masernimpfung ist der 15. Lebensmonat, auch in Kombination mit dem Mumpslebendimpfstoff bzw. als kombinierter Masern-Mumps-Röteln-Impfstoff. Bei früherer Impfung besteht die Gefahr der Neutralisation des Impfvirus durch noch vorhandene, diaplazentar übertragene mütterliche Antikörper.

Der Erfolg der Impfung kann in Frage gestellt werden (s. Impfdurchbrüche) durch die vorherige Verabreichung homologer Immunglobuline sowie durch unsachgemäße Handhabung des Impfstoffs (Kühlkette!).

Wirksamkeit: Bei einem etwa 98%igen Impferfolg ist die Wirksamkeit hinsichtlich Dauer, Sicherheit und Verträglichkeit der Impfung sehr gut. Die Impfung hält mindestens 10 Jahre lang an, wahrscheinlich lebenslang. Eine „stille" Auffrischung der Impfimmunität erfolgt bei uns durch noch zirkulierendes Wildvirus; wo letzteres nicht mehr vorhanden ist (einige Städte der USA), wird eine Revakzination im 15. Lebensjahr erwogen.

! **Einzige Kontraindikation** der Masernimpfung ist die medikamentöse oder physikalische Immunsuppression. Kinder mit zerebralem Anfallsleiden, angeborenem Herzfehler, Mukoviszidose u.a. können ohne Bedenken gegen Masern geimpft werden. Kleinkinder mit asymptomatischer HIV-Infektion können gegen Masern geimpft werden.

Der frühere Totimpfstoff gegen Masern (Spalt-Impfstoff) war unzureichend, nur kurz wirksam und ist daher heute überflüssig.

14.7 Mumps (s. S. 87)

Indikation: Nach Abschluß des ersten Lebensjahrs kann die Impfung gegen Mumps mit dem Lebendimpfstoff mit attenuierten Viren vorgenommen werden. Dadurch lassen sich die häufigen Mumps-Meningoenzephalitiden vermeiden; zudem wird die Mumpsorchitis (Vorkommen bei Mumpserkrankung während der Pubertät bis zu 18%!, bei geschlechtsaktiven Männern bis zu 30%) verhindert.

Impfstoff: Der Impfstoff ist wärme- und lichtempfindlich (Kühlkette!). Die Injektion des lyophilisierten und jeweils frisch resuspendierten Impfstoffes erfolgt subkutan. Zu leichten Lokalreaktionen in Form von vorübergehenden Schwellungen im Subkutangewebe kommt es nur bei der versehentlichen Impfung eines bereits Immunen. Kombinationsimpfstoff gegen Masern, Mumps, Röteln.

Verträglichkeit und Wirksamkeit der Impfung: sind ausgezeichnet; Komplikationen sind extrem selten; so wurde nach Mumpsimpfung die Induktion eines Typ-I-Diabetes (bisher 9mal bei 32 Millionen Impfungen und ohne sichere ätiologische Zuordnung) berichtet. Die Schutzdauer der Mumpsimpfung ist wahrscheinlich lebenslang. Inapparente Reinfektionen, kenntlich am Antikörperanstieg nach Exposition, kommen vor.

! **Einzige Kontraindikation** der Mumpsimpfung ist die medikamentöse oder physikalische Immunsuppression bzw. angeborene Immundefizienz. Bei Hühnereiweißallergikern kann der minimale Hühnerproteinspuren enthaltende Impfstoff Schockfragmente auslösen. Die Impfung ist nicht teratogen. Kinder mit asymptomatischer HIV-Infektion können geimpft werden.

14.8 Röteln (s. S. 5)

Indikation: Die Röteln sind für den Erwachsenen eine harmlose Erkrankung. Die zunehmende Spätmanifestation dieser Kinderkrankheit führt jedoch dazu, daß sie in gehäuftem Umfange in der gestationsfähigen Zeit der Frau auftritt. Zur Vermeidung der gefürchteten *Rötelnembryopathie* (s. S. 301) wurde eine Impfung mit attenuierten Impfviren eingeführt. Sie führt bei 95% der noch für Röteln empfänglichen Frauen zur Immunität. Der lyophilisierte und jeweils frisch zu resuspendierende Impfstoff wird einmalig subkutan injiziert.

Verträglichkeit der Impfung: Bei Kindern im 2. und im 12. Lebensjahr ausgezeichnet; im Erwachsenenalter können bei 3% der Geimpften flüchtige Gelenkbeschwerden auftreten. Die sog. „Wochenbettimpfung" innerhalb der ersten 4-6 Tage nach der Entbindung verläuft fast immer ohne die lästigen rheumatoiden Nebenerscheinungen. Die Antikörperkonversion nach Wochenbettimpfung ist jedoch verlangsamt und benötigt in der Regel 6-8 Wochen.

Schlecht vertragen wird die im Anschluß an eine artifizielle Schwangerschaftsunterbrechung durchgeführte Rötelnimpfung: Mit vermehrten Nebenerscheinungen ist zu rechnen. Bei der versehentlichen Impfung einer rötelnimmunen Person kann es am Injektionsort zu einer flüchtigen Schwellung des Subkutangewebes kommen.

Optimaler Zeitpunkt der Impfung ist die Zeit vor der Gestationsfähigkeit der Frau: 10.-14. Lebensjahr, bei seronegativen Frauen im Wochenbett bzw. in jedem Alter - dann 2 Monatszyklen vor bis 2 Monatszyklen nach der Impfung möglichst Ausschluß einer Schwangerschaft (u. a. mit Ovulationshemmern) - sowie seit 1980 die Impfung *beider* Geschlechter (in Kombination mit der Masern-Mumps-Impfung) im 15.-18. Lebensmonat, zusätzlich zu der präpubertären Impfung der Mädchen (10.-14. Lebensjahr).

! Kontraindikationen: Schwangerschaft. Medikamentöse oder physikalische Immunsuppression. Akute Rheumatose. Allergie gegen Hühnerprotein (hier: Verwendung von HDC-Impfstoff).

Dauer des Impfschutzes: Länger als ehemals angenommen: 90% der Geimpften haben nach 16 Jahren noch schützende Antikörper. Reinfektionen schon kurze Zeit nach der Impfung (kenntlich am Antikörperanstieg) wurden allerdings auch (ohne Anstieg von IgM-Antikörpern) beobachtet. Eine geimpfte schwangere Frau kann nach Rötelnexposition zwar eine inapparente Infektion durchmachen, es kommt jedoch nicht zur Virämie. Das Rötelnembryopathie-Risiko ist bei einer Geimpften daher weitaus geringer als bei einer ungeimpften Frau, die manifest an Röteln erkrankt. Auch eine akzidentelle Rötelnimpfung zu Beginn einer Schwangerschaft hat sich nicht als teratogen erwiesen: Sie stellt bei Kinderwunsch der Mutter keine Indikation für einen Schwangerschaftsabbruch dar. Eine kombinierte Mumps-Masern-Röteln-Impfung für beide Geschlechter im 15. (-18.) Lebensmonat wurde 1980 in der Bundesrepublik Deutschland eingeführt und von den obersten Gesundheitsbehörden der Länder „öffentlich" empfohlen (nach §§ 14, sowie 51 u. 52 BSeuchG). In einigen Ländern (Schweden, Schweiz u.a.) wird die Masern-Mumps-Röteln-Impfung im 2., 6. (vor Schuleintritt) und im 12.-15. Lebensjahr durchgeführt.

Eine Rötelnauffrischimpfung ist nach Ablauf von 8-10 Jahren im Falle einer geplanten Schwangerschaft, nach vorheriger Bestimmung des Rötelntiters im Serum, zu erwägen; die Revakzination wird gut vertragen (allenfalls leichte subkutane, flüchtige Schwellung).

Rötelnimmunglobulin bei rötelnempfänglichen Schwangeren s. S. 305.
In den USA wurden bis 1976 jährlich ca. 4000 Kinder mit Rötelnembryopathien registriert – nicht gerechnet die ca. 4mal so große Zahl von Aborten und Schwangerschaftsabbrüchen. Das 1978 einsetzende Rötelnbekämpfungsprogramm (Durchimmunisierung von über 96% aller Frauen im gebährfähigen Alter!) führte zu dem Erfolg, daß 1984 nur noch 2 Rötelnembryopathien vorkamen, 1985 keine einzige mehr!

14.9 Pocken (s. S. 16)

Indikation: Ausrottung der Pocken führte auch in der Bundesrepublik Deutschland im Mai 1976 zur Aufhebung der gesetzlichen Erstimpfpflicht für Kinder sowie 1982 der Wiederimpfpflicht der zuvor nach dem Gesetz bereits geimpften Kinder. In der Bundesrepublik wird nicht mehr gegen Pocken geimpft (auch auf Wunsch nicht!). Es gibt keinen zugelassenen Impfstoff mehr.
Lediglich die Begutachtung einiger nachgemeldeter Impfkomplikationen beschäftigt noch einige Experten.
Die weltweite Ausrottung der Pocken gelang durch eine Großaktion der Weltgesundheitsorganisation mit Impfungen, vor allem dem Einsatz von klimastabilem Impfstoff in den Tropen. Die letzte Pockenerkrankung der Welt wurde im Oktober 1978 (Laborunfall) registriert.

14.10 Tollwut (s. S. 90)

Indikation: Seit zwei Dezennien nimmt die Tollwut in der Bundesrepublik von Osten nach Westen hin zu, und bei Kindern und Erwachsenen wird häufiger eine Wutschutzbehandlung erforderlich (s. auch S. 271); so wurden 1984 über 30 000 Impfungen durchgeführt. Die Indikation zur Tollwutimpfung ergibt sich beim Biß eines tollwütigen oder tollwutverdächtigen Tieres. Tollwutverdächtig sind unmotivierte Angriffe und Bisse von Tieren, wenn es sich um ein Tollwutendemiegebiet handelt. Auch bei intensiver Berührung mit infektiösem Material, besonders wenn offene Verletzungen und Hautschrunden vorliegen, muß mit einer Infektionsmöglichkeit gerechnet werden.
Bei der *Tollwut* handelt es sich um eine Enzephalitis des Hirnstamms und des Gyrus hippocampi mit obligat tödlichem Ausgang fast immer infolge Atemlähmung, wobei bis ante finem beim Menschen das volle Bewußtsein erhalten bleibt. Die *Inkubationszeit* liegt durchschnittlich bei 21-28 Tagen (evtl. kürzer und bis mehrere Monate); der Wirkeintritt der postexpositionellen Impfung benötigt 7-9 Tage.
Eine Indikation zur Behandlung mit homologem Tollwutantiserum ergibt sich nur dann, wenn es sich um massive Infektionen, besonders im Gesichts- und Halsbereich handelt (z. B. Biß tollwütiger Katzen). Die

Serumapplikation erfolgt simultan, jedoch an getrennten Injektionsstellen mit der ersten aktiven Immunisierung; nach Ablauf von 72 h post expositionem (wahrscheinlich noch kürzer) ist sie wertlos. Die Dosierung muß exakt 20 IE/kg KG betragen (Überdosierung blockiert die aktive Immunisierung).
Bei offenen und verschmutzten Bißwunden ist neben der Wutschutz-Behandlung auch die *Tetanusprophylaxe* durchzuführen.
Die Tollwutvakzine, bei der das für die Antigenherstellung verwendete Tollwutvirus auf Zellen humanen Ursprungs gezüchtet wurde, ist frei von heterologen Allergenen. Nach der ersten Injektion von 1 ml i.m. wird je eine weitere 3, 7, 14, 30 und 90 Tage später verabreicht. Der Impfstoff wird gut vertragen, führt zu keinerlei Nebenreaktionen und ist hinsichtlich seiner Immunogenität besser als die bisher verwendeten Impfstoffe. Mit dem neuen HDC-Impfstoff („human diploid cell", Merieux und Behring-Werke) kann die Indikation zur Impfung weiter gestellt werden, als ehemals. Auch prophylaktische, präexpositionelle Impfungen, z.B. bei Tierärzten, Förstern, Tierpflegern etc., sind möglich und indiziert, wenn ein erhöhtes Expositionsrisiko vorliegt. Die einmalige Weckinjektion 12 Monate nach der Grundimmunisierung führt zu einem lang anhaltenden Schutz (ca. 3 Jahre).
Kontraindikationen und Komplikationen bei der HDC-Impfung wurden bisher nicht bekannt. Die Impfung ist nicht teratogen.
Neben der hochwertigen HDC-Vakzine gibt es noch eine billigere, auch gut wirksame Hühnerfibroblastenvakzine; sie darf bei Hühnereiweißallergikern nicht eingesetzt werden.

Grippeimpfung s. S.243.

15 Spezielle Impfungen (Sonderimpfungen)

H. Stickl

15.1 Europäische Frühsommerenzephalitis (s. auch S. 89)

Gegen diese durch Zecken als Vektoren übertragene Erkrankung durch ein Arbovirus der Gruppe B (Flavivirus der Gruppe Togaviridae) wurde ein homologes Antiserum entwickelt, das prä- und postexpositionell verabreicht werden kann. Die Indikation zu dieser *passiven* Immunprophylaxe ergibt sich für kurzdauernde, passagere Expositionen, z. B. bei Zelten und Camping im südlichen Donauraum, in Ostbayern, sowie in der oberrheinischen Ebene und im Südschwarzwald. Die prophylaktische, *aktive Immunisierung mit einem Impfstoff,* dessen Grundlage ein inaktiviertes, auf Zellkulturen gezüchtetes Arbovirus B ist, erbrachte gute Ergebnisse: Die Impfung wird gut vertragen und führt nach Abschluß des 1. Lebensjahres zum Erkrankungsschutz, der ab dem 3. Lebensjahr sehr gut ist. Zwei Impfinjektionen à 1 ml im Abstand von 2-4 Wochen ergeben einen etwa 1 Jahr lang anhaltenden Erkrankungsschutz. Die Immunität kann durch jährliche, später alle 3 Jahre erfolgende Auffrischinjektionen aufrechterhalten werden.
Impfschäden sind bisher nicht bekannt geworden.
Ein kurzdauernder Schutz kann durch passive Immunisierung mit einem homologen Antiserum erzielt werden (s. oben und S. 286).
Der ursprünglich in Österreich entwickelte Impfstoff ist seit Juni 1981 in der Bundesrepublik Deutschland zugelassen.
Die Indikation zur Impfung ergibt sich in der Bundesrepublik für Personen, die in Endemieregionen einem dauernden Infektionsrisiko ausgesetzt sind (z. B. Waldarbeiter, Tierärzte, etc.).

15.2 Zytomegalie (s. S. 91)

Die Zytomegalie ist außerordentlich verbreitet. Trifft die erstmalige Exposition auf eine schwangere Frau innerhalb der ersten 6 Schwangerschaftsmonate, so kann es zu embryonaler Schädigung kommen, die weitgehend dem Gregg-Syndrom nach Rötelninfektion ähnelt. Das Zytomegalovirus führt ferner bei Personen mit Immundefekten, z. B. AIDS-Kranken, zu schwereren Schädigungen. Ein Impfstoff, der wie der Rötelnimpfstoff vor der gestationsfähigen Zeit der Frau verabreicht werden kann, hat die Erwartungen nicht erfüllt. Die Hoffnung richtet sich auf gentechnisch hergestellte und in Entwicklung befindliche Impfstoffe sowie auf hochwirksame, (in USA schon verfügbare) monoklonale Antikörper.

15.3 Meningokokken (s. S. 77)

Epidemieartige Ausbrüche der Meningokokkenmeningitis und -sepsis, vor allem innerhalb des Großstadtproletariats in Südamerika, brachten die Impfindikation. Die Kapselpolysaccharide der Meningokokken A und C sind die Grundlage der inaktivierten (Tot-) Vakzinen. Der Meningokokkenimpfstoff gegen die Meningokokkentypen A und C ist gut wirksam und fast frei von unerwünschten Nebenwirkungen; die Keimtypen A und C sind in der südlichen Hemisphäre sowie in Indien, Zentralafrika, Ägypten und im Sudan verbreitet. In Europa, den USA und in Canada herrscht zu 80% der Meningokokkentyp B vor. Es ist bisher noch nicht gelungen, gegen die Infektion mit diesem Erregertyp einen wirksamen Impfstoff zu entwickeln. Gentechnisch hergestellte B-Antigene befinden sich in Erprobung.
Meningokokkenimpfstoffe (kombiniert gegen Typ A+C) sind in der Bundesrepublik Deutschland nicht frei verfügbar.

15.4 Pneumokokken

Pneumokokkenpneumonien kommen gehäuft nach dem 50. Lebensjahr vor, insbesondere wenn der Immunapparat geschädigt ist bzw. wenn eine immunsuppressive Chemotherapie (z. B. Malignombehandlung, Autoaggressionserkrankungen) bzw. die Immunfunktionen beeinträchtigende Behandlung (z. B. antirheumatische Therapie mit Kortison, Indometacin sowie Salizylatabkömmlingen u. a.) vorliegt. Pneumokokkeninfektionen sind außerdem gefürchtet bei Kindern mit Sichelzellanämie und nach Milzexstirpation.
Von den über 90 bekannten Pneumokokkentypen spielen in der nördlichen Hemisphäre 23 eine pathogenetische Rolle für etwa 80% aller vorkommenden pneumokokkenbedingten Erkrankungen. Der Impfstoff besteht aus den Kapselpolysacchariden dieser 23 Pneumokokkentypen. Zwei Injektionen im Abstand von 2-4 Wochen bei Kindern, eine bei Erwachsenen schützen für etwa 1 Jahr, und eine Auffrischimpfung nach Jahresfrist ergibt einen Schutz für mindestens 3 weitere Jahre; Weckinjektionen erfolgen daher nach der Grundimmunisierung alle 3 Jahre. Der Impfstoff (1 ml) wird subkutan appliziert. Bei Kindern unter 3 Jahren kann es zu leichten Lokalreaktionen, Schwellung der regionalen Lymphknoten und selten zu leichteren systemischen Reaktionen wie Fieber, Eßunlust u. a. kommen. Bei Jugendlichen und Erwachsenen wird die Impfung beinahe ohne Nebenreaktionen toleriert. Komplikationen sind bisher nicht bekannt geworden. Als Gegenindikationen gelten augenblicklich bestehende akute, entzündliche Erkrankungen und akute Infektionskrankheiten sowie akute und chronisch-entzündliche Nierenerkrankungen. Schwangere können geimpft werden, sofern hier eine spezielle Indikation vorliegt.
Der Pneumokokkenimpfstoff ist in der Bundesrepublik Deutschland zugelassen und verfügbar, doch fand er nur spärlichen Einsatz.

15.5 Haemophilus

Die weite Verbreitung von Haemophilus-influenzae-Infektionen, besonders bei Kindern, führte zur Entwicklung eines Proteinimpfstoffs, der evtl. der 3. Injektion der DT-Grundimmunisierung im 18. Lebensmonat zugesellt werden könnte. Ein Polysaccharidimpfstoff ist in den USA bereits verfügbar. Die Prüfung beider Impfstoffe ist noch nicht abgeschlossen.

15.6 Hepatitis-B (s. S. 49)

Die aktive Immunisierung ist für empfängliche (negativer serologischer Test) Personen, die unter hohem Ansteckungsrisiko stehen (Ärzte und ärztliches Hilfspersonal, besonders auf Intensivstationen, Infektionsstationen, Zahnärzte, Homosexuelle u.a.), indiziert. Da der Zusammenhang zwischen Hepatitis-B-Virusinfektion und der Entstehung des primären Leberzellkarzinoms gesichert ist, kann die Hepatitisimpfung als erste auch gegen ein Karzinom gerichtete Impfung angesehen werden.
Der Impfstoff besteht aus dem vom Serum HBs-positiver Personen isolierten bzw. gentechnisch hergestellten und danach thermisch und chemisch inaktivierten HBs-Antigen. In einer Impfdosis sind 20–35 µg des Antigens enthalten. Zwei Injektionen im Abstand von 4–8 Wochen ergeben einen sicheren Infektions- und Erkrankungsschutz über etwa ein Jahr; eine danach erfolgende Weckinjektion verleiht eine schützende Immunität über mindestens 3 weitere Jahre. Die zuverlässig intramuskuläre Injektion des Impfstoffs ist Voraussetzung für den Erfolg der Impfung.
Nebenwirkungen oder Komplikationen durch diese Impfung sind bisher nicht bekannt geworden. Die Impfung von HBsAg-Trägern führt zu keinen verstärkten Lokal- oder Allgemeinreaktionen oder Komplikationen; hinsichtlich ihres Virusträger- und Ausscheidertums können jedoch diese Personen durch die aktive Immunisierung mit dem Hepatitis-B-Impfstoff nicht saniert werden. Kontraindikationen gibt es für diese Impfung nicht.
Neben dem Plasmaimpfstoff steht ein ebenso wirksamer und sicherer gentechnisch hergestellter und mit gleichen Methoden (Formol und Hitze) inaktivierter Hepatitis-B-Impfstoff zur Verfügung. Der Impfmodus ist der gleiche wie beim Plasmaimpfstoff.
Bei Exposition mit Hepatitis-B-Virus-haltigem Material (Blut, Serum, Exkrete u.a.), kann mit einem speziellen Immunglobulin, das hohe Antikörpertiter gegen Hepatitis-B-Virus (mindestens 200 IE/ml) enthält, eine postexpositionelle Prophylaxe innerhalb der nächsten 6 h nach Infektion durchgeführt werden. Eine spätere, bis 96 h post expositionem empfoh-

lene Antiserumapplikation ist wahrscheinlich wirkungslos. Die Dosis beträgt 0,1-0,2 ml des HBIG pro kg KG (der Preis der Serumprophylaxe bei einem Erwachsenen beträgt annähernd DM 1000,-!).
Große Bedeutung kommt der passiven Immunprophylaxe neugeborener Kinder innerhalb der ersten 6 Lebensstunden nach der Geburt zu, wenn die Mutter nachgewiesenermaßen HBe-positiv (etwa 600 Kinder pro Jahr in der Bundesrepublik Deutschland) bzw. HB_sAg-positiv (ca. 4000 Geburten pro Jahr mit 40%igem Infektionsrisiko für das Neugeborene) ist. Diese Kinder erhalten bei der Geburt je 1 ml des speziellen Hepatitis-B-Immunglobulins (HBIG, Aunativ) und simultan die aktive Immunisierung.
Entwicklungsarbeiten an einem Hepatitis-A-Impfstoff wurden wegen Erfolglosigkeit und nicht auszuschließender Schädlichkeit vorläufig eingestellt. Siehe passive Immunprophylaxe mit konventionellen IgG-Präparaten (sog. γ-Globuline).

15.7 Varizellen (s. S. 9)

Bei Kindern mit Immunsuppression, angeborenen Defekten und systemischen Erkrankungen des Immunapparats, wie z. B. Leukämien, M. Hodgkin, Lymphosarkom u. a., stellen Windpocken eine ernste und das Leben bedrohende Gefahr dar. Nur für diese Kinder und soweit sie bisher noch keine Windpocken durchgemacht hatten, ist diese Impfung indiziert. Durch Attenuierung des Varizellenvirus über multiple Zellkulturpassagen ist es gelungen, ein stark attenuiertes Virus zu erhalten, mit dem ein Lebendimpfstoff hergestellt werden kann. Obgleich es sich hier um einen Lebendimpfstoff handelt, hat dieses in hohem Umfang umweltempfindliche Impfvirus seine Virulenz so weit eingebüßt, daß es sogar Patienten mit starker Immundefizienz ohne Risiko verabreicht werden kann. Geringste funktionierende Reste des Immunapparats führen zu einer Varizellenimmunität, die je nach dem Zustand und der vorliegenden Grundkrankheit zwischen 6 Monaten und 3 Jahren schützt.
Der Varizellenimpfstoff ist in der Bundesrepublik Deutschland vom Bundesamt für Sera und Impfstoffe für die genannten Indikationen zugelassen. In besonderen Fällen und bei besonderer Impfindikation, etwa bei noch varizellenempfänglichen Erwachsenen mit besonders hohem Expositionsrisiko (z. B. Krankenschwestern, Lehrer u. a.) darf der Impfstoff in Einzelfällen auch über die in der Zulassung genannten Indi-

kationen hinaus eingesetzt werden. Die Dauer des Impfschutzes bei Gesunden und das Problem des Herpes zoster sind noch nicht geklärt. Der Preis des Impfstoffes ist sehr hoch.
Nebenwirkungen oder Kontraindikationen für die Varizellenimpfung sind nicht bekannt.
Zosterimmunglobulin s. S. 284.

15.8 Herpesvirus (s. S. 19)

Impfstoffe mit inaktivierten Herpes-simplex(I)- oder Herpes-genitalis(II)-Viren haben bisher nur unbefriedigende Ergebnisse erbracht. Zahlreiche Injektionen in bestimmten zeitlichen Rhythmen waren notwendig, damit wenigstens Neumanifestationen bei rezidivierenden Herpesviruserkrankungen in längeren Intervallen und in schwächerer Form auftreten. Eine Heilung der Erkrankung (Impfung hier als „Immuntherapie") war bisher nicht möglich. Offensichtlich wirkte die Herpesimpfung nur insoweit, als durch kontaminierende Begleitsubstanzen ein unspezifischer Reizeffekt (Paraimmunisierung) auf den Immunapparat, vor allem das RES und die Makrophagen ausgeübt wurde. Dementsprechend erwiesen sich auch andere, paraspezifisch wirkende Antigenapplikationen, wie beispielsweise die Injektion von Vakzinia-Antigen oder Influenzaimpfstoff, in beschränktem Umfang als wirksam bei der Behandlung des rezidivierenden Herpes labialis und genitalis.

Das Epstein-Barr-Virus, das der Herpesvirusgruppe zugehört, ist ein Virus, bei dem zweifelsfrei nachgewiesen werden konnte, daß es als onkogener Teilfaktor bei der Entstehung von Malignomen wirksam ist (Burkitt-Sarkom und Nasopharyngealkarzinom). Für Gegenden, wo diese Tumoren gehäuft vorkommen, besäße ein Impfstoff, der zu einer spezifischen und schützenden Immunität führt, besonderes Interesse. Erfolgversprechende Entwicklungsarbeiten sind im Gange. Über Schutzdauer und Nebenwirkungen dieses Impfstoffs sowie über die Frage, ob er wirklich das Vorkommen des Burkitt-Sarkoms in Afrika zu reduzieren vermag, kann noch nichts ausgesagt werden.

15.9 Grippe (s. S. 64)

Indikation. Die Grippeimpfung findet im Kindesalter nur eine sehr eingeschränkte Indikation: Kinder mit angeborenem Herzfehler, hirnorganischem Anfallsleiden, Mukoviszidose, partiellem Antikörpermagelsyndrom u.a. Ein sonst gesundes Kind sollte außerhalb einer epidemischen Gefährdung nicht gegen Grippe geimpft werden, zumal der überwiegende Teil der katarrhalischen Infekte nicht durch das Grippevirus hervorgerufen wird (z.B. RS-Viren, Adenoviren, Coxsackie-Viren u.a.). Bei Erwachsenen kann die Indikation weiter gesteckt werden, vor allem bei Personen, die einer erhöhten Ansteckungsgefahr ausgesetzt sind (Dienstleistungspersonal, ärztliches Personal u.a.). Darüber hinaus besteht bei Erwachsenen die Indikation zur Impfung, wenn besondere Erkrankungen, die das Komplikationsrisiko an Grippe erhöhen (Herzinsuffizienz, Lungenemphysem, Zustand nach Herzinfarkt oder Zerebralinsult, systemische Dauerverabreichung von Kortikoiden oder Antikoagulanzien, u.a.) vorliegen. Die **Wirksamkeit** der Grippeimpfung hinsichtlich eines Erkrankungsschutzes des Menschen kann nur schwer abgeschätzt werden, zumal die als Kriterium üblicherweise benutzte Antikörperkonversion nach Impfung (= mehr als 1:40 im Hämagglutinationshemmtest) kein sicheres Maß für den wirklich erzielten Schutz gegen den möglicherweise sich rasch ändernden aktuellen Epidemiekeim ist. Ansonsten wird die Schutzquote – vorausgesetzt, daß es sich um eine durch Grippeviren hervorgerufene Epidemie handelt, die im Antigen des Impfstoffes vertreten sind, mit 40–80% geschätzt. Wenn außerhalb von Epidemiezeiten ein Dauerschutz für bestimmte gefährdete Personen erzielt werden soll, müssen jährliche Impfungen zu Beginn der Wintersaison durchgeführt werden.

Der *Grippeimpfstoff* besteht aus abgetöteten Influenzaviren A und B, wobei die Zusammensetzung des Impfstoffs sich nach den augenblicklich hauptsächlich vertretenen Wildvirusvarianten, isoliert von erkrankten Patienten, richtet. Es stehen im Prinzip gleichwertige Vollvirus- und Spalt-Vakzinen zur Verfügung. Die Subunitvakzinen werden seit 1981/82 nicht mehr hergestellt.
Antigenverwandte Influenzastämme, die bereits als Impfstoff verfügbar sind, können im Bedarfsfall so verstärkt werden, daß der Impfstoff mit dieser Komponente über eine ausreichende aktuelle Immunogenität gegenüber dem augenblicklichen Epidemiestamm verfügt. Über einen neuerdings diskutierten, gentechnisch gewonnenen Impfstoff liegen noch

keine allgemein akzeptierten, nachgeprüften Ergebnisse vor. Ebenso ist die zeitweise diskutierte Kombination der langzeitigen, präventiven Einnahme eines Virustatikums (Amantadin) vom Zeitpunkt der jährlichen Herbstimpfung gegen Grippe bis zum Frühjahr noch nicht erprobt. Impfung und Chemoprophylaxe als sich ergänzende Maßnahmen kommen ohnehin nur für wenige, besonders gefährdete Patienten in Frage.

Lebendimpfstoffe gegen Grippe sind in der Bundesrepublik vorläufig nicht zulässig.

Impfung: 0,5 ml des Impfstoffes, der nicht vermehrungsfähige Viren oder immunogene Komponenten enthält, werden subkutan injiziert. Nebenwirkungen und Komplikationen der Grippeimpfung sind bei sachgerechter Durchführung selten. Allergiebedingte Mitreaktionen kommen bei den heute hoch gereinigten Impfstoffen praktisch nicht mehr vor.

Kontraindikationen der Grippeimpfung sind akute fieberhafte Infekte, chronische und subchronisch schwelende Entzündungen, Nierenerkrankungen sowie die Anaphylaxie gegen Hühnerprotein.
Schwangere Frauen und Tuberkulosekranke können gegen Grippe geimpft werden. Einzuhaltende Zeitabstände zu anderen Impfungen bestehen nicht. In einigen Ländern der Bundesrepublik wurde die Grippeimpfung trotz einiger geäußerter Zweifel an ihrer Wirksamkeit und an ihrer prinzipiellen Berechtigung zur „öffentlich empfohlenen Schutzimpfung" nach § 14 BSeuchG erklärt.

16 Schutzimpfungen im internationalen Reiseverkehr (s. S. 267)

H. Stickl

Nach den internationalen Gesundheitsvorschriften der Weltgesundheitsorganisation kann bei Reisen in bestimmte Länder die Schutzimpfung gegen Gelbfieber auferlegt werden; zur Zeit wird die Choleraimpfung nur noch von den Gesundheitsbehörden einiger Länder (nicht mehr von der WHO!) bei Ein- und Ausreise verlangt.
Darüber hinaus ist, je nach Reiseziel und voraussichtlicher Exposition, eine zusätzliche Impfung gegen Typhus abdominalis und Paratyphus sowie eine passive Immunisierung gegen die Hepatitis-A-Infektion zu empfehlen.
Impfbefreiungsatteste s. S. 263.

16.1 Pocken

Die Impfung gegen Pocken wird nach Ausrottung der Pocken nicht mehr verlangt und durchgeführt.

16.2 Gelbfieber (s. S. 144)

Indikation: Insgesamt sind Gelbfiebererkrankungen in den letzten Jahren zurückgegangen; doch kommt Gelbfieber noch in Zentralafrika (zwischen den beiden Wendekreisen) und in den tropischen Urwaldgebieten Südamerikas - hier wieder häufiger - vor.

Impfstoff: Bei dem Impfstamm 17 D handelt es sich um ein attenuiertes Gelbfiebervirus, das weitgehend seine Virulenz eingebüßt, aber seine gute Immunogenität behalten hat. Der Impfstoff ist sehr thermo- und photolabil (Kühlkette; sofortige Verwendung). Die Verträglichkeit der Impfung ist ausgezeichnet. Die Impfung führt nach ca. 8-10 Tagen zu einer belastungsfähigen Immunität. Die Dauer des Impfschutzes währt mindestens 10 Jahre, wenn nicht lebenslang. Bei einer intrakutanen Verabreichung von 0,1 ml des Impfstoffes (ein Fünftel der Normdosis) wird die Schutzdauer der Impfung auf 3 Jahre geschätzt (Gültigkeit nach den IGV der WHO: 10 Jahre). Die übliche Impfdosis von 0,1 ml intrakutan wird Patienten in reduziertem Allgemeinzustand verabreicht sowie – ausnahmsweise! – Kindern zwischen dem 6. und 12. Lebensmonat.

! Kontraindikationen: Eiereiweißallergie; Immunsuppression und Immundefizienz jeglicher Art; akute Nieren- und Lebererkrankungen; Kinder sind bis zum 12. Lebensmonat wegen der Gefahr einer Impfenzephalitis von der Impfung zurückzustellen. Der Impfstoff weist bei Inhalation des lyophilisierten Pulvers eine erhöhte Virulenz auf. Die Impfung ist nicht teratogen.

Die Gelbfieberimpfung ist bestimmten staatlich konzessionierten Impfstellen vorbehalten (für die Bundesrepublik s. S. 272-274).

16.3 Cholera (s. S. 36)

Die Indikation zur Choleraschutzimpfung ergibt sich bei Einreisen und Aufenthalt in Endemiegebieten sowie für Reisende aufgrund der nationalen Gesundheitsvorschriften. Die WHO schreibt die Choleraimpfung nicht mehr vor, kann sie jedoch für bestimmte Situationen und bei Einreisen in Epidemiegebiete empfehlen.

Impfstoff: Phenolabgetötete Choleravibrionen mit hohem Endotoxingehalt. Angriff der Choleratoxine an den Kapillaren. Die Choleraimpfung besitzt einen ausgesprochenen Provokationseffekt auf latente Entzündungsherde (s. oben); sie ist von lokalen und manchmal auch von allgemeinen *Nebenerscheinungen* (Fieber, Abgeschlagenheit, Kopfschmerzen) begleitet. Histaminhaltige Alkoholika können diese Nebenwirkungen verstärken (fruchtige Weinsorten, Bier). Gleiches gilt für Insolation. Die Choleraimpfung verstärkt die Symptomatik von manifesten Typ-I-Allergien.

Wirksamkeit: Bei zweimaliger Impfinjektion von 0,4 ml und 0,6 ml im Abstand von 8-14 Tagen maximal 6 Monate. Die Impfung schützt vor der Infektion nur bedingt, mitigiert jedoch die toxischen Krankheitserscheinungen der Cholera. Die WHO empfiehlt eine einmalige Impfinjektion mit relativ hoher Impfstoffdosis, jedoch erst 2 Injektionen gewähren einen gewissen Schutz und werden auch besser vertragen.

Dosis: Erster Impfgang 0,5 ml; zweiter Impfgang 1,0 ml.

! **Kontraindikationen:** Alle akuten entzündlichen Erkrankungen, alle chronischen entzündlichen Erkrankungen, Gerinnungsstörungen, einschließlich der Verabreichung von gerinnungshemmenden Medikamenten, Erkrankungen des Herz-Kreislauf-Systems. Zustand nach Herzinfarkt oder zerebralem Insult.

Bei älteren und geschwächten Patienten Verabreichung der Impfung in 3 Schritten jeweils im Abstand von 8 Tagen mit reduzierter Dosis (0,3 ml subkutan, 0,5 ml subkutan, 0,7 ml subkutan). Der Applikationsmodus subkutan oder intramuskulär spielt keine wesentliche Rolle; die subkutane Impfung wird etwas besser vertragen. Die immer wieder empfohlene intrakutane Impfung mit nur 0,1 ml Impfstoff führt zwar zu guten Serumagglutinationstitern, jedoch nicht zu einem einigermaßen sicheren Schutz (dieser ist noch unbewiesen). Bei Wiederimpfungen (alle 6 Monate bei längeren Aufenthalten mit Exposition) können bei intrakutanen Injektionen lästige Lokalreaktionen auftreten. Die intrakutane Choleraimpfung entspricht zudem nicht den bei der Zulassung des Impfstoffs ausgesprochenen Vorschriften hinsichtlich Dosis und Applikationsart.

16.4 Typhus (s. S. 30f.)

Indikation: Je nach Reiseziel und Exposition ist die Typhusimpfung anzuraten. Die *parenterale Impfung* mit 2 Injektionen à 1 ml war von erheblichen Nebenerscheinungen begleitet. Sie wird deswegen und vor allem wegen mangelhafter Wirksamkeit in der Bundesrepublik seit 1. Januar 1985 nicht mehr durchgeführt. Der Impfstoff steht nicht mehr allgemein zur Verfügung.
Die *Typhusschluckimpfung* mit einem neuen, attenuierten Lebendimpfstoff (Vivotif - seit 1980 in der Schweiz, als Typhoral „L" seit 1982 in der

Bundesrepublik Deutschland) wird gut vertragen. Sie führt über 1-2 Jahre zu einem sehr guten Erkrankungsschutz. Der Impfstoff wird an mehreren Tagen hintereinander morgens nüchtern eingenommen. Die Impfung selbst ist problemlos, Kontraindikationen gibt es nicht. Lediglich bei Durchfällen kann der Impfschutz in Frage gestellt sein; die Impfung sollte in diesem Falle wiederholt werden. Inkubationsimpfungen sind möglich. Die evtl. mit der Impfung zeitlich interferierende Malariaprophylaxe stört den Impferfolg nicht, wie anfangs angenommen. Die orale Typhusimpfung ist nicht teratogen oder toxisch (parenterale Impfung: Endotoxineffekte!).

16.5 Hepatitis-A-Prophylaxe (s. S. 49f.)

In Ländern mit niedrigem hygienischem Standard empfiehlt sich grundsätzlich die Prophylaxe der Hepatitis-A-Infektion durch die intramuskuläre Verabreichung von konventionellen Gammaglobulinen. Voraussetzung ist ein ausreichender Gehalt an Anti-Hepatitis-A-Antikörpern. Die Verabreichung der Gammaglobuline (konventionelles IgG vom Menschen, 16%ig) erfolgt bei Kindern und Erwachsenen mit einer Dosis von 0,05-0,1 ml/kg/KG. (maximal 10 ml) für eine Schutzdauer von 2-3 Monaten. Personen, die häufig in Gebiete mit großem Hepatitis-A-Infektionsrisiko reisen, sollten vor einer erneuten Gammaglobulininjektion serologisch überprüfen lassen, ob nicht eine „stille Feiung", d.h. Induktion einer Immunität ohne klinisch manifeste Erkrankung stattgefunden hat.

Durchfallerkrankungen können zu erheblichen IgG-Verlusten und damit zur Verkürzung des passiven Hepatitis-A-Schutzes führen.

Versuche mit einer oralen Hepatitis-A-Impfung und mit einem gentechnisch hergestellten Impfstoff für die aktive Immunisierung haben enttäuscht und wurden daher eingestellt.

Spezielle Immunglobuline gegen Hepatitis B sind einigen besonderen Indikationen vorbehalten; sie sollten nicht für die präexpositionelle Prophylaxe eingesetzt werden (s. S. 288).

17 Impfungen unter besonderen Bedingungen

H. Stickl

Da eine nicht geringe Anzahl von Menschen krank ist und ständig oder vorübergehend **Medikamente** einnehmen muß, stellt sich besonders bei Ausreiseimpfungen in tropische Länder die Frage, ob diese Arzneimittel die Wirksamkeit einer Impfung beeinträchtigen oder ihre Verträglichkeit verringern. Vor jeder Impfung ist daher stets nach *Medikamenteneinnahmen* zu fragen. Eine medikamentöse oder physikalische Immunsuppression sowie ein systemischer Immundeffekt stellen – abgesehen von der Grundkrankheit – den erwünschten Erfolg einer Impfung nicht nur in Frage, sondern Lebendimpfstoffe mit attenuierten, vermehrungsfähigen Viren oder Bakterien können zu Komplikationen führen, die in ihrem Ablauf derjenigen Krankheit nicht unähnlich sind, gegen die geimpft werden soll. Dies gilt vor allem für die Polioschluckimpfung und die Gelbfieberimpfung. Bei Totimpfstoffen gibt es mit wenigen Ausnahmen keine Unverträglichkeitserscheinungen mit anderen Medikamenten. Auf die Kautelen bei der Choleraimpfung von Patienten, die Antikoagulanzien erhalten, wurde bereits hingewiesen (s. S. 247).

Impfungen mit Adjuvanseffekt, wie die gegen Pertussis, Cholera, Pest, können *Allergosen* zum Aufflammen bringen.

Impfungen mit starker Provokationswirkung wie die Cholera- und die Pertussisimpfung können *entzündliche latente Herde* akut aufflammen lassen. Gleiches gilt für die BCG-Impfung.

Während der *Schwangerschaft* (s. S. 277) können Impfungen gegen Wundstarrkrampf und Grippe sowie die passiven Immunisierungen mit homologen speziellen Antikörperpräparaten und mit Gammaglobulin ohne Risiko für Mutter und Kind durchgeführt werden. Alle Lebendimpfungen sollten dagegen nach Möglichkeit unterlassen werden. Dies gilt ganz besonders für die Rötelnschutzimpfung, obwohl das Rötelnimpfvirus ganz offensichtlich nicht zu Embryopathien führt. Obgleich bisher keine teratogene Wirksamkeit der Polioschluckimpfung und der Gelbfieberimpfung nachgewiesen werden konnte, sollten diese beiden Impfungen nach Möglichkeit nicht während der Schwangerschaft vorgenommen werden. Bei der Wutschutzbehandlung beherrscht die Auswegslosigkeit der Infektion die Indikation: Die Tollwutimpfung muß in jedem Fall durchgeführt werden. Mit der neuen HDC-Vakzine kann sie ohne Risiko für Mutter und Kind vorgenommen werden. Der HDC-Impfstoff ist in diesem Falle dem Hühnerfibroblastenimpfstoff (z. B. Rabipur) vorzuziehen. Die Choleraimpfung ist wegen ihrer Wirkung auf die glatte Muskulatur beim Abortus imminens kontraindiziert. Auch sonst sollte sie wegen der Endotoxinwirkung auf die glatte Muskulatur und die Kapillaren während der Schwangerschaft nur in reduzierter Dosis und in mehreren Schritten bzw. intrakutan (2mal 0,1 ml im Abstand von 14 Tagen) geimpft werden.

Bei einfach und mehrfach *behinderten Kindern* werden die Kontraindikationen der Impfungen durch den vorliegenden hirnorganischen Schaden bestimmt. Sie sollten nach Möglichkeit die Impfungen gegen Wundstarrkrampf und gegen Mumps/Masern haben. Diese Impfungen werden gut vertragen. Gleiches gilt für die Polioschluckimpfung. Bei Schädigungen des Zentralnervensystems dürfen Impfungen gegen Keuchhusten und Cholera nicht durchgeführt werden (s. auch S. 279).

Patienten unter *immunsuppressiver Behandlung* (s. S. 281) sowie mit systemischen Erkrankungen des Immunapparats (lymphatische Leukämie, Lymphosarkom, M. Hodgkin u. a.) sind durch Herpesviruserkrankungen und durch das Varizellen-Zostervirus besonders gefährdet. Therapie der Wahl bei solchen Komplikationen sind Virustatika, wie z. B. Adenin-Arabinosid (Ara-A: intravenöser Dauertropf), Interferon-α- bzw. β-Infusionen oder Paraimmunitätsinduktoren, die z. B. in der Tiermedizin seit 1980 große Bedeutung gewonnen haben. Für leukämiekranke und immundefiziente Kinder liegt ein Varizellenimpfstoff vor (s. S. 241), dessen Verträglichkeit und Schutzwirkung sehr gut ist. Es handelt sich um ein attenuiertes Varizellenvirus.

Ein Pyocyaneusimpfstoff für Verbrennungskranke hat sich wegen schlechter Verträglichkeit nicht durchgesetzt.

Literatur (zu Kap. 13-17)

Harnack GA von (Hrsg) (1976) Therapie der Krankheiten des Kindesalters. Springer, Berlin Heidelberg New York, S 153-172
Herrlich A (Hrsg) (1965) Handbuch der Schutzimpfungen. Springer, Berlin Heidelberg New York
Hochstein-Mintzel V (1976) Paraspezifische Reaktionen von Antigenen: Die aktive Immunotherapie von Tumoren. Fortschr Med 94: 1565-1570
Spiess H (1976) Impfkompendium. Thieme, Stuttgart
Stickl H (1985) Schutzimpfungen. Urban & Schwarzenberg, München Wien Baltimore (Klinik der Gegenwart, Bd X, S 673)
Stickl H (1986) Schutzimpfungen in der Praxis, 2. Aufl. Marseille-Verlag, Wien
Stickl H, Schmid F (1975) Impfprobleme-Problemimpfungen. Deutscher Ärzteverlag, Köln

Teil 3

Nachschlagtafeln

Impfungen, allgemein

1. Impfungen - Einteilung und Überblick

Standardimpfungen
Diphtherie - Tetanus (s. S. 226 u. 227)
Keuchhusten (s. S. 228)
Polioschluckimpfung (s. S. 230)
Masern - Mumps (s. S. 231 u. 232)
Röteln (s. S. 233)
BCG-Impfung (s. S. 225)

Sonderimpfungen
Tollwut (s. S. 235)
Hepatitis B (s. S. 240)
FSME (= CEE) (s. S. 237)
Varizellen (s. S. 241)
Pneumokokken (s. S. 239)
Meningokokken (s. S. 238)
Haemophilus (s. S. 239)

Reiseimpfungen
Gelbfieber (s. S. 245)
Cholera (s. S. 246)
Pocken (s. S. 235)
Typhus - parenterale Impfung (s. S. 247)
 - orale Impfung (s. S. 247)
Passive Hepatitisprophylaxe (s. S. 248)
(Polioschluckimpfung - Auffrischimpfung (s. S. 230)

Zukünftige Impfungen
Malaria (1990?)
Lepra (1990?)
Haemophilus influenzae (USA 1986)
Bilharziose (?)

2. Veränderte Impfempfehlungen

Pocken
Die Impfung gegen Pocken war von 1874 bis 1976 die einzige Pflichtimpfung. Die Ausrottung der Pocken führte zur Aufhebung nicht nur der Impfpflicht (1976), sondern der Impfung überhaupt (1982).

Tuberkulose
Die Anwendung der BCG-Impfung wird in größerem Umfang nur noch in Regionen mit erhöhtem Infektionsrisiko empfohlen. Sie sollte bei Säuglingen durchgeführt werden, wenn eine erhöhte Tuberkulosegefährdung vorliegt (s. S. 225).

Pertussis
Die Impfung ist mit Nebenwirkungen belastet und erfaßt nicht die besonders gefährdeten ersten 7 Lebensmonate des Kindes. Sie ist vor allem für Kinder in Massenunterbringungen (Kinderheimen, Kinderkrippen u.a.) und für Kinder in kinderreichen Familien und in schlechten sozialen Verhältnissen indiziert. Die Pertussisimpfung wird immer in Kombination mit der Diphtherie-Tetanus-Impfung durchgeführt (s. S. 228).

Diphtherie
Obgleich nur wenige Diphtheriefälle in der Bundesrepublik beobachtet wurden (1972: 34 Diphtherie-Erkrankungen, 1986 nur 2), wird die Schutzimpfung gegen Diphtherie dringend empfohlen. Sie soll nach dem 8. Lebensjahr möglichst nicht mehr in der vollen Dosis von 50 bzw. 75 Antigeneinheiten durchgeführt werden (s. S. 226), sondern mit dem „Erwachsenenimpfstoff" „d" (= 5 IE Antigen/Dosis). Spätere Impfungen (ohne Altersbegrenzung) sind mit niedrig dosiertem Impfstoff „d" (= 5 IE pro Dosis) möglich.

Scharlach
Die frühere Scharlachschutzimpfung ist heute überflüssig.

Tetanus
Die Impfung gegen Tetanus, in der Regel in Kombination mit der Diphtherie- bzw. mit der Diphtherie-Pertussis-Impfung, ist dringend zu empfehlen. Ab 12. Lebensjahr nur noch monovalente Tetanus-Auffrischimpfungen bzw. kombiniert mit „d" als „Td". Die Impfung kann bereits ab dem 3. Lebensmonat erfolgen (s. S. 227).

Poliomyelitis
Die Impfung gegen Kinderlähmung ist dringend zu empfehlen. Heute wird nur noch die Schluckimpfung mit dem attenuierten Lebendimpfstoff angewendet. Die „Totvakzine" nach Salk findet ihre Indikation nur in besonderer Situation (z. B. IgA-Mangel u.a.) bzw. als „Vorimpfung" bei erstmaliger Schluckimpfung nach Sabin im Erwachsenenalter. Die Impfung kann bereits ab dem 3. Lebensmonat erfolgen (simultan mit der DT-Impfung) (s. S. 230).

Masern
Frühestens ab 12. Lebensmonat, bevorzugt im 15. Lebensmonat (kombiniert mit der Mumps- bzw. Mumps-Röteln-Impfung), sollte die Masernimpfung bei allen Kindern bis spätestens zum Eintritt in den Kindergarten erfolgt sein (s. S. 231).

Mumps
Kombiniert mit der Masernimpfung am besten im 15. Lebensmonat, nicht vor Abschluß des 12. Lebensmonats, monovalent bis spätestens zum Schuleintritt bei Kindern beiden Geschlechts, unbedingt bei Knaben (s. S. 232).

Röteln
Alle Mädchen sollten spätestens mit Eintritt in die Pubertät gegen Röteln geimpft sein (80-85% aller weiblichen Personen haben im Gestationsalter Rötelnantikörper, – ein Beweis für die stattgehabte Auseinandersetzung mit dem Rötelnvirus) (s. S. 233).

Hepatitis B
Sonderimpfung mit inaktiviertem „Plasmaimpfstoff" und mit gentechnisch hergestelltem HB_s-Antigen-Impfstoff. Impfindikation unmittelbar nach der Geburt, wenn die Mutter HB_e- oder HB_s-Antigen-positiv ist.

Für *Impfungen im internationalen Reiseverkehr* gelten spezielle Empfehlungen (s. S. 267).

3. Sperrfristen nach Impfungen

Bei den „Sperrfristen" nach Impfungen handelt es sich um Empfehlungen, von denen der Arzt nach eigenem Ermessen und Gewissen abgehen kann. Sperrfristen zwischen Lebend- und Totimpfungen gibt es nicht; beide Impfungen können simultan durchgeführt werden. Sperrfristen haben nur eine Bedeutung zwischen Lebendimpfungen. Innerhalb der Sperrfristen sollten auch keine Blutspenden vorgenommen werden.

Sperrfrist nach	*Zeitabstand zu einer anderen Lebendimpfung*
Polioschluckimpfung	4 Wochen (6 Wochen keine Blutspenden; s. Fußnote a von Tabelle 4, S. 259) zu anderen Impfungen mit Lebendimpfstoffen BCG; Gelbfieberimpfstoff)
Gelbfieberimpfung	2 Wochen zu anderen Impfungen mit Lebendimpfstoffen (BCG; oraler Polioimpfstoff)
Tuberkuloseschutzimpfung mit BCG	6 Wochen bzw. bis zum Nachweis der Konversion
Rötelnimpfung	4 Wochen
Masernimpfung	2 Wochen
Wutschutzbehandlung mit HDC-Impfstoff sowie andere Impfungen mit Totimpfstoffen (Toxoide) oder Impfstoffen aus abgetöteten Erregern	Keine Sperrfrist Keine Sperrfrist
Homologe Antikörperpräparate (menschliche Gammaglobuline, menschliches Tetanusimmunglobulin u. a.) sowie nach Bluttransfusionen	Masernimpfung mindestens 12 Wochen, Mumps- und Rötelnimpfung 4 Wochen wegen Gefahr der Neutralisation des Impfstoffs und Unwirksamkeit der Impfungen
Rh-Prophylaxe durch Anti-D-Immunglobulinapplikation bei der Mutter	Wochenbettimpfung gegen Röteln bei rötelnempfänglicher Mutter ist möglich (Antikörperkontrolle 3 Monate p. vaccin.) Keine Sperrfrist gegenüber Polioschluckimpfung, Gelbfieberimpfung, Tuberkuloseimpfung mit BCG

4. Impfungen und Übertragung von Lebendimpfstoffen auf Dritte und Karenzzeiten für Blutspenden

Impfung mit Lebendimpfstoffen	Übertragung auf Dritte	Karenzzeit für Blutspenden
Polio-Oralimpfung	+ +	6 Wochen[a]
Masernimpfung	0	(2 Wochen)
Rötelnimpfung (bei Wochenbettimpfung)	0 0	3 Wochen (über 8 Wochen!)
Mumpsimpfung	0	2 Wochen
Gelbfieberimpfung	0	2 Wochen
BCG	(+)	6 Wochen
Influenza-Lebendimpfung (nasal) (in BR Deutschland nicht zugelassen)	+ + +	?
Typhusschluckimpfung	0	0

[a] Nach Empfehlung d. Dtsch. Ges. f. Bluttransfusionen nur 4 Wochen. Stuhlausscheidung des Virus bis 6 Wochen p. vaccin.

5. Dauer und Gültigkeit des Impfschutzes

Bei abgeschlossener Grundimmunisierung gegen	Schutzdauer[a]	Gültigkeitsdauer
Cholera	6 Monate	6 Monate
Diphtherie	2–5 Jahre	–
FSME (CEE) (akt. Immun.)	1–3 Jahre	–
Gelbfieber	10–15 Jahre	10 Jahre
Hepatitis B (akt. Immun.)	1–3 Jahre	–
Influenza	4–6 Monate	–
Masern (nur Lebendimpfstoff)	10 Jahre, wahrscheinlich sogar lebenslang	–
Mumps	Über 10 Jahre	–
Pertussis	5–7 Jahre	–
Pneumokokken	Etwa 3 Jahre	–
Pocken	5–10 Jahre	3 Jahre
Poliomyelitis	10 Jahre, wenn Schluckimpfung	5 Jahre (nur für Brasilien obligatorisch)
Röteln	Über 16 Jahre (evtl. lebenslang?)	Serologische Immunitätskontrolle vor geplanter Schwangerschaft
Tetanus	5–10 Jahre	–
Tollwut (HDC)	1–3 Jahre	–
Typhus	Etwa 1 Jahr[b]	1 Jahr (nur selten obligatorisch)

[a] Zeitspanne seit der letzten Impfung, nach deren Ablauf eine Wiederimpfung empfehlenswert erscheint; sie ist abhängig von Alter, Gesundheitszustand, Medikamenteneinnahmen u.a. Aus diesem Grunde können hier nur variierbare Empfehlungen, die für den gesunden Durchschnitt der Menschen gelten, ausgesprochen werden.

[b] Sowohl nach oraler Lebendimpfung mit Vivotif oder Typhoral „L" als auch nach parenteraler Typhusparatyphus-Impfung.

6. Kontraindikationen für Impfungen

A. Generelle Kontraindikationen

Erkrankungen aus dem allergischen und rheumatischen Formenkreis	Keine Impfungen durchführen, besonders nicht gegen Pertussis und Cholera, keine Diphtherie-Impfung. *Cave:* passive Immunisierung mit heterologen (tierischen Ursprungs) Antikörperpräparaten. Tetanus-Auffrischimpfung möglich, desgl. Applikation von homologen (menschlichen) Antiseren
Chronische Nierenerkrankungen	Keine Impfungen durchführen, besonders nicht gegen Diphtherie, Cholera und Gelbfieber und keine Applikation heterologer Seren
Immunmangelzustände	Keine Impfungen mit Lebendimpfstoffen durchführen Ausnahme: Varizellen-Impfung möglich: homologe Antikörperpräparate
Zerebralschäden	Keine Pertussisimpfung
Blutgerinnungsstörungen	Keine Impfungen durchführen, vor allem nicht gegen Cholera, Typhus/Paratyphus (parenteral), sowie Gelbfieber (häufig: Thrombozytenabfall am 4.–6. Tag post vaccin.)
Akute Infektionskrankheiten	Keine Impfungen durchführen möglich: homologe Antikörperpräparate
Rachitis	Keine Impfungen durchführen
Kortisonbehandlung	Keine Impfungen mit Lebendimpfstoffen durchführen

B. Zeitlich begrenzte Kontraindikationen

Rekonvaleszenz nach Infektionskrankheiten	Impfungen erst 8 Wochen nach Abklingen der Erkrankung
Ausklingende oder eben überstandene Infekte der oberen Luftwege	Impfungen erst 4 Wochen nach Abklingen der Erkrankung

Diabetes mellitus	Wenn der Diabetes nicht eingestellt ist, darf nicht geimpft werden. Bei bestehender Indikation und eingestelltem Diabetes keine Restriktionen
AIDS	HIV-Positivität bei Kindern ohne Krankheitszeichen: Keine BCG-Impfung; bei Stabilität Masern-Mumps-Impfung. Salk-Impfung gegen Poliomyelitis. Bei manifester Erkrankung an AIDS allenfalls passive Immunisierung mit hochdosierten Immunglobulinen i.v. Keinesfalls(!) BCG-Impfung. DT-Impfung möglich. Evtl. Impfung gegen Varizellen.

Impfempfehlungen für besondere Lebenssituationen

Eitrige Hautausschläge	Bis 4 Wochen nach Abheilung keine Impfungen durchführen
Tonsillektomie Appendektomie	14 Tage vor und 14 Tage nach der Tonsillektomie keine Lebendimpfungen durchführen, vor allem nicht gegen Poliomyelitis nach Appendektomie. Ferner keine Cholera- bzw. parenterale Typhus-Paratyphus-Impfung.
Schwangerschaft (s. S. 277)	Keine Impfungen mit Lebendimpfstoffen. Bei bestehender Indikation Verwendung von Totimpfstoffen, z.B. gegen Tetanus, Tollwut, Grippe, Poliomyelitis mit Salk-Impfstoff u.a. Akzidentelle Rötelnimpfung schädigt jedoch nicht die Frucht.
Höheres Lebensalter	Ab dem 6.-7. Lebensjahrzehnt möglichst keine stark reaktogenen Impfungen (z.B. Choleraimpfung u.a.) mehr vornehmen. Grippeimpfung und Pneumokokkenimpfung sowie Applikation von homologen Antikörperpräparaten (z.B. Gammaglobuline, Tetanusimmunglobulin, u.a.) sind möglich. Für die Tollwutimpfung nach Exposition gibt es keine Gegenindikationen.
Während Polioepidemien	Nur orale Polioimpfung

7. Impfbefreiungszeugnisse

Liegt eine gravierende Gegenindikation für die Vornahme einer im internationalen Reiseverkehr geforderten Impfung vor, so kann ein Impfbefreiungszeugnis in einer der von der WHO anerkannten Sprachen ausgestellt werden. Obwohl Deutsch seit 1977 zu den von der WHO (Weltgesundheitsorganisation) anerkannten offiziellen Sprachen zählt, empfiehlt es sich im internationalen Reiseverkehr, das Zurückstellungszeugnis in Englisch auszustellen.

Das Impfbefreiungszeugnis muß von einer Gesundheitsbehörde beglaubigt werden, wobei lediglich attestiert wird, daß der ausstellende Arzt ein approbierter Arzt ist, nicht jedoch, daß das ärztliche Attest nachgewiesenermaßen von der Behörde als richtig anerkannt wird.

Beispiel eines Impfbefreiungszeignisses in englischer Sprache:

Exemption-Certificate

I certify that Mr./Mrs./Miss ....

born .... resident ....

is suffering from ....

and should not be vaccinated against yellow fever/cholera (or others) (Official Record of WHO No. 56, p. 54 (1954)).

Date ....

....
Signature

Impfpläne

8. Impfplan für Kinder

Zeitpunkt	Impfung	Applikation	Bemerkungen
1. Lebenswoche	BCG-Impfung[a]	intrakutan	Impfung nur bei besonderem Tbc.-Infektionsrisiko, jedoch ganz besonders bei Tb-Belastung i.d. Familie u.a.
3. oder 4. Lebensmonat	1. Diphtherie-Tetanus-Impfung bzw. Diphtherie-Pertussis[c]-Tetanus-Impfung +	i.m.	DPT-Impfung s. (2) auf S. 229; P: besondere Beachtung der Kontraindikationen!
	1. Polioschluckimpfung[b]	oral	Simultan mit der DT- bzw. DPT-Impfung
5. oder 6. Lebensmonat	2. Diphtherie-Tetanus-Impfung +	i.m.	Bei Verwendung von DPT[c] sind 3 Impfungen im ersten Halbjahr erforderlich; Abstand jeweils ca. 4 Wochen.
	2. Polioschluckimpfung[b]	oral	Simultan mit der DT-Impfung
15. Lebensmonat	Masernlebendimpfung	s.c.	Am besten kombiniert mit der Röteln- und Mumps-Lebend-

	Mumpslebendimpfung Masern-Mumps-Röteln-Impfung	s.c.	impfung (für beide Geschlechter)
18. Lebensmonat	3. Diphtherie-Tetanus-Impfung +	i.m.	Eventuell zusammen mit der Keuchhustenimpfung (=DPT-Impfung)
	3. Polioschluckimpfung[b]	oral	

[a] Tuberkulose- und Keuchhustenimpfung sind nicht in allen Ländern der BRD uneingeschränkt öffentlich empfohlene Impfungen.
[b] Wenn die Schluckimpfung nicht mit der DT-Impfung kombiniert wird, ist der nächstfolgende Herbsttermin beim Gesundheitsamt wahrzunehmen.
[c] Treten nach der Impfung Nebenwirkungen auf (s. S. 229), so sollte bei den weiteren Impfungen die Pertussiskomponente fortgelassen werden.

7. Lebensjahr (zum Schulbeginn)	Monovalente Diphtherie-Auffrischimpfung (Auffrischimpfung ab 8. Lebensjahr, bei Jugendlichen und Erwachsenen mit reduzierter (=d) Diphtherie-Impfstoffdosis)	i.m.	Letztmalige Impfung mit Diphtheriekomponente. Nachholimpfungen: evtl. Td- oder d-Auffrischimpfung (bei inkompletter Grundimmunisierung); Mumpsimpfung, besonders bei Knaben.
10. Lebensjahr	Tetanus-Auffrischimpfung	i.m.	Alle (5)-10 Jahre monovalent oder als Td-Impfung. Bei Verletzungen Tetanus-Auffrischungen, wenn die letzte Tetanustoxoid-Gabe länger als 5 Jahre zurückliegt.
	Polio-Auffrischimpfung	oral	Weitere Auffrischimpfungen alle 8-10 Jahre

Ab 10. Lebensjahr (bevorzugt 12. Lebensjahr)	Röteln-Lebendimpfung bei Mädchen	s. c.	Evtl. Wiederholung als Wochenbettimpfung
14.–18. Lebensjahr	BCG-Impfung	Streng intrakutan	Nach Tuberkulintestung bei negativ Reagierenden, jedoch nur wenn besondere Voraussetzungen gegeben sind (z. B. Pflegeberufe)
In jedem Lebensalter	Hepatitis-B-Impfung	Streng intramuskulär	Bei besonderem Infektionsrisiko für noch empfängliche Personen

9. Reiseimpfungen (s. auch S. 245)

Es gibt Impfungen, die für bestimmte Länder der Erde von der Weltgesundheitsorganisation (WHO) empfohlen werden. Die Bundesrepublik Deutschland ist den Internationalen Gesundheitsvorschriften (IGV) der WHO mit Gesetzeskraft (1958) beigetreten; deshalb sind diese Impfungen für Bürger der Bundesrepublik obligat (z. B. Gelbfieberimpfung). Darüber hinaus können nationale Gesundheitsbehörden beim Betreten des Landes Impfungen gegen Gelbfieber, Cholera und evtl. Typhus abdominalis verlangen. Außerdem kann es für den Reisenden – je nach seinen Plänen im Gastland (Badereise, Abenteuerreise, Safari, u. a.) empfehlenswert sein, sich weiteren Impfungen zu unterziehen: Hierzu gehören die Impfungen gegen Typhus (Typhusschluckimpfung) sowie die Prophylaxe gegen die Hepatitis A mit Immunglobulinpräparaten (Gammaglobuline).
Das Impfprogramm sollte je nach Zielland und erforderlichen Impfungen 3–5 Wochen vor der geplanten Reise begonnen werden. Bei Patienten mit gesundheitlichen Problemen ist es empfehlenswert, vor Buchen der Reise einen Tropenmediziner und Impfarzt aufzusuchen, der darüber Auskunft geben kann, ob diese Reise überhaupt gesundheitlich zuträglich ist, und auf welche Art und Weise sich die Impfungen durchführen lassen. Das gilt besonders für Schwangere (z. B. problematisch verträgliche und unsichere Malariaprophylaxe in bestimmten Endemiegebieten!).
Die Gelbfieberimpfung kann als Lebendimpfung mit Totimpfstoffen (Tetanus, Cholera, Pest) kombiniert werden. Die folgenden Vorschläge für die zeitliche Planung von Impfungen für Auslandsreisen sollen das mögliche Vorgehen erläutern.

I. Impfungen gegen Gelbfieber, Cholera und Typhus

1. Tag	Impfung gegen Gelbfieber (für die Impfung sind nur von der WHO autorisierte Ärzte oder Institute zugelassen; Verzeichnis dieser Impfstellen s. S. 272).
10.–15. Tag:	Erste Choleraimpfung (0,4 ml Impfstoff s. c.). Zweite Choleraimpfung (0,6 ml Impfstoff tief s. c.); diese Impfung kann auch 14 Tage später, also noch am 29. Tag, erfolgen (Dosis: 0,5 und 1,0 ml).
11., 13. und 15. Tag (bzw. 16., 18. und 20. Tag)	Morgens nüchtern jeweils Einnahme von oralem Typhusimpfstoff.

II. Malariaprophylaxe
Bei Reisen in Malariagebiete ist eine Chemoprophylaxe unerläßlich: Es werden einmal wöchentlich, bei Kurzaufenthalten bis zu 16 Wochen in West- und Ostafrika zweimal je 2 Tabletten bzw. täglich ½ T. Resochin eingenommen (stets nach dem Essen), beginnend eine Woche vor Antritt der Reise, während der Reise und bis 5 Wochen nach der Rückkehr; besonders bei sehr starker Exposition (zahlreiche Mückenstiche!) sonntags und mittwochs jeweils 2 Tabletten Resochin nach dem Mittagessen (niemals nüchtern einnehmen!). In Gebieten mit resochinresistenten Plasmodien (einige Gegenden Süd-/Ostasiens: Assam, Kambodscha, Vietnam, Papua-Neuguinea u.a.; in Afrika fraglich in Äthiopien und Somalia) Mitnahme von Fansidar und Einnahme von 3mal 1 Tablette an einem Tag bei Auftreten von unklarem Fieber nach Exposition (Mückenstiche) bzw. bei Nachweis von Plasmodien im Blutausstrich.

III. Hepatitis-A-Prophylaxe
4-6 Tage vor der Ausreise passive Immunprophylaxe gegen Hepatitis A mit konventionellen IgG-Präparaten (=5 ml Gammaglobulin).

IV. Sonstige Impfungen
Die *Wundstarrkrampfgefahr* bei Bagatellverletzungen und das *Poliomyelitisrisiko* sind in den Subtropen und Tropen größer als bei uns! Abenteuerreisende, Forschungsreisende, Entwicklungshelfer u.a. sollten sich daher vor Antritt ihrer Reise über die letzte Wundstarrkrampfimpfung, die nicht älter als 5 Jahre sein sollte, und über die letzte Polioschluckimpfung orientieren. Gegebenenfalls sind die Impfungen vor der Ausreise vorzunehmen. Die *Pestimpfung* ist nur in Extremsituationen (Forschungsexpeditionen in Madagaskar, Äthiopien, Vietnam und Kambodscha, Korea u.a.) notwendig. 2 Injektionen im Abstand von 4 Wochen geben einen etwa 12 Monate lang anhaltenden Schutz. Die *FSME-(CEE)-Impfung* ist bei Camping, Zelten, Baden u.a. in Endemiegebieten zu empfehlen (kurzzeitiger Schutz: passive Immunisierung mit speziellem FSME-Immunglobulin; Dauerschutz durch aktive Immunisierung). Endemiegebiete sind: Ungar. Tiefebene, Donautal in Österreich und Bayern, Oberrhein. Ebene, Jugoslawien u.a. Serumprophylaxe s.S. 286.

10. Impfplan gegen Tetanus (s. S. 227)

Tetanusgrundimmunisierung	1. Auffrischimpfung	Auffrischimpfungen
2mal 0,5 ml Tetanusimpfstoff	**0,5 ml Tetanusimpfstoff**	**0,5 ml Tetanusimpfstoff**
Abstand optimal 6–8 Wochen; Noch möglich: 2 Wochen bis 16 Wochen (und evtl. noch länger!)	= 12 Monate = 4 Monate = 36 Monate (und in Ausnahmesituationen noch länger. Antikörperkontrolle!)	= Etwa alle 8–10 Jahre – Booster noch nach 20 Jahren möglich
Tetanus-IgG-Präparate *zusätzlich* nur bei schweren Verletzungen mit Blutverlust > 400 ml (70 kg KG) und Verbrennungen II. Grades > 20% der Hautoberfläche. In den konventionellen (i. m.) „Gammaglobulinen" sind 30–50 IE Tetanusantitoxin enthalten (1 ml spez. Tetanusimmunglobulin mit 200–250 IE entspricht etwa 5 ml Gammaglobulin).		

11. Diphtherie-Impfung für Erwachsene (ab 8. Lebensjahr)

Auffrischimpfung daher:
- **niedrige** Dosierung möglich
- **ein**malige Gabe, monovalent

Erwachsenen-Dosierung: 5 IE intramuskulär

1 Amp. à 0,5 ml Diphtherie-Impfstoff für Erwachsene (= „d") enthält 5 IE Antigen (monovalenter Diphtherie-Impfstoff „D" bis 7.Lj.=75 IE); „d" auch in Kombination mit Tetanusimpfstoff als „Td" für Auffrischimpfungen alle 8–10 Jahre.

12. Impfplan gegen Tollwut (s. S. 235)*

HDC-Impfstoff (human diploid cell) und Hühnerfibroblasten-Impfstoff
Einzeldosis = 1 ml i. m.

A. Postexpositionelle Impfung:
„Injektionsrhythmus: 0.-3.-7.-14.-30. und 90. Tag. - evtl. simultan mit der 1. Impfung am Tag „0" Gabe von 20 E spezielles Tollwutantiserum vom Menschen pro kg Körpergewicht (einmalige Gabe)

B. Präexpositionelle Impfung zur Prophylaxe bei Personen mit besonderem Infektionsrisiko:
Injektionsrhythmus: 0.-3.-7.-21. Tag
1. Auffrischimpfung nach Jahresfrist, weitere Weckinjektionen alle drei (2-5) Jahre, im Falle einer Exposition innerhalb von 5 Jahren nach letzter Tollwutimpfung 2 Auffrischimpfungen im Abstand von 3 Tagen. Nach 5 Jahren ist ein vollständiger, neuer Impfzyklus notwendig.

* Essener Schema

13. Gelbfieberimpfstellen in der Bundesrepublik Deutschland

Ort	Ermächtigte Stelle oder Arzt
Aachen:	– Abteilung Med. Mikrobiologie der Technischen Hochschule
Augsburg:	– Städtisches Gesundheitsamt
Aurich:	– Staatliches Medizinaluntersuchungsamt
Baden-Baden:	– DRK-Blutspendedienst
Berlin:	– Bezirksamt Tiergarten-Gesundheitsamt – Landesimpfanstalt mit tropenmedizinischer Beratungsstelle – Robert-Koch-Institut des Bundesgesundheitsamtes
Bochum:	– Hygiene-Institut der Ruhr-Universität – Dr. Feodora Hoffmann, Marienplatz 2
Bonn:	– Auswärtiges Amt – Impfstation – Hygiene-Institut der Universität
Brake:	– Staatliches Gesundheitsamt Wesermarsch
Braunschweig:	– Staatliches Medizinaluntersuchungsamt
Bremen:	– Hafengesundheitsamt
Bremerhaven:	– Hafengesundheits- und Quarantäneamt
Dortmund:	– Dr. H. Reinicke, Hövelstr. 8
Düsseldorf:	– Gesundheitsamt – Hafen- und Flughafenärztlicher Dienst – Institut für Hygiene der Universität
Duisburg:	– Dr. Worrings, Landfermannstraße 1
Emden:	– Hafenarzt
Erlangen:	– Institut für Umwelthygiene und Präventivmedizin der Universität
Essen:	– Institut für Med. Virologie und Immunologie des Universitätsklinikums
Frankfurt/Main:	– Hygiene-Institut der Universität – Stadtgesundheitsamt – Flughafenarzt
Freiburg:	– Staatliches Gesundheitsamt
Gelsenkirchen:	– Dr. O. Schmidt, Pawickerstraße 30
Gießen:	– Hygiene-Institut der Universität, Zentrum für Ökologie
Göttingen:	– Hygiene-Institut der Universität, Virologische Abteilung
Gütersloh:	– Dr. K. H. Bründel, Alte Osnabrücker Landstraße 20
Hagen:	– Dr. Walburga Spannaus, Grabenstraße 35
Hamburg:	– Bernhard-Nocht-Institut für Schiffs- und Tropenkrankheiten, Bernhard-Nocht-Straße 74 – Hafenärztlicher Dienst, Baumwall 7 – Institut für Med. Mikrobiologie und Immunologie am Universitätskrankenhaus Eppendorf, Martinistraße 52

Ort	Ermächtigte Stelle oder Arzt
	– Institut für Impfwesen und Virologie, Hinrichsenstraße 1
	– Med. Untersuchungsstelle I der Bundeswehr
	– Dr. A. Melenkeit, Reimarusstraße 19
	– Dr. K. Sievers, Schaartor 1
Hannover:	– Institut für Mikrobiologie der Med. Hochschule, Virologische Abteilung
	– Staatliches Medizinaluntersuchungsamt
	– Gesundheitsamt
Heidelberg:	– Institut für Tropenhygiene und öffentliches Gesundheitswesen am Südasien-Institut der Universität
Kempten:	– Medizinisch-Diagnostisches Institut, Prof. Dr. Haas
Kiel:	– Klinikum der Christian-Albrechts-Universität, Abteilung Immunologie
	– Schiffahrtsmedizinisches Institut der Marine
Koblenz:	– „Ernst-Rodenwaldt-Institut" für Wehrmedizin und Hygiene
	– Institut für Virologie der Universität
	– Dr. Jan Leidel, Neumarkt 15/21
	– Flugbereitschaft des BMVg Wahn, Militärflughafen
Krefeld:	– Hygiene-Institut, Impfstation
Marburg (Lahn):	– Hygiene-Institut und Medizinal-Untersuchungsamt der Universität, Prof. Dr. Rudolf Siegert, Pilgrimstein 2
München:	– Abt. für Umwelthygiene und Impfwesen der Technischen Universität München, Lazarettstr. 62, 8000 München 19 (T.: 089/1209512)
	– Dr. N. Frühwein, Briennerstr. 11, 8000 München 2
	– Prof. Dr. E. Holzer, Kölner Platz 1, 8000 München 40
	– Institut für Infektions- und Tropenmedizin, Leopoldstr. 5, 8000 München 40
	– Dr. P. N. Kessler, Kornwegerstr. 3, 8000 München 70
	– Max-v.-Pettenkofer-Institut für Hygiene und medizinische Mikrobiologie der Universität, Pettenkoferstr. 9a, 8000 München 2
	– Prof. Dr. H. Stickl, Lazarettstr. 62, 8000 München 19
Münster:	– Hygiene-Institut der Universität Westring 10
Nürnberg:	– Dr. R. Hirsch, Königstr. 32
	– Hygiene-Institut der Stadt Nürnberg, Flurstr. 17

Ort	Ermächtigte Stelle oder Arzt
Oldenburg:	– Landes-Hygiene-Institut, Am Damm 46
Saarbrücken:	– Staatliches Institut für Hygiene und Infektionskrankheiten, Malstatter Straße 17
Stuttgart:	– Städt. Gesundheitsamt, Hohe Straße 32
Tübingen:	– Tropenmedizinisches Institut der Universität, Wilhelmstraße 11
	– Tropenheim, Paul-Lechler-Krankenhaus, Paul-Lechler-Straße 24
Ulm:	– Universität Ulm, Zentrum für innere Medizin und Kinderheilkunde, Prof. Dr. med. E. Vanek
	– Tropen-Medizinische Beratungsstelle, Steinhövelstraße 9
Wilhelmshaven:	– Betriebsarzt, Ölhafen, 2940 Wilhelmshaven
Würzburg:	– Institut für Hygiene und Mikrobiologie der Universität, Josef-Schneider-Straße 2
	– Missionsärztliche Klinik, Salvatorstraße 7
Wuppertal-Elberfeld:	– Bayer AG – Ärztliche Abteilung –

Quelle: Stickl H (1986) Impfprophylaxe für Reisende. In: Becker H (Hrsg) Die Offizin. Thieme, Stuttgart

Impfungen und Schwangerschaft

14. Maternofetaler Nestschutz nach Infektionskrankheiten

Infektions-krankheit	Postpartaler Nestschutz (Lebensmonate)	Schutzimpfung ab (Lebensmonat)
Masern	Etwa bis 9.	15. (12.?)
Mumps	Etwa bis 4.	15.
Röteln	Fraglich (hämagglut. Antikörper bis 4.)	15. für beide Geschlechter und Mädchen ab 10. Lebensjahr
Varicellen	Fraglich, evtl. bis 3.	
Pertussis	Kein Nestschutz, Antikörper bis 4.	Ab 3. (ab. 2.)
Poliomyelitis	Bis 4.	Ab 3. (Oralimpfung)
Tetanus	Bis 6.	Ab 3. (5.)
Diphtherie	Bis 4.–6.	Ab 3. (5.) Nestschutz abhängig vom Alter der Mutter
Scharlach	Kein Nestschutz Antistreptolysine bis 4.	Keine Schutzimpfung, atyp. tox.-sept. Verlauf bei Säuglingen
Europäische Frühsommer-Meningoenzephalitis (FSME)	Kein Nestschutz; leichte, abortive Erkrankungen im 1. und 2. Lebensjahr	Bis 12. Lebensmonat evtl. passive Immunisierung. Aktive Immunisierung ab 2. Lebensjahr möglich, doch volle und langanhaltende Wirksamkeit erst ab 3. Lebensjahr.

15. Antikörper und Impfrisiko bei Mutter und Kind

Impfung gegen	Humorale Antikörper		Impfkomplikationen	
	Antikörperantwort der Mutter	Diaplacentare Übertragung auf die Frucht	Risiko	
			Mutter	Frucht
BCG	0	0	+?	?
Diphtherie	+ +	+ +	+	(+?)
FSME	+ +	+?	0	0
Gelbfieber	+	+?	(0)	(+?)
Cholera	+(IGM)	0	+	+[b]
Grippe	+	(+)	0	0
Hepatitis B	+ +	+	0	0
Masern	+ + +	+ +	0	0
Mumps	+ + +	+	0	0
Pertussis[a]		(±) Agglutinine	+ +	+?
Röteln	+ +	+	(0)	0
Tetanus	+ + +	+ +	0	0
Tollwut (HDC-Impfung)	+ +	+	0	0

[a] Pertussis-Impfung nur bis zum 24. Lebensmonat (BRD).
[b] Bei Abortus imminens mögl. Induktion von Wehen.

16. Impfungen in der Schwangerschaft

Prinzip
1. Nach Möglichkeit sollten alle wichtigen Impfungen, besonders mit „Lebendimpfstoffen", schon *vor* der Schwangerschaft durchgeführt werden.
2. Während der Schwangerschaft *keine* Impfungen mit Impfstoffen, die aus *vermehrungsfähigen Impfviren* bestehen (z.B. Rötelnimpfstoff). Evtl. Ausnahme: Polioschluckimpfung.
3. Der Schwangeren ist jede unnötige Impfung, die besser auch außerhalb der Schwangerschaft durchzuführen wäre, zu ersparen (z.B. BCG-Impfung gegen Tuberkulose bei Negativ-Reagenten).
4. Heterologe Schutzseren sind nur im äußersten Notfall zu verabreichen (z.B. Di Antiseren vom Pferd, Rind, Hammel u.a.); homologe Schutzseren können jederzeit gegeben werden (z.B. humanes Tetanusantiserum, Gammaglobuline, homologes Rötelnantiserum). Antiseren gegen Diphtherie und Schlangengifte u.a. sind nur als heterologe Seren verfügbar (*cave:* Anaphylaktischer Schock, Serumkrankheit).

A. Nützliche und unschädliche Impfungen während der Schwangerschaft
- *Aktiv: Impfung gegen Tetanus*
- Alle passiven Immunisierungen mit homologen Schutzseren
- Orale Typhusimpfung (unschädlich; nur bei entspr. Indikation)
- Impfung gegen Kinderlähmung nach Salk (Ind.: Auffrischimpfung bei Zeitdruck, z.B. Ausreise) und nach Sabin (beachte Prinzip 2!)

B. Mögliche Impfungen unter entsprechenden Kautelen
- Impfung gegen Cholera. Beginn mit reduzierter Dosis. Impfung in 3 (statt 2) Schritten (*cave:* kapillaraktive Endotoxine im Impfstoff)
- Wutschutzbehandlung: ausschließliche Verwendung des problemfreien HDC-Impfstoffs; mit der 1. aktiven Immunisierung mit HDC-Impfstoff evtl. simultane Applikation von 20 IE des homologen Tollwutantiserums (passive Immunisierung)
- Gelbfieberimpfung 0,1 ml intrakutan (anstatt 0,5 ml subkutan). Wirksamkeit 1–3 J. (statt 10 J.). Entspr. Hinweis notwendig. Impfung nur bei strikter Indikation!
- Grippeschutzimpfung; Infektprophylaxe evtl. mit Gammaglobulinen. Keine Impfung in der möglichen Inkubationszeit eines Infektes, Impfung nur für sog. „Problempatientinnen" (angebor. Herzfehler, Sichelzellanämie u.a.)

C. Zu unterlassende Impfungen
- Alle „Lebendimpfungen", auch wenn Schädigungen von Embryo oder Feten bislang nicht bekannt geworden sind, sowie Rötelnimpfung
- Typhus-/Paratyphus-A/B(T)-Impfstoff pro injectione (kreislaufaktive Salmonella-Endotoxine): z.Z. nur noch im Ausland (seit 1.1.1985) erhältlich.

17. Embryopathien und Fruchttod nach Virusinfektionen in der Schwangerschaft (Folgen der Fruchtinfektion: + häufig, (+) selten, ? fraglich, ((+)) sehr selten)

Coxsackie A und B	Fruchttod; Embryopathie mit Herz- und Aortenmißbildungen, Hasenscharte, Urogenitalmißbildungen, Fetopathie mit Enzephalomyokarditis = ausgeprägte Teratogenität
Zytomegalie	Abort (+), Embryopathie +, mit Mißbildungen +, Schäden am ZNS +, Thrombozytopenie mit Purpura, Hepatosplenomegalie + (= Fetopathie) = starke Teratogenität
Hepatitis A	Abort +, Embryopathie (+/?), Totgeburten, Frühgeburtlichkeit = teratogene Wirkung der Infektion
Hepatitis B	Chronische Hepatitis, primäres Leberzellkarzinom
Herpes simplex	Konnataler Herpes, Fetopathie mit Lebernekrosen, Gehirnbeteiligung = keine Teratogenität
Influenza	Abort (+), Mißbildungen (?) = fragliche bzw. schwache Teratogenität
Masern	Fruchttod, konnatale Masern (evtl. mit Riesenzellpneumonie) = keine gesicherte Teratogenität
Mumps	Abort und Totgeburt (?) (= Fetopathie); Mißbildungen (+) = fragliche bzw. schwache Teratogenität
Poliomyelitis	Fruchttod, konnatale Poliomyelitis mit angeborenen Lähmungen = keine Teratogenität
Röteln (s. S. 301)	Abort +, Embryopathie + mit Mißbildungen (Linsentrübung, Herzfehler, Taubheit) und Hepatosplenomegalie, Thrombozytopenie (erweitertes Syndrom) = starke Teratogenität
Varizellen	Abort und Totgeburt, Embryopathien. Seltenes Vorkommen b. Schwangeren, doch starke Teratogenität mit Extremitätenfehlbildungen, Amelie und Dysmelie

Impfungen zerebral behinderter Kinder

18. Impfung zerebral behinderter Kinder
(ohne medikamentöse Immunsuppression)

Möglich	Nicht möglich
BCG Diphtherie-Tetanus-Impfung Masern-Mumps-Impfung Röteln-HDC-Impfung Polioschluckimpfung (Sabin) Polioimpfung (Salk) Varizellenimpfung Tollwut-HDC-Impfung FSME-Impfung Homologe, spezielle Antikörperpräparate Homologe, konventionelle Antikörperpräparate (Gammaglobuline)	Pertussisimpfung Parenterale Typhus-Paratyphus-Impfung (nur noch außerhalb der BRD) Choleraimpfung Passive Immunisierung mit heterologen Antikörperpräparaten

Impfungen bei Immunmangel

19. Immunmangel – Einteilung und Überblick

Kriterien immunologischer Defekte	Zelluläre Immunität	Humorale Immunität
Funktionell	Tuberkulintest Lymphozytentransformationstest Migrationshemmtest Lymphozytenagressionstest (Perlman-Test) Phagozytosetest	Isoagglutininmangel Mangel an spezif. Antikörpern (Antistreptolysin, Tetanusantikörper) Antikörpertiteranstieg nach Impfung
Peripher	Lymphopenie	Antikörpermangel (auch selektiv IgA, IgM und IgG sowie komplett)
Morphologisch	Histolog. Thymusveränderung Lymphozytenmangel in Milz und Lymphknoten Atrophie lymphat. Organe Veränderung des T_4/T_8-Verhältnisses der T-Lymphozyten	Mangel an Plasmazellen und großen Lymphozyten in Knochenmark, Milz und Lymphknoten. Mangel oder Fehlen lymphat. Plaques in der Darmschleimhaut

20. Iatrogene Immunsuppression

Therapie	Wirkung auf Immunsystem
Kortikosteroide	RES und B-Zellen, Amplifikation
Antilymphozytenserum (ALS)	T-Zellen
ALS + Kortikosteroide	Komplette Supprimierung des Immunsystems (s. Transplant.)
Alkylantien	T-Zellen (B-Zellen)
Antimetaboliten	B-Zellen (T-Zellen)
Energiereiche Strahlen	Alle Anteile des Immunsystems
Ductus-thoracicus-Drainage	T-Zellen (z. B. bei schweren Autoaggressionserkrankungen)
Cyclosporin B	Hemmung von Abstoßungsreaktionen ohne Beeinträchtigung der blutbildenden Markanteile; Antikörperdefizienz (über Helferzellsuppression?)

21. Schutzimpfungen bei Immunmangelsyndrom und bei medikamentöser Immunsuppression (s. S. 250)

Möglich	Nicht möglich
Diphtherie-Tetanus-Impfung Passive Immunisierung mit speziellen und konventionellen, homologen Immunglobulinpräparaten Polioimpfung nach Salk Varizellenimpfung Alle übrigen „Totimpfstoffe"	BCG-Impfung Polioimpfung nach Sabin (oral) Gelbfieberimpfung Vorsicht bei allen übrigen „Lebend-Impfstoffen" (Ausnahme: Varizellenimpfstoff)

22. Strahlenschäden, Immunabwehr und Schutzimpfungen

Strahlenschädigung des Immunsystems
- Plasmaverlust über Verbrennungswunden = IgG-Verlust
- Plasmaverlust durch Schädigung des Darmepithels = IgG-Verlust
- Syntheseschädigung von Antikörpern →Absinken der Antikörperspiegel ←rasch bei IgG-Verlust (B-Lymphozyten)
- Schädigung der T-Lymphozyten→Schädigung der zellulär-geweblichen Immun- und Abwehrfunktionen, Verlust der Allergiereaktion vom verzögerten Typ (IV). Empfindlichster Anteil der T-Lymphozyten sind die Suppressorzellen (T_8).
- Strahleninduzierte Histaminfreisetzung: Hemmung der T_4-Lymphozyten, Hemmung der Phagozytose, Lähmung des Flimmerepithels der Bronchien u. a.

Therapie
- Zufuhr konventioneller *Immunglobuline* (sog. Gammaglobuline) Verlust von Plasma mit IgG durch Darmschädigung und durch Verbrennungswunden (kombin. Schäden)
- Zufuhr von homologem IgG gegen Tetanus (+ evtl. Perfringens) bei Verletzungen und Verbrennungen
- Immunstimulation *Paramunitätsinduktion* zur Funktionssteigerung des zellulären Abwehrapparates (T-Zellen)
- Verabreichung von Antihistaminika zur Reduktion der strahlungsbedingten Histamineffekte (evtl. auch von Kalziumpräparaten).
- **Darmflora:** Beeinflussung durch Hefe und/oder Laktulosepräparate (Immunstimmulation von enterotropen Lymphorganen, z. B. Peyer-Plaques u. a.?). Gabe von „Safety-food", Vitamin-B-Komplex

Ultima ratio: Chemotherapie
Vorbeugung: Herdsanierung! (besonders im Bestrahlungsareal)

Schutzimpfungen
Je nach Schweregrad und Umfang sowie Ursache (Therapie, Unfall, GAU u. a.) **keine** Verabreichung von *Lebendimpfstoffen!* Stattdessen passive Immunisierung mit konventionellen und/oder speziellen (z. B. Zytomegaliehyperimmunserum) Immunglobulinpräparaten.

Passive Immunprophylaxe

23. Indikationen und Dosierungsempfehlungen zur Verabreichung von Zosterimmunglobulin (s. S. 11)

Schwangere	10–20 ml
Neugeborene und Säuglinge	2 ml
Kinder und Jugendliche mit Erkrankungen der lymphatischen Organe, mit Immundefizienz, Malignomen	5 ml
Erwachsene in analoger Situation	10 ml

24. Passive Immunprophylaxe mit homologen, spezifischen Antiseren (Fortsetzung auf S. 286)

Prophylaxe gegen	Art des Präparats	Dosierung	Zeitpunkt der Injektion	Bemerkungen
Masern	Homolog. Immunglobulin (sog. Gammaglobulin)	0,1 ml/kg KG	Bis 2. Inkub.-Tag	Zur Mitigierung der Masern
	Immunglobulin	0,2 ml/kg KG	Ab 2. Inkub.-Tag	Verhütung
	Immunglobulin	0,4 ml/kg KG	Ab 4. Inkub.-Tag	Mitigierung
Mumps	Spezielles Immunglobulin	0,1 ml/kg KG oder 100–200 E	Bis Ausbruch d. Erkrankung	Verhütet nicht Ausbruch von Mumps. Verhütung von Komplikationen fraglich
	Spezielles Immunglobulin	0,5 ml/kg KG	Bis zum 6. Inkub.-Tag	Verhütung (Erfolg unsicher)
Röteln	Spezielles Immunglobulin	10–20 ml	Bis spätestens zum 7. Inkub.-Tag	Nach 6 Wo. Wiederholung mit Hälfte der Dosis, wenn Exposition vor 8. Schwangerschaftswoche lag
	Konvent. Gammaglobuline	30–40 ml i.m. (0,4–0,8 ml/kg KG)	Bis spätestens zum 7. Inkub.-Tag	
Tetanus	Immunglobulin vom Menschen	250 IE (0,5 ml) 5000–10000 IE	Prophylaxe: sofort nach Verletzung Therapie	Schutz über ca. 3 Wochen (Inj. nur i.m.)
Hepatitis A	Konventionelles Gammaglobulin	2,0 ml i.m. 5,0 ml i.m.	Prophylaktisch Prophylakt. bis 10 Tage nach Exposition	Relativer Schutz für 4–6 Wochen Relativer Schutz für 8–12 Wochen, Schutz unsicher

Prophylaxe gegen	Art des Präparats	Dosierung	Zeitpunkt der Injektion	Bemerkungen
Hepatitis B (HBsAg pos.)	Spezielles Immunglobulin	1,0 ml i.m. für Neugeborene. 0,06 ml/kg KG bei Kindern und Erwachsenen	Sofort bei Exposition	Schutzwirkung ab 72 Std. p.inf. unsicher
Varizellen	Varizellen-immunglobulin (Zosterimmunglobulin)	Kinder u. Erwachsene 5–10 ml, bei Immundefizienz bis 20 ml i.m., einmalig i.v. 1–2 ml/kg KG	72 h nach Exposition: Dosis i.v. präp. = 2 ml/kg KG, evtl. wiederholt	Spezielle Indikation s. S. 241
Pertussis	Immunglobulin	?	?	Fragliche bzw. fehlende Wirksamkeit
Frühsommer-Meningoenzephalitis	Homologes Antiserum mit 1:600 HAH-Antikörpern/ml	0,02 ml/kg KG i.m. 0,1 ml/kg KG i.m. 0,2 ml/kg KG i.m.	Präexpositionell Prophylaktisch bis 48 h nach Exposition bis 72 h nach Exposition	Therapie mit Antiserum wirkungslos bzw. sogar schädlich
Tollwut	Homologes, spezielles IgG	20 I.E./kg KG	Simultan mit erster aktiver Immunisierung mit HDC-Impfstoff, spez. bei Gesichts- und Halsbissen	Sofort nach Verletzung (–48 h)

25. Heterologe, spezifische Antiseren tierischer Herkunft zur passiven Immunprophylaxe oder -therapie

Krankheit	Herkunft des Serums	P. = Prophylaxe Th. = Therapie	Dosierung	Bemerkungen
Diphtherie	Pferd Rind[b] Hammel[b]	P. Th.	3000 E i.m. 500–2000 E /kg/KG! i.m.+i.v.	Fermoserum vom Pferd; in hohen Dosen für die Therapie vorzuziehen
Botulismus Typ A, B u. E	Pferd	Th.	50–100 ml i.m.+i.v.!	Fermoserum
Gasödem	Pferd	P. Th.	20 ml i.v. mehrfach 100 ml i.v.	Fermoserum, nur i.v.
Milzbrand	Rind[b]	Th.	20–40 ml i.m.	Konzentr. Immungl. v. Rind. Häufig Nebenwirkungen
Schlangen[a]	Pferd	Th.	Europa: 20 ml i.m. Afrika, Asien, Süd-Amerika: 40–100 ml i.v.	Polyvalente, zoogeograph. zusammengestellte Seren (Europa, Nord-Afrika, Zentralafrika, Südamerika, Asien).
Spinnen[a] **und Skorpione**	Pferd	Th.	5–10 ml i.m.	Fermoserum
Digitoxin-Vergiftung	Hammel	Th.	Abhängig vom Vergiftungsgrad – nach Vorschrift	Gereinigtes, ballastproteinarmes Serum

Die Seren sind in der Bundesrepublik Deutschland erhältlich.
[a] Diese Seren nur auf Vorbestellung bzw. Abruf ab Lager. Schlangen- und Spinnenseren z. T. in den Giftzentralen der Bundesrepublik Deutschland.
[b] Zur Zeit in der Bundesrepublik Deutschland nicht erhältlich.

26. Beispiele einer aktiven Immuntherapie zur Verhütung bzw. zur Abschwächung der Erkrankung

Impfung gegen	Art der Impfung T.=Totimpfstoff, L.=Lebendimpfstoff	Impfstoff/Zeitablauf/Erfolg
Tollwut	T.	HDC-Impfstoff nach „Essener Schema", s. S. 271
Masern	L.	Verhütung von „Wildmasern" durch Inkubations-Impfung: sinnvoll bis 48 h nach Exposition; danach Erfolg unsicher
Tetanus	T.	Schnellimmunisierung: alle 2 Tage je 0,5 ml Tetanol, insgesamt 5 mal. Immunität ab 12.–14. Tag. Methode hat sich nicht bewährt
Typhus	L.	Oralimpfung.
Mumps	L.	Keine erfolgr. Inkubations-Impfg.
Röteln	L.	Keine erfolgr. Inkubations-Impfg.
Hepatitis B	T.	Aktiv-passive simultane Immunisierung bei Neugeborenen infektiöser Mütter
Poliomyelitisimpfung nach Sabin	L.	Wirksamkeit als Inkubationsimpfung wahrscheinlich
Herpes simplex und genitalis	T.	Fragliche, noch ungesicherte Wirksamkeit

Ansteckung

27. Ansteckungsfähigkeit Erkrankter

Krankheit	Ansteckungsfähigkeit
AIDS	Von Infizierten mit HIV durch Sexualkontakt sowie durch Übertragung von Blut ab Infektion
Bang-Krankheit	Nicht von Mensch zu Mensch übertragbar
Borreliose	Durch Zecken, nicht von Mensch zu Mensch übertragbar
Botulismus	Nicht übertragbar
Cholera	7–14 Tage
Diphtherie	Bis zu 14 Tagen
Enzephalitis	Unbekannt
FSME	Nicht von Mensch zu Mensch übertragbar
Grippe (Virus-)	7 Tage
Hepatitis epidemica (Hepatitis A)	14 Tage vor Krankheitsbeginn bis Ende der akuten Krankheitsphase
Hepatitis B	Bei HB_sAg-positiven Personen, solange Viruspersistenz nachweisbar, obligat bei HB_s-Ag- und $HB_eAg=$Trägern
Keuchhusten	Bis zu 21 Tage nach Beginn des Krampfhustens; ab 10. Tag der Antibiotica-Therapie
Leptospirose	Nicht von Mensch zu Mensch übertragbar
Lyssa	Nicht von Mensch zu Mensch übertragbar

Krankheit	Ansteckungsfähigkeit
Masern	2-3 Tage vor bis 2-3 Tage nach Beginn des Exanthems
Meningitis epidemica	Ab katarrhal. Vorphase bis 2 Tage nach Behandlungsbeginn
Mumps	3 Tage vor bis 6 Tage nach Krankheitsbeginn
Paratyphus A, B	Solange Bakterien+
Poliomyelitis	2-4 Tage vor bis ca. 6 Wochen nach Krankheitsbeginn
Psittakose	Nicht von Mensch zu Mensch übertragbar
Röteln	4 Tage vor Exanthembeginn bis 8 Tage danach
Ruhr (bakt.)	Bis frei von Bakterien
Scharlach	Ab katarrhal. Vorphase bis 4 Wochen (bzw. bei Therapiebeginn innerhalb der exanthematischen Anfangsphase: 48 h)
Tetanus	Nicht von Mensch zu Mensch übertragbar
Toxoplasmose	Nicht von Mensch zu Mensch übertragbar
Tuberkulose	Solange Bakterienausscheidung
Typhus	4-6 Wochen ab Krankheitsbeginn bzw. solange noch Keimausscheidung
Windpocken	3 Tage vor Exanthembeginn bis zum Abfall der Krusten (ab Fieberabfall bzw. ab 4.-6. Tag nach Exanthembeginn: keine fliegende Infektion mehr)

28. Bestimmungen und Empfehlungen für ansteckungsverdächtige Personen (Kontaktpersonen)*

Nach dem Bundesseuchengesetz sind ansteckungsverdächtige Personen (§ 2, 3 BSeuchG) jene Menschen, die mit einem Erkrankten in enger Wohngemeinschaft lebten oder leben bzw. die mit einen an einer hochansteckungsfähigen Seuche erkrankten Menschen Kontakt hatten. Der Deutsche Ärzteverlag (Postfach 1440, 5023 Lövenich bei Köln) verschickt auf Anforderung Merkblätter über ansteckende Erkrankungen (Seuchenmerkblätter), die Auskunft über den neuesten Stand der Verhütung und Bekämpfung von Seuchen geben.
Ansteckungsverdächtige Personen können je nach Art der Erkrankung bestimmten Einschränkungen unterliegen (Absonderung § 37; berufliche Auflagen § 38, Schulbesuch § 44- § 48 BSeuchG).

Hepatitis infectiosa (Hepatitis A = epidemica)
Ansteckungsverdächtige Personen dürfen Lebensmittelbetriebe und Küchen nur mit Zustimmung des Gesundheitsamts betreten. Der Schulbesuch ist erst nach vollständiger Konvaleszenz bzw. erst wieder 4 Wochen nach Beginn der Erkrankung von Personen der engeren Wohngemeinschaft bzw. des Partners möglich. Siehe § 45 BSeuchG.

Scharlach
Ansteckungsverdächtige Personen, die mit einem an Scharlach Erkrankten in einem Raum gewohnt haben, dürfen die Schule erst nach 8 Tagen (vom Tag der Absonderung bzw. Behandlung des Erkrankten ab) wieder besuchen. Die gleichen Bestimmungen gelten sinngemäß für Schullandheime, Säuglingsheime, Kindergärten, Lehrlingsheime, Jugendwohnheime und Ferienlager. Ansteckungsverdächtige Personen und Erkrankte dürfen nicht in Molkereien und anderen Einrichtungen für die Sammlung und Bearbeitung von Milch beschäftigt werden. Die gleichen Bestimmungen gelten für die Herstellung und Behandlung von Speiseeis, Gewinnung und Verarbeitung von Fleisch und für die Beschäftigung in Küchen, Kantinen, Gaststätten und Wasserversorgungsanlagen.
24 h nach kunstgerechter Einleitung der antibiotischen Therapie verliert der Kranke bzw. Ansteckungsverdächtige seine Ansteckungsfähigkeit.

Masern
Keine Beschränkungen bei masernimmunen Kindern.
Bei noch empfänglichen Kindern kann innerhalb der ersten 48 h nach Exposition die Masernlebendimpfung durchgeführt werden. Bis 96 h nach Exposition können Masern durch die Degkwitz-Immunprophylaxe verhütet werden. Keine Ansteckungsfähigkeit ab 3. Tag nach Exanthembeginn.

* Nach Trüb, C.L., Posch, J.: Zum Bundesseuchengesetz in der Neufassung vom 18. Dezember 1979. Der Kinderarzt **12**, 1440–1446 (1981)

Diphtherie
Schulpflichtige, ansteckungsverdächtige Personen dürfen die Schule erst dann wieder besuchen, wenn an 3 aufeinanderfolgenden Tagen die Nasen-Rachen-Abstriche auf Diphtherie negativ waren.

Röteln
Für Schulkinder keine Beschränkungen.
Gefährdet ist nur die Frucht von rötelnempfänglichen Frauen innerhalb der ersten 16 Wochen der Schwangerschaft. Ist es in diesem Zeitraum bei einer rötelnempfänglichen Schwangeren zur Rötelnexposition gekommen, so sind innerhalb der ersten 7 Tage nach Rötelnkontakt, jedoch so früh wie möglich, 0,2 ml spezieller Rötelnimmunglobuline bzw. 0,5 ml/kg KG eines nichtspeziellen Immunglobulinpräparats (Gammaglobuline) zu verabreichen. Injektion von mindestens 40 ml Gammaglobulinen in 2 Sitzungen. Intravenöse Immunglobulinpräparate können nur dann eingesetzt werden, wenn ihre Halbwertszeit über 18 Tage liegt.

Keuchhusten
Keine Bestimmungen für Kontaktpersonen. Schulbesuch des erkrankten Kindes 14 Tage nach Beginn des konvulsiven Keuchhustenstadiums möglich bzw. ab 10. Tag der Antibiotikatherapie.

Windpocken
Keine Beschränkungen für Kontaktpersonen. Erkrankte oder Krankheitsverdächtige (s. § 2, 2 BSeuchG) Personen dürfen die Schulräume nicht betreten (§ 45 BSeuchG).

Enteritis infectiosa
Schulbesuch eine Woche nach Absonderung der in der Wohngemeinschaft erkrankten Person.

Ruhr
Schulbesuch eine Woche nach Absonderung der in der Wohngemeinschaft erkrankten Person. Bei allen ansteckungsverdächtigen Personen ist eine Chemoprophylaxe zu empfehlen. Sie sollen nicht im Lebensmittelhandel tätig sein, solange nicht die bakteriologische Untersuchung von 2 Stuhlproben negativ ausgefallen ist.

Typhus abdominalis und Paratyphus
Ansteckungsverdächtige Personen dürfen Schulen und Lebensmittelbetriebe nur mit Zustimmung des Gesundheitsamts betreten. Der Schulbesuch ist erst wieder 2 Wochen nach Absonderung der erkrankten Person der Wohngemeinschaft möglich.
Eine aktive Immunisierung mit einem oral einzunehmenden Typhusimpfstoff ist zu erwägen (Vivotif bzw. Typhoral L).

29. Inkubationszeiten der wichtigsten Infektionskrankheiten

Erkrankung	Inkubationszeit
AIDS	Vier Monate bis zu fünf Jahren
Bakterielle Lebensmittelvergiftung a) Botulismus b) Salmonellenenteritis	Wenige Stunden bis 3 Tage
Brucellose (Bang) Cholera asiatica Coxsackie-Virusinfektion (Bornholmer Krankheit u. a.)	6–30 Tage 3– 5 Tage 4–10 Tage
Diphtherie Encephalitis epidemica Erysipel	3–10 Tage 3–15 Tage ½– 5 Tage
Gonorrhö (einschl. Blenorrhö) Hepatitis a) Hepatitis A b) Hepatitis B (Serumhepatitis) c) Non-A-Non-B-Hepatitis	1–5 Tage 4–8 Wochen 2–8 Monate Länger als 4 Wochen
Infektiöse Mononukleose Keuchhusten Leptospirosen (Weil-Erkrankung)	11–14 Tage 2–21 Tage 4–14 Tage
Listeriose Lues Lyssa	21 Tage (–Monate) 14–50 Tage 10 Tage bis 1 Jahr
Malaria Masern Meningitis epidemica	6–27 Tage 8–11 Tage 2– 3 Tage
Mumps Ornithose (Psittakose) Paratyphus	3–10 Tage (14!) 8–14 Tage 3– 6 Tage
Pocken Poliomyelitis Q-Fieber	6–15 Tage (12!) 2–12 Tage 14–26 Tage
Röteln Ruhr a) Bakterienruhr b) Amöbenruhr	14–21 Tage 2– 7 Tage 1–95 Tage

Erkrankung	Inkubationszeit
Scharlach	2– 9 Tage
Tetanus	1– 9 Tage (Jahre!)
Tuberkulose	ca. 50 Tage
Typhus abdominalis	3–21 Tage (18!)
Windpocken	14–18 Tage

30. Beispiele wichtiger Ansteckungsmöglichkeiten durch Haustiere

Tierart	Krankheit
Hunde	Listeriose (Granulomatosis infantiseptica) Tollwut Hundespulwurm Leptospirose Hundebandwurm Choriomeningitis
Katzen	Tollwut Toxoplasmose Katzenkratzkrankheit
Vögel	Psittakose Rotlauf (Erysipelas suum) Toxoplasmose
Hühner	Hühnermilben Listeriose Geflügelpestkonjunktivitis Salmonellosen (Enteritisgruppe)
Enten	Salmonellosen
Kaninchen	Tularämie Listeriose Toxoplasmose?
Meerschweinchen	Tuberkulose Leptospirose
Schaf	Listeriose Q-Fieber Brucellose
Ziege	Listeriose Tuberkulose Brucellose
Goldhamster	Lymphozytäre Choriomeningitis Tuberkulose Tularämie
Kühe	Rinderpocken Bandwurm Brucellose Tuberkulose Salmonellosen
Schildkröten	Salmonellosen

31. Meldepflichten für Infektionskrankheiten*

(*V* Verdacht, *E* Erkrankung, *T* Tod, *A* Ausscheider, *G* Erkrankung einer größeren Gemeinschaft)

Krankheit	Meldepflicht				
Aussatz (Lepra)	V	E	T		
Bangsche Krankheit		E	T		
Borkenflechte (Impetigo contagiosa)					G
Botulismus	V	E	T		
Brucellose (alle Formen)		E	T		
Canicolafieber (Leptospirose)		E	T		
Cholera	V	E	T	A	G
Colidyspepsie					G
Cytomegalie, angeborene		E	T		
Diphtherie		E	T		G
Enzephalitis (übertragbare Gehirnzellenentzündung) und übertragbare Meningitis (alle Formen)		E	T		G
Enteritis infectiosa (Salmonellose)	V	E	T	A	G
Enteritis infectiosa (übrige Formen)	V	E	T	A	G
Erysipel					G
Feldfieber		E	T		
Fleckfieber	V	E	T		
Gelbfieber		E	T		
Grippe			T		G
Hämorrhag. Fieber, virusbedingt	V	E	T		
Hepatitis infectiosa (Serumhepatitis), H. epidemica und übrige Formen		E	T		G
Keuchhusten			T		G
Kindbettfieber (bei Geburt und Fehlgeburt)		E	T		

* Nach § 3 BSeuchG vom 18. Dezember 1979, sowie § 45, 1 u. § 48 BSeuchG (Gemeinschaftseinrichtungen)

Krankheit	Meldepflicht				
Krätze					G
Leptospirosen (alle Formen)		E	T		
Lues, angeborene		E	T		
Listeriose, angeborene		E	T		
Malaria		E	T		
Maltafieber		E	T		
Masern			T		G
Meningitis (alle Formen)		E	T		G
Meningokokkenmeningitis und -enzephalitis		E	T		G
Milzbrand	V	E	T		
Mumps			T		G
Ornithose (alle Formen)	V	E	T		G
Paratyphus A und B	V	E	T	A	G
Pest	V	E	T		G
Pocken	V	E	T		G
Poliomyelitis	V	E	T		G
Psittakose (s. Ornithose)	V	E	T		G
Puerperalsepsis		E	T		
Q-Fieber		E	T		G
Röteln, angeborene (Embryopathie)		E			G
Rotz		E	T		
Rückfallfieber	V	E	T		
Ruhr (Shigellenruhr)	V	E	T	A	G
Salmonellose	V	E	T	A	G
Scharlach			T		G
Tollwut	V	E	T		
Toxoplasmose, angeborene		E	T		
Trachom		E	T		
Trichinose		E	T		

Krankheit	Meldepflicht				
Tuberkulose		E	T		G
Tularämie	V	E	T		G
Typhus abdominalis	V	E	T	A	G
Weil'sche Krankheit		E	T		
Windpocken					G
Wundinfektionen, anaerobe (Tetanus, Gasbrand, Gasödem)		E	T		
Virusbedingte hämorrhagische Fieber	V	E	T		G

Röteln (s. S. 5)

32. Differentialdiagnose der Röteln

	Röteln	*Exanthema subitum* Dreitagefieber	*Erythema infectiosum*
Bevorzugte Manifestation	Schulalter	(6. Mon. bis 1–2 J. (bis 3 J.)	Schulalter
Prodromi	Katarrh der oberen Luftwege 1–2 Tage	Vor Exanthem Kontinua für 3–4 Tage, manchmal mit init. Fieberkrämpfen und Erbrechen	Ø
Ausschlag	Blaßrotes, makulopapulöses Exanthem, nicht konfluierend (morbilliform oder skarlatiniform). Beginn im Gesicht, dann Hals, Rumpf, Extremitäten	Rötelnähnliches Exanthem, aber bevorzugt am Rumpf; spärlicher an den Extremitäten und im Gesicht	Blaßrotes, polymorphes Exanthem, Beginn im Gesicht, später an Streckseite der Extremitäten girlanden- und landkartenähnlich. Rumpf frei; Intensität und Ausbreitung des Exanthems kann stark wechseln

	Röteln	*Exanthema subitum* Dreitagefieber	*Erythema infectiosum*
Sonst. Symptome	Leichtes Fieber, Schwellung vor allem der nuchalen und retroaurik. Lymphknoten, oft nachweisbare Milzschwellung	Während des Exanthems kein Fieber	Leichtes Fieber, Schnupfen, Konjunktivitis
Blutbild	Vermehrung der Plasmazellen auf 10–20%	Starke Verminderung der Leukozytenzahl	Eosinophilie

33. Embryopathien durch Röteln (s. S. 6)

Ereignis	Embryopathiefrequenz	Virämie	Bemerkungen
Ungestörte Schwangerschaft	1,6–2,6%	–	Auch ohne Röteln altersbedingte Zunahme der Embryopathiefrequenz: ab 35. Lj. ca. 7–15%
Manifeste Rötelnerkrankung	20–40%	Ab 7./8. Inkubationstag bis zu 3 Wochen	Virusausscheidung beim Neugeborenen
Asymptomatische Röteln	5–15%	Ja (Dauer u. Intensität unbekannt)	
Rötelnreinfektion und -impfdurchbruch	2–3%	Keine Virämie	
Akzidentelle Impfung einer empfänglichen Schwangeren	1–3%	Wahrscheinlich keine	Keine nachgewiesene Teratogenität durch Impfung

34. Viruspersistenz und Ausscheidertum beim Neugeborenen als Folge einer Rötelnembryopathie

Rachenraum	75–90% der Neugeborenen	Bis zu 2 Jahren
Liquor	75–90%	
Linsengewebe	60%	Jahre?
Lungengewebe	60%	4–8 Monate

35. Rötelnexposition für Empfängliche

Hauskontakt: (Mutter-Kind-Familie)	50–90%
Pflegekontakt: (Schwester-Kind; Schule)	~75%
Akzidenteller Kontakt: (in Geschäften, Straßenbahn, bei Besuchen)	~20% Abgerundete Zahlen
Empfängliche Frauen Alter: 14 J. 18 j. 25 J. 30 J.	
% ca. 40% >20% 15% <10%	
Inkubationszeit: **Infektiosität:** **Virämie:** **Passive Prophylaxe:**	14–21 Tage (18 Tage!) 4–6 Tage **vor** Exanthemausbruch bis ca. 8 Tage danach (Infektiosität intrauteriner Röteln bis zu 8 Monaten post partum) Ab 8. Inkubationstag Bis spätestens 7. Inkubationstag

36. Folgen der Rötelninfektion der Mutter (s. S.6).

Auswirkungen beim			
Gameten	Embryo	Fet	Säugling
† Fruchttod Fruchtresorption		⟶	Viruspersistenz und Ausscheidung (über mehrere Monate)
	Embryopathie (Gregg-Syndrom) Erweitertes Röteln- Syndrom	⟶ ⟶	Linsentrübung Herzfehler, Fehlbildungen. Thrombozytopenie Hepatosplenomegalie Intelligenzdefekte u. a.
% unbekannt	50%⟶20%	ca. 10%	0
Zeit: -4.Wo	-12.Wo	-16.Wo	Geburt

37. Dosierung der Immunglobuline bei Rötelnprophylaxe für Schwangere (s. S. 7)

	Initialdosis	Nach 1 Woche	Wiederholungsdosis bei Exposition vor der 10. (12.) Schwangerschaftswoche, jeweils 4–5 Wochen nach der Initialdosis	Präexpositionelle Rötelnprophylaxe bei noch rötelnempfänglichen Schwangeren
Spezielle Immunglobuline (Titer 1:6000 bis 1:8000)	10–15 ml i. m.	–	10 ml i. m.	10 ml Wiederholung nach ca. 6 Wochen
Konventionelle Gammaglobuline (Rötelnantikörpertiter = 1:2000 = 2000 E/ml)	30–40 ml i. m. (ca. 1000 E/kg KG)	–	15–20 ml i. m.	–

Sachverzeichnis

Abderhalden'sche Abwehrfermente 221
Abenteuerreise 267
Absonderung bei Scharlach 16
Acrodermatitis chronica atrophicans 125
Actinomyces israelii 115
Acyclovir 11, 14
Aktinomykose 115
Adenin-Arabinosid 22
Adeno-Virus 39
Adjuvans-Effekt 249
Adsorbat-Diphtherie-Toxoid 227
Aedes-Mücken 145
Aeromonas Bakterien 43
Affenpocken 19
Agranulocytose 29
AIDS 126
AIDS-related complex (ARC) 129
Akkomodationsparese 48
Akute Respirationstrakt-Erkrankung 57
Alastrim 18
Alkylantien 281
Allergosen 249
Amantadin 59, 66
Amerikanische Haut- und Schleimhautleishmaniase 175
Amöben
– -Leberabszeß 183
– -ruhr 183
Amöbiasis 182
–, extraintestinale 184
– -therapie 184
Amöbom 183
Amylase 88
Anaphylaktischer Schock 28, 221, 277
Ancylostoma duodenale s. Hakenwurm 194

Angina 24
– Plaut-Vincenti 29
Anopheles-Mücken 166
Ansteckungsfähigkeit 289–292
– -möglichkeiten durch Haustiere 295
– -verdächtige 291, 292
Anthrax s. Milzbrand
Antibiotika-induzierte Enterokolitis 43
Anticoagulantien 79, 243
Antigen-Drift 64
– -Shift 64
Antikörper 222, 276
– -konversion n. Wochenbettimpfung 233
– -Mangelsyndrom 280
–, mütterliche 275
–, zell-sessile 280
Antilymphocytenserum 281
Antimetabolite 281
Antimonpräparat 176
Antiserum, homologes 286
Antistreptolysin 15
Arachnia propionica 115
Arboviren 88
Arenaviren 103, 146, 147
Arthus-Phänomen 221
Ascaris lumbricoides 189
– –, eosinophiles Lungeninfiltrat 190
Astroviren 39
Atypische Pneumonie 67
Auffrischimpfung
– bei Diphtherieimpfung 226, 227
– bei Tetanusimpfung 228
– gegen Röteln 234
Aussatz 138

Bacille „Calmette Guérin" 225
Bacillus cereus 43
Bacteroides bivius 116
- fragilis 116
Bagatellverletzungen 105
Bakterielle Nahrungsmittel-Vergiftung 32
Bakterienruhr 34, s. Shigellose
Balanitis 111
Balantidien 180
- -ruhr 180
Balantidium coli 180
Bandwürmer 197
Bangsche Krankheit 94
Barr-Epstein-Virus 25
BCG 225
- -Impfung 225
- -, Gegenindikationen 226
- -, Impfschutz 226
- -Osteomyelitis 226
- -Stamm Kopenhagen 225
Behinderte Kinder 279
Bephenium hydroxynaphthoat 195
Bestimmungen für ansteckungsverdächtige Personen 291
Bilharziose s. Schistosomiasis
Biltricide® 211, 212
Blattern 16
Blutausstrich, Giemsafärbung 169, 173
- -gerinnungsstörung 227
- -spendenkarenzzeiten 259
Bordetellen 72
Bornholmer Krankheit 86
Borrelia burgdorferi 124
- duttonii 137
- -Infektion 137
- recurrentis 137
Botulismus 48
-, Therapie 49
Brill-Zinssersche Krankheit 23
Bronchialtuberkulose 154
Bronchiolitis 63
Bronchopneumonie 63, 155
Brucella 94
- abortus 94
- canis 94
- melitensis 94
- suis 94
Brucellose 94

-, Bang 94
Brugia malayi 201
Bundesseuchengesetz 218
-, Impfkomplikationen 220
-, öffentliche Empfehlungen 226, 228, 231
Bunyavirus 146, 147
Burkitt-Lymphom 26, 281
B-Zellen 25, 281

Caesaren-Hals 27
Calici-Virus 39
Calmette Guérin-Bacillus 225
Calymmatobakterium 118
Camolar 175
Campylobacter jejuni 38
- coli 38
- fetus 38
- pyloris 38
Candida 118
Canicolafieber 81
Cercarie 207
Cerebralschäden 279
Cesol® 199
Chagas-Krankheit 176
Chickenpox 9
Chikungunya-Fieber 90
Chininum dihydrochloricum 169
Chlamydia psittaci 69
- trachomatis 69, 118, 141, 143
Chlamydien 119
Chloroquin 169, 185
- -base 169
- -phosphat 169
Cholera 36
- asiatica 36
-, Impfstoff 246
-, Impfung 246
- -, Impfreaktion 247
Cholostase 52
Chorea minor 15, 24
Choriomeningitis, lymphocytäre 103
Chrysops-Bremsen 201
Ciprofloxacin 34
Clonorchis sinensis 211
Clont 43, 181, 184, 186
Clostridium botulinum 48
- difficile 43
- histolyticum 104

- novyi 104
- perfringens 42, 104
- - -Enteritis 42
- septicum 104
- tetani 105
Coli-Dyspepsie 44
Common cold 58
Corona-Virus 39
Corticosteroide 63
Cortisonbehandlung 183
- -medikation bei Tropenrückkehrern 183
Corynebacterium diphtheriae 26
Coxiella burnetii 70, 141
Coxsackie-Virus 85
- -, Virusinfektion 86
Croup 60, 61, 62
Cryptosporidiose 55, 132
Cryptosporidium 55
Cysticercose 198
Cystopyelonephritis 111, 114
Cytomegalie 91
-, Schutzimpfung 238
-, Virus 91

Dandy-fever 145
Dane-Partikel 49
Dapsone 140
Daraprim 176, 180
Darmegel, großer 209
Darmlumen
- -infektion 183
Dauerausscheider 34
Dauer des Impfschutzes 260
Dauerform (Cyste) 183
Degkwitz'sche Immunprophylaxe 217
Delta Virus 50
Dengue 145
Dermatitis
- exfoliativa neonatorum 110
Diäthylcarbamazin 204
Dicker Tropfen 169
Dicrocoelium dendriticum 210
Differentialdiagnose, Tuberkulose 158
-, Röteln 299
Diphtherie 26
- -bakterien 26
- -Impfstoff, monovalenter 226
- -Impfung 226, 256, 270

-, Prophylaxe und Therapie 28
- -, Gegenindikation 227
- -Schutzimpfung 226
-, toxische Form 27
Diphyllobothrium latum 197
Döhle-Körperchen 15
DPT-Impfung 229
Dracunculus medinensis 204
DT
- -Impfung 227, 228
Ductus-thoracicus-Drainage 281
Dysenterie 34
Dyspepsie-Coli 44
- -Enteritis 44

EB-Nuclear-Antigen 26
Ebola-Krankheit 147, 148
Echinokokkose 200
-, Erreger 200
ECHO-Virus 85
Elephantiasis 202
Elotrans N® 40
Elstree 235
El-Tor-Stamm (Vibrio cholerae) 36
Embryopathie durch Viren 277
Emetin 210
Empfehlungen für ansteckungsverdächtige Personen 291
Encephalitis 90, 125
-, equine 90
- japanische 90
Encephalopathie
-, postvaccinale 29
Endotoxine, capillaraktive 44, 114
Entamoeba histolytica 118, 182, 185
- -, Dauerform (Zyste) 182
- -, Magnaform (Gewebsform) 182
- -, Minutaform (Darmlumenform) 182
Enteritis infectiosa 32
Enterobacter aerogenes 43, 113
- cloacae 43, 113
Enterobakterien 113
Enterobius vermicularis 192
Enterocolitis 43, 47
Entropium 143
Eosinophilie 291
Epidemiologie
-, Tuberkulose 151
Epidermodysplasia verruciformis 123

309

Epiglottitis 61
Epitheloidzellen (bei Tuberkulose-
infektion) 159
Epstein-Barr-Virus 25
Erkältungskrankheit 57
Erysipel 108
Erysipelas suum 109
Erysipeloid 109
Erysipelothrix rhusopathiae 109
Erythema exsud.-multiforme 11
- infectiosum 8
- migrans 125
- nodosum 39, 47, 68, 140
Escherichia coli 44, 113
Ethambutol 160, 161
Europäische Frühsommer-Meningo-
Encephalitis 89
Exanthema subitum 8
Exemption Certificate 263

Fansidar 169
Farbtest nach Sabin und Feldmann
(SFT) 179
Fasciola hepatica 209
Fasciolopsis buskii 209
Feiung, stille 52
Feldfieber 81
Felsengebirgsfieber 142
Fermoserum 28, 287
Fetopathie 278
Fieber, undulierendes 94
Fièvre boutonneuse 142
Filariasis 201
-, geographische Verbreitung 202
-, Therapie 204
Filovirus 147, 148
Fischbandwurm 199
Flavivirus 144, 147
Fleckfieber 22, 142
Flußblindheit 203
Formol-Toxoid 226, 227
Frambösie 136
Francisella tularensis 97
Freistellungsbescheinigung 263
Fruchttod 278
Frühsommer-Meningo-Encephalitis 89
-, Prophylaxe 286
-, Schutzimpfung 237
Fütterungstuberkulose 152

Furunkel 111
Fusobacterium nucleatum 29, 116
- necrophorum 116

Gamma-Globulin 279, 305
Gardnerella vaginalis 118
Gasbrand 104
-, Prophylaxe und Therapie 105
Gasoedem s. Gasbrand
Gastro-Enteritis 32, 86
Gegenindikation der BCG-Impfung 226
- der Cholera-Impfung 247
- der Diphtherie-Impfung 227
- der Gelbfieberimpfung 246
- der Grippeimpfung 244
- der HDC-Impfung 236
- der Masern-Impfung 232
- der Mumps-Impfung 233
- der Pertussisimpfung 229
- der Polio-Schluckimpfung 230
- der Rötelnimpfung 234
- der Tetanusimpfung 228
Gehirnhautentzündung 77
Gelbfieber 144, 147
-, Encephalitis nach 145
- -Schutzimpfung 145, 245
- -virus, attenuiertes 245
Genitale Warzen 123
German measles 5
Gesundheits
- -vorschriften, internationale 245
Giardia lamblia 118, 181
Giemsa-Färbung 169, 173
Gingivostomatitis 20
Glossina-Arten 177
Gonorrhoe 118
Granuloma inguinale 118
Granulomatosis infantiseptica 101
Gregg-Syndrom 6
Grippaler Infekt 57
Grippe 64
- -Impfstoff 243
- -Impfung 243
- -, Indikation bei Erwachsenen 243
- -Lebendimpfstoff 244
- -Schutzimpfung 243
Gruber-Widal Reaktion 31
Gültigkeit des Impfschutzes 260
Gürtelrose 11

Guillain-Barré-Syndrom 28, 66
Gyrasehemmer 120
Gyrus hypocampi 235

Haemagglutinin 64
Haemolytische Anaemie 68
Haemophilus ducrey 118
Haemophilus influenzae 61, 77, 78
- Impfung 239
Haemorrhagische Fieber 146
Hakenwurm 194
- -infektion, Anämie 195
Hand-Fuß-Mund-Exanthem 86
Hasenpest 97
Haustiere, Ansteckungsmöglichkeiten 295
Hautmaulwurf 196
Haut- und Schleimhaut-Leishmaniase 175
HB_s-Antigen 50, 240
HDC 236, 277
- -Tollwut-Vaccine 236, 277
Helmex® 190, 192
Hepatitis 49
- A 49
- -, Prophylaxe 248
- B 49
- -, Prophylaxe 54
- -, Schutzimpfung 240, 257
- -, spezielle Immunglobuline 240
-, cholostatische 52
-, chronische 52
Hepatitis Delta-Virus 50
-, Non-A-Non-B 50
Herpangina 86
Herpes 19
- -Impfstoff 242
- -Schutzimpfung 242
- simplex-Virus 19
- -therapie 21
- Zoster 11
Herzfehler 6
Hordeolum 110
HTLV-III-Virus (HIV) 118
Hunde
- -bandwurm 200
- -spulwurm 191
Hycanthon 209
Hydrocephalus internus
- -operation 229

Hydrophobie 91
Hymenolepis nana s. Zwergbandwurm 197

IGV (Internationale Gesundheitsvorschriften der WHO) 245
Ileitis terminalis 47
Immunadjuvans 249
- -defekt 55
Immundefekt-Syndrom (AIDS) 126
- -, menschliche (homologe) 285, 286
- -, tierische (heterologe) 287
- - -mangel 280
Immunisierung, aktive gegen FSME 237
-, heterologe 221
-, homologe 221
-, passive 217, 221
Immunmangelkrankheit 280, 282
Immunprophylaxe 222
-, passive 287
- -suppression 282
-, iatrogene 281
- -therapie 288
Impetigo infectiosa 14
Impfabstände 223
- -befreiungszeugnis 263
- -durchbruch 223
- - bei Schwangeren 249, 277
- -kalender 256, 257
- -plan 218, 264-266
- - und paraspezifische Wirkung von Impfungen 220
- -schutz, Dauer 219
- - der Gelbfieberimpfung 246
- - gegen Röteln 234
- -, Gültigkeit 260
- - nach BCG-Impfung 226
- - nach Keuchhusten-Schutzimpfung 229
- -stamm 17 D gegen Gelbfieber 245
- -stellen für die Gelbfieberimpfung, autorisierte 272-274
- -stoffe, Allgemeines 217
Impfung, parenterale gegen Typhus/Paratyphus 247
-, Versagen 247
- -virus, attenuiertes (gegen Kinderlähmung) 230
- - gegen Mumps 232

Impfung gegen Röteln 233
Indikation der Grippe-Impfung 243
Infekte der oberen Luftwege 57
Infektionen, opportunistische 110, 112, 113
Infektionskrankheiten 296–298
–, Meldepflicht 296
Influenza 64
–, lebende Impfung (nasal) 244
–, Schutzimpfung 243
– -Virus 64
Inhalationstuberkulose 151
Inkubationsimpfungen
– -Zeit der Tollwut 235
– -Zeiten 293, 294
Interferon 22
Interstitielle Pneumonie 67
Iridocyclitis bei Toxocara canis 191
Isoniazid 161, 163
Ixodes ricinus 124
– dammini 124

Junin-Fieber 147

Kälteagglutinine 68
Kala-Azar 172
–, Endemie 173
Kalabar-Schwellungen s. Loa-loa 201
Kaposi-Sarkom 133
Kapselsubstanzen der Meningokokken 238
Karbunkel 111
Kardiomegalie 177
Karenzzeiten für Blutspenden 259
Katzen
– -kratzkrankheit 102
Keuchhusten s. Pertussis 72
– -Letalität 229
– -Schutzimpfung 228, 256
– –, Indikation 229
– –, Kontraindikationen 229
– –, Unverträglichkeitserscheinungen 229
Kinderlähmung 83
– –, Impfung 230
– – – nach Sabin 230
– – – nach Salk 230
Klebsiella-Bakterien 43, 113
Kombinationsimpfstoff, trivalenter 230

Kondylome 123
– plane 123
– spitze 123
Kontraindikation bei Schutzimpfungen 261
konvulsives Keuchhusten-Stadium 72
Koplik'sche Flecken 3
Koreanisches haemorrh. Fieber 147
Krim-Kongo haemorrh. Fieber 147
Kühlkette 231
Kusskrankheit 24
Kyasanur-Forest-Krankheit 147

Lamblia-Infektion 182
– intestinalis 181
Lambliasis 118, 181
Lampit 177
Laryngitis 60
Laryngotracheobronchitis 60
Larynx-Papillom 123
Lassa-Fieber 147
Lebensmittel
– -vergiftung, bakterielle 32
Lebercirrhose 55
– -egel, chinesischer 211
– –, großer 209
– –, kleiner 210
Legionärskrankheit 73
Legionella pneumophila 73
Leishmania brasiliensis 175
– donovani 172
– tropica 174
Leishmaniase 172–175
– cutane 174
– mucocutane 175
– viscerale 172
Lepra 138
Lepromin 138
Leptospira canicola 81
– grippotyphosa, icterohaemorrhagica 81
– pomona 81
Leptospirosen 81
Lichtempfindlichkeit des Masernimpfstoffs 231
Linsen
– -trübung 301
Listeria monocytogenes 100
Listeriose 100

Loa-loa 201
Lues 118
Lyell-Syndrom 110
Lyme Disease 124
Lymphadenitis 47
Lymphknoten 98, 99, 102, 226
- -tuberkulose 153
Lymphocytäre Chorio-Meningitis 103
Lymphogranuloma venereum 141
Lyssa 90
- -Impfung, postexpositionelle 271

Machupo-Fieber 147
Madenwurm 192
Magnaform 182, 185
Malaria 165
- -diagnose, Parasitennachweis 169
- -gebiete 168
- -plasmodien 166, 170
- -prophylaxe 171
- quartana 167
- tertiana 166
- -Therapie 169
- tropica 167
-, Verbreitungsgebiete 168
Maltafieber 94
Marburg-Krankheit 147, 148
Masern 3
-, Impfimmunität, „stille" Auffrischung 232
- -Impfung 231, 257
- -Lebendimpfstoff, Lichtempfindlichkeit 231
- -, Wärmeempfindlichkeit 231
-, Lebendimpfung 231
- -Mumps-Lebend-Impfstoff 232
-, Schutzimpfung 231
-, Totimpfstoff 232
Mebendazol 190, 192, 193, 195, 201
Medikamenten-Einnahme n. Impfungen 249
Medinawurm 204
Mega-colon 177
- -oesophagus 177
Melarsoprol 178
Meldepflicht für Infektionskrankheiten 296-298
Mendel-Mantoux 225
Meningitis 77

- aseptische 80, 86
- bakterielle 77
- eitrige 77
- epidemica 77
- tuberculosa 77, 223
- virale 80
Meningo-Encephalitis 125
Meningokokken 77
- -Meningitis 77, 78
- -Schutzimpfung 238
Metronidazol s. Clont
Mikrofilarien 201
Miliartuberkulose 154
Milzbrand 107
- -therapie 108
Minocyclin 122
Minor illness 83, 231
Minutaform 182
Miracidium 206, 208
Mononucleose
- Paul-Bunnell negative 92
Mononucleosis infectiosa 25
Morbilli s. Masern 3
Morbus Bang s. Brucellose 94
- Bowen 123
- Crohn 39, 48
- Hodgkin 11, 75
- Reiter 35, 39, 47, 68
Mucoviscidose 232
Mumps 87
- Schutzimpfung 232, 257
Mycobakterien, atypische 151, 163
Mycoplasma pneumoniae 67
Myobacterium avium 151, 163
- bovis 151
- kansasii 151, 163
- leprae 138
- tuberculosis 151

Nahrungsmittelvergiftung 32, 43
Nasen-Rachen-Abstrich 28
Nasopharyngeal-Karzinom 26, 242
Nebenerscheinungen der Cholera-Schutzimpfung 246
Nebennierentuberkulose 157
Necator americanus 194
Negri-Körperchen 91
Neisseria gonnorrhoea 118
- meningitidis s. Meningokokken

313

Neisseria sicca 122
- subflava 122
Nephropathia epidemica 147
Nestschutz, materno-fetaler 275
Neugeborenen-Pneumonie 119
Neuraminidase 64
Niclosamid 198, 209
Niridazol 205, 209
Norwalk-Virus 39

Occasionskrämpfe
-, post vaccinale 229
Omphalitis 111
Omsker haemorrh. Fieber 147
Onchocerca volvulus 201
Onchocercose 144, 203
Oophoritis 87
Opisthotonus 105
Opportunisten 110, 112, 113
Orchitis 87, 96, 103, 232
Orientbeule 174
Ornithose 69
Orthopoxvirus 16
Osteomyelitis 18, 111, 116, 136, 226
Otitis media 15, 18, 24, 35, 111

Panaritium 20
Pannus trachomatosus 144
Papilloma-Viren 118, 122
Pappataci-Fieber 146
Paragonimus westermanii 211
- uterobilateralis 211
Parainfluenza-Virus 60
Paramunisierung 220
Paramunitätsinduktion 220
Paratyphus 30
-, Schutzimpfung 247
Parimmunitätsinduktoren 220
Paronychie 111
Parotitis
- epidemica s. Mumps 87
Parvovirus 8, 39
Pasteurella 117
- haemolytica 117
- multocida 117
- pneumotropica 117
Paul-Bunnell-Reaktion 26
Peitschenwurm s. Trichuris trichiura 192
Pemphigoid 110

Persistierende, generalisierte Lymphadenopathie (PGL) 129
Pertussis 72
-, Prophylaxe 73
-, Schutzimpfung 228
Pest 99
- -Impfung 100
Pfeiffer'sches Drüsenfieber 25
Pharyngitis 57
Phlebotomen 146, 173, 175
Phlebovirus 146
Picorna-Virus 49
Piperazine 190
Plasmazellen 6
Plasmodien, resochinresistente 166
Plasmodium falciparum 166
- malariae 166
- ovale 166
- vivax 166
Pleuritis
- tuberculosa 154
Pleurodynie 86
Pneumokokken 77, 78, 239
-, Schutzimpfung 239
- - bei Sichelzellanaemie 239
- - nach Milzexstirpation 239
Pneumonie 67-70, 73-76
Pneumozystis carinii 75, 130
- Pneumonie 75-76
Pocken 16
Polio-Auffrischimpfung 230
- -Schluckimpfung 230, 256
- -, Gegenindikation 230
- -, Komplikationen 231
Poliomyelitis 83
-, Risiko 230
-, Schluckimpfung 230, 256
-, Schutzimpfung 230
- -Virus 83
Postransfusionshepatitis 50
Praziquantel 211, 212
Primärherdtuberkulose 152
Primärkomplex 152
Primaquine 169
Proktitis 120
Prophylaxe bei Röteln, passive Exposition 303
- gegen Hepatitis 247
- gegen Malaria 171

Prostatitis 121
Proteus-Bakterien 43, 113
Protozoenerkrankungen 165
Pseudoappendicitis 47
Pseudomonas-Bakterien 112
Pseudo-Tuberkulose 46
Psittakose s. Ornithose 69
Pyocyaneus-Impfstoff 250
- -Ruhr s. Pseudomonas
Pyrantel-Pamoat 190, 192
Pyrazinamid 160
Pyrimethamin 169, 180
Pyrviniumembonat 192

Q-Fieber 70, 142

Rabies s. Tollwut 90
Raubwanze 176, 177
Reiseverkehr, internationaler 171
- -, Impfungen 255, 267-268
Reiter'sche Trias 35, 39, 47, 68
Repellent 172
Resistenzbestimmung (von Tuberkulosebakterien) 159
Resochin 169, 171, 210
Resochinresistente Plasmodien 166
Respiratorische Viren 58
Reye-Syndrom 66
Rhabdo-Virus 90
Rheumatisches Fieber 15, 24
Rheumatoid 35, 47
Rhinitis 57
Rhino-Virus 58
Ribavirin 64
Rickettsia akari 19, 142
- australis 142
- burnetii 70
- conori 142
- prowazekii 22
- quintana 142
- rickettsii 142
- sibirica 142
- tsutsugamushi 142
- typhi 22
Rickettsienpocken 142
Rickettsiosen 140
Rifampicin 74, 140, 160, 161
Rift-Tal-Fieber 90
Ringelröteln s. Erythema infectiosum 8

Rochelimea quintana 142
Röteln 5
- -Antikörper 234
-, asymptomatische 6
- -Auffrischimpfung 234
-, Differentialdiagnose 299, 300
- -Embryopathie 6, 301
- - -Risiko 233
- -, Viruspersistenz 302
- -empfängliche Frauen 303
- - Schwangere 305
- -Impfung 233
- -, akzidentelle 303
- -infektion der Mutter 304
-, Prophylaxe 305
- -Reinfektion 301
- -Schutzimpfung 233, 257
- -Syndrom, erweitertes 6
- -Virus 5
Roseola infantum s. Exanthema subitum 8
Roseolen 31
Rota-Viren 39
Rothiabakterien 102
Rotlauf 109
RS (respiratory syncytial-Virus) 61, 63
Rubeola s. Röteln 5
Rubivirus 5
Rückfallfieber 137
Ruhr 34
Rumpel-Leede-Zeichen 15

Sabin 230, 279
- -Feldman-Test 179
- -Impfstoff 230
Salk
- -Impfstoff 230, 277
Salmonellen 30
- -Enteritis 32
Salmonellosen 30
Salpingitis 120
Sandfly-Fever s. Pappataci-Fieber 146
Sarcosporidiose 56
Scarlatina s. Scharlach 14
Scharlach 14
-, Prophylaxe 16
Schistosoma haematobium 207
- japonicum 208

315

Schistosoma mansoni 208
Schistosomiasis 206
-, geographische Verbreitung 206
-, Therapie 209
Schlafkrankheit 177
Schlangengift
- -Serum 277, 287
Schluckimpfung
- gegen Kinderlähmung 230
Schnupfen 57
Schock, anaphylaktischer 221, 277
- -behandlung 28
Schulbesuch, Diphtherie 28
Schutzimpfungen, aktive 217
-, Internationale Vorschriften 245
-, Kontraindikation 261
-, soziales Interesse 218
-, Wirkdauer 260
-, Wirkzeit, optimale 260
-, Zeitplan 264
Schutzseren, heterologe 287
-, homologe 277, 285, 286
Schwangerschaft
- u. Grippeimpfung 277
- u. Impfungen 249, 277
- u. Polio-Schluckimpfung 249
- u. Virusinfektionen 278
- -Unterbrechung, artifizielle 7
Schweinehüterkrankheit 81
Schweinerotlauf s. Erysipeloid 109
Serratia marcescens 112, 113
Serum, heterologes 221
-, homologes 221
- -Krankheit 221
- -, Arthritis 221
- -, Nephritis 221
- -, Polyneuritis 221
- -, Urticaria 221
Sexuell übertragene Krankheiten 117
Shigellen 34
Shigellosen 34
Shingles 11
Siebentagefieber 145
Simulien 201
Sommergrippe 86
Soor 132
Spätmanifestation der Infektionskrankheiten 217
Sperrfrist nach Impfungen 258

Spinnen- u. Skorpion-Serum 287
Spulwurm s. Ascaris lumbricoides 189
Sputumfärbung nach Ziehl-Neelsen 151
Staphylokokken 77, 110, 222
- -Enteritis 41
Stevens-Johnson Syndrom 11, 68
Stomatitis 20
Strahlen, energiereiche 281, 283
Streptokokken 14, 24, 77, 108, 118, 222
Streptomycin 160, 161
Strongyloides stercoralis 195
Studentenfieber 25
Stuttgarter Hundeseuche 81
Suppressionsbehandlung (der Malaria) 169
Suramin 178

Taenia, saginata 197
- solium 197
Teratogenität
- der Rötelnimpfung 278
Tetanus 105
- -Auffrischimpfung 269
- -grundimmunisierung 269
- -Impfstoff 227
- -Prophylaxe und Therapie 106, 107
- -Schutzimpfung 227, 269
- -serum, antitoxisches 269
- -Toxoid 227
Tetanus-Impfung 227, 256
- -, simultan passiv-aktiv 228, 269
- -, Verträglichkeit 227
- -, Wirksamkeit 228
Therapie der Tuberkulose 160
Tiabendazol 191, 193, 195, 196, 197, 205
Tierversuch bei Tuberkuloseverdacht 159
Togavirus 5
Tollwut 90
- -Antiserum, homologes 235, 286
- -Prophylaxe 235
- -Schutzimpfung 235, 271
Tot-Impfstoff
- - gegen Masern 232
- -Vaccine nach Salk 230
Toxin (Diphtheriebakterien) 226
Toxocara canis 191

Toxoplasma gondii 178
Toxoplasmose 178
-, latente 179
Tracheitis 58, 65
Trachom 143
Treponema pallidum 118
- Vincenti 29
Treponema pertenue 136
Triatoma-Wanzen 176
Trichiasis 143
Trichinella spiralis 196
Trichinose 196
Trichomonas vaginalis 118, 185
Trichuris trichiura 192
Tromantadin 21
Tropenmedizin. Impfungen 245
Trypanosoma
- brucei gambiense 177
- brucei rhodesiense 177
- cruzi 176
Tsetse-Fliege 177
Tsutsugamushi-Fieber 142
Tuberculin, Konversion 157, 158
Tuberkulose 150
-, Ausbreitung, bronchogene 153
- -, hämatogene 153, 154
- -, lymphogene 153
-, Bakterien-Resistenzbestimmung 159
-, bakteriologische Untersuchungen 159
-, Behandlung 160
-, Diagnostik 158
-, Differentialdiagnose 157
-, Erreger 150
-, extrapulmonale 156
-, histologische Sicherung 159
- -Impfung 158, 225, 256
-, Klinik 156
-, Meningitis 80
-, Morbidität 150
-, Pathogenese 152
-, postprimäre 155
-, radiologische Untersuchungen 159
-, Schutzimpfung 225
-, Therapie 160
Tularämie 97
Typhoral L 247
Typhus abdominalis 30
-, Behandlung 31

-, Dauerausscheider 34
- exanthematicus s. Fleckfieber 22
- -Impfstoff, oraler 32, 247
- -Paratyphus-Impfung 32
- - -Schutzimpfung 247
T-Zellen 126, 280, 281

Übertragung von Lebendimpfstoffen auf Dritte 230
Ulcus molle 118
Undulierendes Fieber 94
Ureaplasma urealyticum 118, 121
Urethritis 119, 122

Varicellen 9
- -Impfstoff 241
-, Prophylaxe 11
- -Schutzimpfung 241
- -Virus 9
- -Zoster-Immunglobulin 284
Variola s. Pocken 16
Variolois 18
Vermox® 190
Vibrio cholerae 36
- parahaemolyticus 43
Virus-Encephalitis 10
- -Enteritis 39
- -grippe s. Influenza 64
- -Hepatitis s. Hepatitis A, B u. Non-A-Non-B 49
- -Meningitis 88
- -persistenz bei Röteln-Embryopathie 302
- -pharyngitis 57
- -pneumonie 58
- -schnupfen 58
Viscerale Larva migrans 191

Wärmeempfindlichkeit des Masernimpfstoffs 231
Warthin-Starry-Färbung 102
Warzen 122
- genitale 123
- plane 123
- plantare 123
- vulgare 123
Weil-Felix-Reaktion 23
Weilsche
- Krankheit 81

Weltgesundheitsorganisation (WHO) 245
Wildvirus der Masern 232
- der Poliomyelitis 230
Windpocken s. Varicellen 9
Wirkdauer von Schutzimpfungen 219
Wirksamkeit der Cholera-Impfung 247
- der Grippe-Impfung 243
- der Masernimpfung 232
-, paraspezifische 220
Wochenbettimpfung 233
- gegen Röteln 7, 233
Wolhynisches Fieber 140, 142
Wuchereria bancrofti 201
Wundinfektion 104
Wundrose s. Erysipel 108
Wundstarrkrampf s. Tetanus 105
-, Gefahr 105
Wurmerkrankungen 189

Xerophthalmie 144

Yersinia enterocolitica 46
- pestis 99
- pseudotuberculosis 46
Yersiniose 46

Zecken 70, 89, 137, 141
- -bißfieber 142
- -Encephalitis 125
Zeitabstände bei Polio-Schluckimpfung 230
Zerebralschäden 279
Zervix-Papillom 124
Zervizitis 120
Zoonosen 94
Zoster 11
- -Immunglobulin 11, 14, 284
-, Prophylaxe 14, 284
Zovirax® 11, 14, 22
Zwergbandwurm 197
Zwergfadenwurm s. Strongyloides stercoralis 195
Zytomegalie 91
- Immunserum 284
- Schutzimpfung 238
Zytomegalovirus-Infektion 91, 118

Taschenbücher Allgemeinmedizin – für Ihre tägliche Praxis

D. Klaus, Dortmund (Hrsg.)
Kardiologie – Hypertonie

Unter Mitarbeit von D. Antoni, W. Hahn, D. Klaus, H. Lydtin, P. Trenkwalder, E. Zeh
3., neubearbeitete Auflage 1986. 63 Abbildungen. XXX, 411 Seiten.
Broschiert DM 58,-. ISBN 3-540-16301-8

Die straffe und praxisgerechte Darstellung der Erscheinungsbilder von Kardiologie und Hypertonie haben den Band zu einer wirklichen Hilfe des niedergelassenen Arztes werden lassen. Die nun erschienene dritte Auflage behält die Vorzüge Übersichtlichkeit und Praxisnähe bei und erweitert das inhaltliche Spektrum in den Problemkreisen Koronarangiographie, Langzeit-EKG, Rhythmusstörungen und Herzinsuffizienzen.

P. H. Clodi, Linz (Hrsg.)
Gastroenterologie

2., völlig überarbeitete und erweiterte Auflage. 1985. 9 Abbildungen, 107 Tabellen. XX, 278 Seiten. Broschiert DM 46,-.
ISBN 3-540-12376-8

„Die Lesbarkeit des Buches wird durch zahlreiche Tabellen erleichtert und gewährleistet einen raschen und kompetenten Überblick über gastroenterologische Probleme in Praxis und Klinik.
Die Diagnostik- und Therapievorschläge entsprechen den heute allgemein gehandhabten Richtlinien. Das Buch ist vor allem geeignet, Allgemeinärzten und Studenten einen raschen Überblick über die Gastroenterologie unter Berücksichtigung praktischer Belange zu vermitteln.
Für den genannten Personenkreis ist das Werk sehr zu empfehlen."

G. Lux, *Fortschritte der Medizin*

M. Marshall, Universität München
Angiologie

Mit einem Beitrag von G. Baumann
1983. 50 Abbildungen, 14 Tabellen.
XI, 158 Seiten. Broschiert DM 46,-.
ISBN 3-540-11875-6

„Prof. Marshall vom Institut für Arbeitsmedizin in München hat ein ausgezeichnetes Taschenbuch verfaßt... Ein abgerundetes Taschenbuch zum gestellten Thema, das allen praktisch Tätigen, aber auch Klinikern und Studierenden der Medizin wärmstens empfohlen werden kann."

Wiener Medizinische Wochenschrift

Springer-Verlag
Berlin Heidelberg New York
London Paris Tokyo

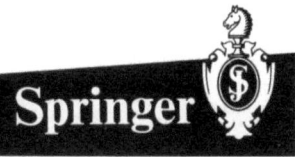

S. Häussler, R. Liebold, H. Narr

Die kassenärztliche Tätigkeit

3., überarbeitete und ergänzte Auflage. 1984. 30 Abbildungen, 23 Tabellen. XXIII, 349 Seiten. Broschiert DM 46,-. ISBN 3-540-12990-1

„Das Buch sollte aber auch nicht auf dem Schreibtisch altgedienter Praxisinhaber fehlen, denn auch sie werden bei zunehmender Verbürokratisierung an einem gut gegliederten „Arbeitsbuch" interessiert sein müssen."

Ärzteblatt Rheinland-Pfalz

F. Lampert, Universität Gießen

Pädiatrie

1982. 10 Abbildungen. XII, 99 Seiten. Broschiert DM 35,-. ISBN 3-540-11095-X

„Bei der heutigen Differenzierung der Medizin wird es für den Allgemeinmediziner immer schwieriger, in allen Bereichen über die notwendigen Kenntnisse zu verfügen. Aktuelle Unterlagen, die den Wissensstoff übersichtlich, knapp und dennoch weitgehend vollständig bringen, sind deshalb von besonderem Wert. Für den Bereich der Pädiatrie erfüllt der vorliegende Band diese Forderung, indem es dem Verfasser gelungen ist, häufige pädiatrische Probleme und Symptome zu beschreiben und bewährte Behandlungstips zu geben."

Sozial Pädiatrie in Praxis und Klinik

H.-G. Boenninghaus, Universität Heidelberg

Hals- Nasen- Ohrenheilkunde für den Allgemeinarzt

3., überarbeitete Auflage. 1985. 28 Abbildungen.
XII, 103 Seiten. Broschiert DM 36,-. ISBN 3-540-15617-8

Springer-Verlag
Berlin Heidelberg
New York London
Paris Tokyo

„Vorzüglicher didaktischer Aufbau, übersichtlich geordnete diagnostische und therapeutische Maßnahmen, unterstützt durch anschauliche Zeichnungen, machen dieses Taschenbuch zu einem echten Helfer des voll im Berufsleben stehenden Allgemeinarztes."

Deutsches Ärzteblatt

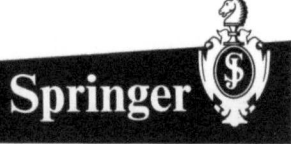

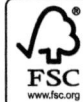

MIX
Papier aus verantwortungsvollen Quellen
Paper from responsible sources
FSC® C105338

If you have any concerns about our products,
you can contact us on
ProductSafety@springernature.com

In case Publisher is established outside the EU,
the EU authorized representative is:
**Springer Nature Customer Service Center GmbH
Europaplatz 3, 69115 Heidelberg, Germany**

Printed by Libri Plureos GmbH
in Hamburg, Germany